实用中医儿童保健辑要

张葆青　张桂菊　○　主编

山东科学技术出版社

·济南·

图书在版编目（CIP）数据

实用中医儿童保健辑要/张葆青，张桂菊主编.
--济南：山东科学技术出版社，2024.2
ISBN 978-7-5723-1241-0

Ⅰ. ①实… Ⅱ. ①张… ②张… Ⅲ. ①中医
儿科学 Ⅳ. ①R272

中国版本图书馆 CIP 数据核字（2022）第 109024 号

实用中医儿童保健辑要
SHIYONG ZHONGYI ERTONG BAOJIAN JIYAO

责任编辑：徐日强
装帧设计：孙　佳

主管单位：山东出版传媒股份有限公司
出　版　者：山东科学技术出版社
　　　　　　地址：济南市市中区舜耕路 517 号
　　　　　　邮编：250003　电话：（0531）82098088
　　　　　　网址：www.lkj.com.cn
　　　　　　电子邮件：sdkj@sdcbcm.com
发　行　者：山东科学技术出版社
　　　　　　地址：济南市市中区舜耕路 517 号
　　　　　　邮编：250003　电话：（0531）82098067
印　刷　者：山东顺心文化发展有限公司
　　　　　　地址：山东省济南市历城区工业北路 167 号
　　　　　　邮编：250100　电话：（0531）88690809

规格：16 开（184 mm×260 mm）
印张：15.5　字数：284 千
版次：2024 年 2 月第 1 版　印次：2024 年 2 月第 1 次印刷
定价：58.00 元

实用中医儿童保健辑要

主　编　张葆青　张桂菊

副主编　周　朋　刁娟娟　陈　鲁

　　　　　吴金勇　袭雷鸣

编　委　(以姓氏笔画为序)

　　　　　王　晓　刘艳红　劳慧敏　杨晓玲

　　　　　李　莉　李　璇　李凯峰　宋惠霄

　　　　　张　恒　金　喻　周　旭　赵兴友

　　　　　贾广媛　夏立红　崔明明　韩成恩

前言

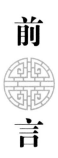

　　儿童保健专业是儿科专业的重要组成部分，儿童保健也是预防医学的分支，具有临床医学和预防医学的特色，儿童保健学主要研究儿童各年龄期生长发育的规律及其影响因素，依据促进健康、预防为主、防治结合的原则，通过对儿童群体和个体采取有效的干预措施，提高儿童生命质量，减少发病率，降低死亡率。

　　中医儿科学是以中医药学理论体系为指导，以中医药防治方法为手段，研究小儿生长发育、预防保健和疾病诊治的一门临床医学学科。中医儿科学荟萃了中华民族几千年来养育小儿和防治疾病的丰富经验，具有自己独特的理论和临床实践体系，为中华民族的繁衍昌盛做出了卓越的贡献。中医儿童保健学是运用中医理论和方法，对儿童群体和个体进行有效干预，以研究小儿生长发育规律及影响因素，保护和促进儿童身心健康，保障儿童权利为目的的一门学科。中医儿童保健历史悠久，具有丰富的理论基础与实践经验。《黄帝内经》强调"治未病"，《小儿病源方论·养子十法》提出了"一要背暖……二要肚暖……三要足暖……四要头凉……"的护养原则，《活幼口议·小儿常安》谓"四时欲得小儿安，常要一分饥与寒"，至明代万全提倡"育婴四法"形成了中医儿童保健学的系统观点，人痘接种预防天花等预防方法为我国首创，这些都是我国古代总结出的有效育儿经验。我国目前尚无中医儿童保健专业教材，有关中医儿童保健书籍大多为科普类，内容不完整、不适合专业人员学习。中国传统儿童保健经验的重要性和科学意义，越来越被现代医学所证实。因此，应当弘扬中医儿童保健的先进思想和科学方法，在儿童保健中发挥更大的作用。

　　《实用中医儿童保健辑要》内容有以下特点：①总结古代名医名著儿童保健内容，提供中医儿童保健理论与实践系统内容，正本清源，规范中医儿童保健行业内容。②在编写过程中，编者从实际出发，结合儿科临床常见的保健预防误区，准备了丰富的儿科常见病的预防保健内容,突出中医儿科在饮食营养、日常护理、疾病预防等方面的优势,并提供具体保健方法。 ③本书读者不限于儿科从业人员,还可以为托幼机构从业人员和儿童家长使用,突出实用性,可以开阔视野,丰富读者的知识量。

编写时我们认真尽力,但错误之处在所难免,采纳同行专家同仁高见,恕不一一致谢。

最后感谢! 感谢所有给予我们帮助的人们! 感谢!

编 者

2022 年 8 月

目录

第一章
中医儿童保健学基础

第一节 中医儿童保健学发展简史

中医儿童保健学是主要运用中医学的理论和方法,研究儿童营养发育、疾病防治、健康管理及影响因素,对儿童群体和个体进行有效干预,保护和促进儿童身心健康,以保障儿童健康为目的的一门学科。

中医儿童保健学历史悠久,源远流长,具有突出的特色和丰富的经验。人们在漫长的生活实践中,为了生存和繁衍,在儿童养育保健、疾病预防、疾病诊治等方面积累了丰富的实践经验和理论知识,历代医籍皆有记载,并在民间广为流传,沿用至今。

一、中医儿童保健学萌芽期

早在公元前 14 世纪,从商代殷墟出土的甲骨文中,已有"贞子疾首""龋"等小儿疾病的记载,说明在当时对儿童的健康成长、疾病的防治已有了初步的认识。

马王堆出土的先秦时期《五十二病方》中便有关于"婴儿病痫""婴儿瘛"的记载。《素问·上古天真论》描述了不同年龄阶段人体生长发育规律:"女子七岁,肾气盛,齿更发长;二七而天癸至,任脉通,太冲脉盛,月事以时下,故有子""丈夫八岁,肾气实,发长齿更。二八,肾气盛,天癸至,精气溢泻,阴阳和,故能有子"。《灵枢·逆顺肥瘦》又说:"婴儿者,其肉脆血少气弱。"这为后世儿童"脏腑娇嫩,形气未充"的理论打下了基础。历史上记载的第一位小儿医生扁鹊,善于望色,指出"使人预知征,能使良医得早从事,则疾可已,身可活也"。这体现了已病防变、未病先防的保健医学思想。

东汉时期,传染性疾病流行,医圣张仲景"勤求古训,博采众方",创制了治疗伤寒的113 首方剂。陶弘景对烈性传染病天花有了较明确的认识。东晋著名诗人陶渊明认识到"后代之鲁钝,盖缘杯中物所贻害",告诫育龄夫妇饮酒的弊端,以免造成后代的智力低下。

二、中医儿童保健学形成期

隋唐时代,对儿童养育和保健方法已臻成熟。《诸病源候论》《备急千金要方》《外台秘要》均对儿童保健有系统的阐述,丰富了儿童保健的内容,对后世儿童保健的发展,产生了深远的影响,诸多符合科学性、实用价值的观点与方法,一直沿用至今。

《诸病源候论》首设"养小儿候",对小儿断脐、去毒、衣着、睡眠、体格锻炼、忌慎等方面作了较详细描述。如应多外出晒太阳,"天和暖无风之时,令母将抱日中嬉戏,数见风日,则血凝气刚,肌肉硬密,堪耐风寒,不致疾病。若常藏在帏帐之内,重衣温暖,譬如阴地之草木,不见风日,软脆不任风寒"。小儿穿衣则应"春捂秋冻""又当薄衣,薄衣之法,当从秋习之,不可以春夏卒减其衣,则令中风寒。从秋习之,以渐稍寒,如此则必耐寒。冬月但当着两薄襦……爱而暖之,适所以害之也"。孙思邈十分重视妇女儿童的保健,总结唐以前的医学经验,撰《备急千金要方》有言"视儿饥饱节度,知一日中几乳而足,以为常",阐述了小儿喂养方面应注重按需喂养的方法;在"少小婴孺方"中,多采纳《诸病源候论》之说。对小儿不只是诊治疾病,更重视其保健,把儿童保健提到了一个新的水平。实践证明,让孩子多做户外活动、呼吸新鲜空气、接受阳光照射,对于增强体质、减少疾病、保护儿童健康来说是至关重要的。

《外台秘要》中35卷、36卷为"小儿诸疾"专卷。上卷为小儿初生调护、喂养、保育等。如"疗小儿初生,便以绵裹指,拭口中及舌上青泥恶血,此为之玉衔,若不急拭,啼声一发,即入腹成百病矣",指出新生儿清洁口腔的重要性。又指出经常洗浴,可使小儿"行散诸气"。同时,强调小儿有病需早期治疗。

总之,隋唐时期对小儿养育与保健已经形成比较完善的理论,后世医家多宗之。

三、中医儿童保健学发展期

两宋时期,儿童保健发展迅速。首先是儿科医生的设置,体现了对养育儿童的重视,当时规定每3名医生中必有1名儿科医生,只有2人时,也应有1名是儿科医生。宋淳祐九年创立了慈幼局,开始收养被遗弃的初生婴儿;宋初王怀隐的《太平圣惠方》,对胎教、养胎、妊娠食忌及小儿初生调护、防治脐风、喂哺等保健方法已有较系统的记叙,指出"乳母不禁忌,子百病并生"。《圣济总录》在其总论中指出"既生之后,断脐、洗浴、择乳、褓裸,皆有常法,谨守其法,无所违误",然后有选择地列出各种常法。该书是预防初生儿疾病传统方法的汇集,较《备急千金要方》和《外台秘要》相关内容更简明实用。

儿科之圣钱乙对儿童保健理论阐发有独到之处。他认为在母腹中时,小儿五脏六腑成而未全;在出生之后,仍然是"脏腑柔弱""全而未壮"。但初生儿生长力旺盛,其骨脉、五脏六腑、神智天天都在变化,呈现出蒸蒸日上、欣欣向荣的征象,向着健全的方向不停地发展,并称此为"变蒸"。并指出小儿多因爱惜过当,三两岁仍未饮食,脾胃虚弱,平生多病;生后半年宜煎陈米粥时时与之,以助中气,非常切合儿童胃肠消化酶的发育规律。此外,在成长过程中还应忌生冷油腻甜物等,是顾护脾胃重视后天、维护儿童健康的经验之谈。南宋刘昉著的《幼幼新书》,是当时最完备的儿科专著,其中的"形初保育"记叙了儿童保健内容,是儿童保健的重要文献。陈文中注重固护小儿元阳,认为小儿饮食应"吃热、吃软、吃少则不病,吃冷、吃硬、吃多则生病",提出的"养子十法"包括"要背暖,要肚暖,要足暖,脾胃要温"等养育观念。宋代《小儿卫生总微方论》也是一部很有价值的儿童保健著作,该书列举了39种先天性胎病和先天性畸形,指出是"在母胎妊之时,失于调养,气形勿充,疾灾因之",并明确提出断脐不慎为脐风之由,"亦如大人因破伤感风",因此对断脐采用"烧灼法"预防感染,这些认识和方法在当时是难能可贵的。南宋朱熹《童蒙须知》对儿童生活起居、学习、道德行为礼节等均作详细规定,如"入厕,必去上衣,下必浣手""着衣既久,则不免垢腻,须要勤勤洗浣""须要早起晏眠,凡喧闹争斗之处,不可近;无益之事,不可为",说明对教育儿童讲究卫生、起居出行、预防疾病、保障健康的重视。

金元时期的儿童保健在隋、唐、宋的基础上有所发展。如张洁古采纳钱乙学说,提出"养生当论食补、治病当论药攻"的观点,阐明了饮食调理和医疗的关系;他还告诫人们应该正确对待小儿,指出"过爱小儿反害小儿"。李东垣则认为"病从脾胃所生,养生当实元气"。脾胃为后天之本,小儿脏腑柔弱,如何促其由弱转强,全靠后天的饮食营养,所以调理脾胃,充实元气,对保障儿童健康有重要的作用。朱丹溪立"慈幼论",认为"小儿易怒,肝病最多,肝只是有余,肾只是不足",丰富了小儿生理特点的内容,对儿童保健亦有指导意义。

元代名医曾世荣,对儿科四大症之一的惊风抽搐的证治有独到之处。他对小儿保健的认知较前亦有发展,多有可取之处,如在《活幼心书》中提到的"四时欲得小儿安,常要一分饥与寒;但愿人皆依此法,自然诸疾不相干"。并进一步告诫世人:"殊不知忍一分饥,胜服调脾之剂;耐一分寒,不须发表之功。"立场鲜明地主张让小儿饮食不过饱,则脏腑不易损伤,就不易患肠胃病;经常保持一种微寒状态,也就不易患伤风感冒。

明清两代为儿童保健全面发展的时期。突出表现在种痘法的发明对麻疹的防治,婴幼儿的护养和早期教育等方面。由于当时天花、麻疹流行,几乎每个人都难幸免,对儿童的健康危害极大。因此,诸多医家专攻痘疹,发明了种痘法,有效地预防了天花,后经丝绸之路传入国外。我国的种痘法较英国琴纳发明的牛痘接种法约早250年,成为世界免疫学的先驱,是儿童保健史上重要的里程碑。这一时期,名医辈出,从事儿科专业人员及有关儿童保健的专著均大大增多。

明代对儿童保健学发展有突出贡献的医家应首推万全。其所著《万氏家藏育婴家秘》是儿童保健的代表作。该书从求子到养育保健无所不载,如"预养以培其元,胎养以保其真,蓐养以防其变,鞠养以慎其疾"四种育婴方法,系统总结了孕前、孕期、围生期、出生后四个阶段的儿童保健方法。他认为小儿如草之芽、蚕之苗,应贵于调养,慎于保全,若调护不当,则疾病乃生。教育人们要养成莫纵弛,无风频见日,寒暑顺天时之育婴秘诀。此外,他非常重视小儿早期教育,认为"此则不但无疾,而知识亦早矣"。他对小儿过于溺爱行为非常不认可,认为"爱之愈深,害之愈切""富贵娇养,有子多疾"。这些观点到现在,对儿童保健仍有重要的作用。明清医家王肯堂、张景岳、陈复正、沈金鳌等,都在著作中引用了万全的医学观点,贯穿了万密斋保健医学思想。如《保婴撮要》《保婴金镜录》《婴童百问》《景岳全书》《幼科要略》《奇效良方》等均有对儿童保健的记载。李时珍在《本草纲目》中还提出了"闻香治病"的理论。在这一理论指导下制成的小儿保健香袋、荷包、药枕等,对预防儿童外感、增进食欲、增强抗病能力起了良好的作用,深受广大育儿者的欢迎,在海外也很盛行。

清代医学家对儿童保健学又有了进一步的充实和发展,对痘疹的鉴别更明确。这一时期专论痘疹的著作较多,对痘疹类疾病的认识和防治有了新的进展。沈金鳌认为"小儿脏气未全,不胜药力",故提出"勿轻易投药";陈复正博采诸家,集成《幼幼集成》,首列"禀赋""护胎",亦曰孙思邈先妇人后小儿之义,还有"保产论",评论"产要",以保母子平安。吴鞠通在其所撰《温病条辨·解儿难》中立"稚阴稚阳"之说,丰富了小儿生理病理特点内容,对小儿疾病的防治、促进儿童健康有指导意义。《医部全录》的儿科部分,集录了清代以前诸家对儿童保健的论述,内容丰富,是对当时儿童保健内容的一次概括和总结。

四、儿童保健学新时期

中华人民共和国成立后,20世纪50~60年代婴儿死亡率为157‰~150‰,当时儿童健康的主要任务是改善儿童生存环境,与贫穷、落后、疾病作斗争。由于传染病肆虐,20世纪50年代的预防接种有百日咳和卡介苗,传染病管理、预防接种、新法接生是当时的卫生工作基本任务。推广新法接生后,使初生儿脐风的死亡率迅速降低;由于普遍进行了预防接种,20 世纪 60 年代初向全世界宣布中国消灭了天花;麻疹等其他传染病的发病率和病死率也显著降低;至 20 世纪 70 年代已有中国儿童保健的雏形内容,但由于历史原因其发展停滞了 10 年。

20 世纪 80~90 年代是我国儿童保健快速发展的阶段。该阶段我国的儿童保健从儿童生存向提高质量发展。与社会经济文化发展同步开展儿童保健的国际交流,应用先进技术,使以儿童生存、保护和发展为目标的初级儿童保健事业显著改善。

20 世纪 80 年代初,我国逐步建立健全县乡村三级医疗组织。以县妇幼保健院或综合性医院为龙头、社区卫生服务中心或乡卫生院为枢纽、社区或村卫生室为网底,形成三级城乡医疗预防保健网,开展综合实施医疗、预防及保健等各项卫生工作措施。三级儿童保健网是农村医疗卫生服务体系的重要部分,是各项儿童保健措施得以成功推广的组织保障。县妇幼保健机构承担对社区卫生服务机构的业务培训和工作评估,协助开展儿童保健服务。乡镇卫生院、社区卫生服务中心掌握辖区内儿童健康状况数据的收集、上报和反馈。

伴随经济的快速发展出现的工业化、城市化、现代化和全球化给儿童健康带来新的问题,包括环境、社会、行为和生活方式对儿童健康的影响。传染病的威胁依然存在,慢性非传染性疾病在儿童疾病发生率和死亡率中构成比增加,如损伤、中毒、肿瘤、先天畸形、慢性呼吸道疾病和神经系统疾病、儿童精神和卫生问题、对处境困难儿童的特殊照顾等;成人疾病的儿童期预防,如肥胖与代谢综合征,这些逐渐成为儿保工作者的工作重点。

总之,中医儿童保健学强调重视先天,出生之前的干预可使儿童先天禀赋充盛,而生后之调护则可保证其健康发育成长。内容包括父母婚配、受孕、养胎、护胎、胎教,直至发育成熟,这些无不体现了中医"优生""不治已病治未病""未病先防"的观点;特别是在对儿童哮喘、风湿免疫性疾病(幼年特发性关节炎、过敏性紫癜)、神经系统疾病(癫痫、注意力缺陷多动障碍、抽动障碍)、营养不良、肥胖病、肾脏疾病(慢性肾炎、肾病综合征)等慢性疾病的调养方面,有着西医不可替代的优势。传统儿童保健经验的重要性和科学意义,越来越被现代医学所证实。

第二节 儿童保健的专业范围和目标任务

儿童保健的内容涉及儿童健康的全过程,包括生长发育、膳食营养、疾病防治、心理健康等,是控制疾病的首要防线。主要目标在于提高儿童身心健康水平、促进生长发育、保障生命质量和生活质量。

一、儿童保健的专业范围

儿科学是临床医学中以人的生命发展阶段(年龄)划分的一门学科,其中儿童保健又是最具特色的学科之一,属临床医学的三级学科。儿童保健涉及预防儿科学、发育儿科学、临床儿科学、社会儿科学、儿童营养学等多学科知识。

(一)预防儿科学

预防儿科学是研究提高儿童生命质量的学科,根据儿童每个生长发育阶段的生理状况和疾病发生的特点,积极采取预防措施,达到未病先防的目的。由于当代医学模式由传统的生物医学模式向生物—社会—心理医学模式的转变,预防的内容也扩展到预防社会、环境所致病的因素。预防儿科分为三级:Ⅰ级预防,又称病因预防,其对象是健康儿童,目的是减少疾病的发生,是疾病发生前的干预和促进性措施,如孕期保健、新生儿的预防接种、环境保护及健康教育等。Ⅱ级预防,又称临床前期预防,其对象是尚无临床症状,但体内已发生某些病理改变的儿童,其主要目的是早发现、早诊断、早治疗,包括疾病早期筛查(如新生儿遗传性疾病筛查、视力筛查、听力筛查、运动发育障碍筛查及贫血筛查等)、产前检查、定期体格检查,避免因未及时诊断疾病导致的严重后果。Ⅲ级预防,又称临床期预防,其对象是患病儿童,其主要目的是防止疾病恶化,减少残障,包括病后护理、心理治疗和促进功能恢复等措施。

预防儿科学是儿童保健的主要内容。目前,我国儿童保健由单一的传染性疾病预防管理扩展到儿童体格发育、系统疾病筛查和防治,包括体格生长疾病、营养性疾病、心理行为疾病、新生儿疾病、听力及视力疾病、口腔疾病等。因此儿童保健涉及的专业也从儿童生长发育、儿童营养、流行病学,逐步扩展到儿童传染病学、儿童心理学、儿童神经学、儿童皮肤学、新生儿学、儿童免疫学、儿童五官学、环境医学、青春期医学等多学科。

(二)发育儿科学

生长发育是儿童生命过程中最基本的特征。发育儿科学是研究儿童体格生长和心理发育规律的一门学科,是儿童保健学的核心学科。影响小儿生长发育的因素很多,常见因素有:遗传因素、孕母情况、乳食喂养方法、营养状况、居住环境、疾病及后天教育等。由于儿童脏腑功能发育未完全,较小儿童智能发育未完善,因此易受各种病因的侵害。研究儿童体格生长和心理发育规律、影响因素和评价方法,保证和促进儿童身心健康,及时发现生长发育偏离,给予必要的干预处理是儿童保健学的重要的基础组成部分。

1. 体格的生长发育

生长发育是一个连续不断的过程,儿童与成人的根本区别在于他们处于不断变化的生长发育过程中,其身体大小、比例、组成部分及器官的功能都在随年龄增长不断变化并逐渐成熟。在生长过程的任何时期出现异常,都会影响儿童整个生理状态,伴随的损害有时是暂时的,有时则是永久的。体格发育不良的婴幼儿往往有较高的患病率和死亡率,并可能影响智能发育,表现在学龄期学习能力差等。儿童期生长异常也有延续至成年期的健康问题,如肥胖儿童成年后的糖尿病、心血管病等慢性疾病的发病率明显高于正常发育儿童。学龄期及青春期发育不良可以导致成年后身材矮小、心理障碍、工作成效及运动能力较差、健康状况不佳,而且女孩成年后容易孕育出低出生体重的婴儿,对后代的生长发育和健康带来不利的影响。

2. 儿童智能的发育

智能发育与体格生长一样,是反映儿童发育正常与否的重要指征。智能发育即神经心理发育,包括感知、运动、语言、性格等方面。智能发育除与先天遗传因素有关外,还与后天所处环境及受到的教育密切相关。每一年龄阶段都表现出不同的智能发育特点,应密切观察儿童在所处阶段的行为或心理异常,及时发现方能及时采取相应措施。要掌握儿童智能发育正常的表现,如 1 岁左右儿童可适当讲出日常生活用语,并有了时间和空间知觉,对自己的名字有明确的反应等。

性格的形成和变化是在社会生活和教育条件的影响下,经过不断地量变和质变发展起来的。从新生儿开始,性格就有了明显的特征反应,如母亲将小儿抱入怀里时,会有积极的探乳行为,出生后 2 个月就能对其照顾人发出"天真快乐反应"。儿童早期的性格表现是多变且不稳定的,随着不断地生长发育,性格的个体特征逐渐明显稳定。儿童性格发育完善的过程,对成年性格的形成至关重要。日常的教育和环境因素的影响也是儿童心理健康发展的重要因素。

(三)临床儿科学

临床儿科学研究儿童疾病发生、发展的规律、治疗和预后,属Ⅲ级预防内容。临床儿科学的任务是不断探索儿科医学理论,在立足实践的基础上降低发病率、死亡率,增强儿童体质,提高儿童保健和疾病防治水平。临床儿科学主要以系统划分,分别为呼吸、消化、循环、神经、血液、肾脏、内分泌、遗传代谢、免疫,以及新生儿医学、传染病和急救医学等。有丰富临床经历的儿童保健医生在临床实践中有较强的疾病鉴别和处理能力,有较好的发展潜能。

（四）社会儿科学

社会儿科学是建立从关注个体儿童到社区所有儿童的理念，认识到家庭、教育、文化、社会、精神、环境和政治力量对儿童健康有重要意义作用。临床研究表明，周围大环境的影响会使儿童心理和生理上发生明显改变。如长期住院导致幼儿行为倒退；情绪紧张使糖尿病不易控制，以及因细胞免疫力下降而致病毒感染及癌症易感增高；过度的恐惧往往伴有心悸、出汗、面色苍白、尿频、瞳孔散大等症状；厌食、腹痛及呕吐都可能与焦虑有关。

为使儿科水平进一步提高，临床工作者要摆脱传统的单纯生物医学的束缚，把儿童发育的行为因素考虑到日常诊疗当中。医生面对的是不同疾病、不同性格的儿童和各种家长，诊疗过程中要解答家长和儿童的各种问题，具备专业的社会儿科学知识体系的医生能够更好地发现疾病的问题所在，社会儿科学是儿童保健的重要内容之一。

（五）儿童营养学

儿童营养学旨在为儿童提供营养支持，促进生长发育，保护潜能发展和能力获得，并包括参与儿童食品标准的制定和管理指导。胎儿的营养物质由孕母经脐带供给，出生后则主要由消化器官（口、胃、肠）摄入适宜的食物供应。营养是小儿维持生命和身心健康极为重要的因素之一。尤其在胎儿、婴幼儿时期机体生长发育十分迅速，早期营养供应不当会导致身心健康障碍。儿童生长过程中，由于各种原因导致所需的氨基酸、优质蛋白、乳糖等营养素摄入不足或吸收障碍，是儿童生长发育和疾病康复过程中面临的重要问题。钙摄入与吸收不足可导致骨骼钙化异常，伴肌肉松弛、神经精神症状等；铁摄入不足，可引发缺铁性贫血，表现为面色苍黄、爪甲不荣、倦怠乏力及注意力不集中等；维生素B_6的缺乏可导致生长发育不良，智力迟钝，伴有贫血、皮炎、口腔炎、抑郁、嗜睡及消化道症状；锌元素摄入量不足，可引起消化功能减退、味觉敏感度下降而发生食欲缺乏、厌食和异食癖，同时影响生长激素水平，导致生长发育缓慢及免疫力降低。

二、儿童保健的目标任务

儿童时期是人生发展的关键时期。这个阶段，儿童的生理生长发育和心理日趋成熟，身心发育都需要安全有效的保障。儿童保健主要是以儿童时期为重点，根据其不同时期的发育特点，进行系统的保健管理，及时发现问题并早期矫治，以期降低患病率和死亡率，提高儿童健康水平，促进全面发展。

（一）保障儿童健康

儿童保健工作的第一项任务是保障儿童健康，其中的重要任务是降低5岁以下儿童死亡率,保障儿童生存。除保障儿童生存外,儿童健康还包括儿童营养状况、儿童体格发育水平和生长阶段的疾病预防。

保障儿童健康,应普及儿童健康基本知识,加强儿童健康相关学术研究,促进成果转化,推广适宜技术,降低新生儿窒息、肺炎和先天性心脏病等的死亡率。应大力发展儿童医疗保健科室标准化建设,开展新生儿保健、生长发育监测、营养与喂养指导、早期综合发展、心理行为发育评估与指导等服务;关注儿童营养状况,开展科学喂养、合理膳食搭配与营养素补充的相关指导,普及科学喂养知识;加强卫生人员职业技能培训,预防和治疗营养不良、贫血、肥胖等儿童营养性疾病。

(二)预防儿童疾病

预防儿童时期的常见病、减少发病率是儿童保健学的任务之一。从降低出生缺陷做起,完善防治体系,加强优生优育的宣传力度,推广婚前医学检查;加强孕母期间营养摄入和心理健康的指导;开展新生儿疾病的诊断和治疗,如筛查先天性甲状腺功能低下症、苯丙酮尿症、先天性肾上腺皮质增生症、蚕豆病等。

针对儿童传染性疾病的预防,扩大国家免疫规划范围,加强疫苗冷链系统建设和维护,规范预防接种行为。将预防艾滋病母婴传播及先天梅毒综合征服务纳入妇幼保健常规工作,对感染艾滋病、梅毒的孕产妇及所生后代采取系统预防母婴传播的干预措施。

针对儿童常见病的预防,要贯彻"预防为主"的方针,加强保健医生的专业性培养,熟悉儿童常见病的诊治。儿童常见疾病包括肺炎、腹泻、急性扁桃体炎、手足口病、惊厥等,要加强对家长和儿童的健康教育,注重体格锻炼与膳食营养,提高机体免疫力。

环境污染对儿童健康的影响已不容小觑。儿童生理发育尚未成熟,处于快速生长阶段,对外界刺激的适应能力差,抵抗力弱。大气污染相对严重的城市,儿童哮喘发病率要高于其他城市或地区;室内装修污染加大了儿童哮喘、铅中毒及血液性疾病的发病概率;甚至生活环境的污染可导致儿童智力下降。因此,防止儿童铅损伤、预防儿童哮喘及过敏性疾病,是儿童保健的一项长期任务。

(三)促进儿童发展

受社会经济、文化等因素的影响,儿童发展与权利保护仍然面临着诸多问题与挑战,全社会儿童优先意识有待进一步加强。儿童与教育的主要目标首要为促进儿童早期综合发展。早期儿童是指出生至 8 岁的儿童,其中以 0~3 岁期间为发育最迅速、最关键的时期。儿童早期综合发展(简称 IECD)是针对 0~3 岁的婴幼儿身心生长发育快速的特点,因地制宜创造舒适的环境,开展科学的综合性干预活动,使儿童的体格、心理、认知、情感和社会适应性达到健康完美状态。儿童早期综合发展关注的不仅是儿童的学习,并且重视家庭、社会对儿童早期整体素质的促进。开展儿童早期综合发展最大的特点是从孕期开始,到孩子出生后一直监测到 3 岁,对孕妇及 0~3 岁儿童持续地进行营养、体格发育、疾病预防、教育心理等全方位的指导,促进胎儿和婴幼儿的健康成长。

《中国儿童发展纲要(2021—2030)》为儿童健康提出了与时俱进的要求。主要内容为坚持儿童优先原则,更加注重家庭、学校、社会和网络对儿童的全方位保护,把义务教育作为教育投入重中之重,促进儿童德智体美劳全面发展,完善儿童健康服务体系,保障儿童食品用品安全,保障孤儿和事实无人抚养儿童、残疾儿童、流浪儿童生存、发展和安全权益,加强留守儿童关爱保护,预防和有效处置学生欺凌。探索实施父母育儿假,依托社区发展普惠托育服务,推动将 3 岁以下婴幼儿照护服务费用纳入个人所得税专项附加扣除,加强住房等支持政策,多措并举减轻家庭生育、养育、教育负担。

第三节　儿童各年龄期保健重点

一、胎儿期保健

从男女生殖之精相合而受孕,直至分娩断脐,属于胎儿期。胎儿在孕育期间,与母亲通过脐带相连,在胞宫内的生长发育全靠母体气血供养,孕母的体质、营养、用药、起居、环境、情绪等因素,均可影响胎儿。正如《格致余论·慈幼论》中所说:"儿之在胎,与母同体,得热则俱热,得寒则俱寒,病则俱病,安则俱安。"《幼幼集成》说:"胎婴在腹,与母同呼吸,共安危。而母之饥饱劳逸,喜怒忧惊,食饮寒温,起居慎肆,莫不相为休戚。"

我国历来重视"养胎""胎教",在胎儿的养育和保健方面,积累了丰富的经验。隋代巢元方在《诸病源候论》中就记载了妊娠十月按经络养胎的宜忌。唐代孙思邈亦在《备急千金要方》中,引入北齐名医徐之才的"逐月养胎法"。《大戴礼记·保傅》记载:"周后妃任成王于身,立而不跛,坐而不差,独处而不倨,虽怒而不詈,胎教之谓也。"这是我国关于"胎教"的最早记载。可见,我国历代医家均认识到,先天之本为一生之基,胎儿期形成的身体素质对人的一生有着深远影响,如《圣济总录·小儿门》所云"胎气禀受有强弱,骨骼所具有成亏,而寿数之修短系焉"。故儿童保健应从胎儿期开始。

(一)胎禀优生

1. 预防遗传性疾病与先天畸形

胎儿期保健的第一步是"预养以培其元"。孕育之前,男女双方要慎重选择配偶。近亲之间,血缘相近,不可通婚,否则会使后代患遗传性疾病的机会增加,早在《礼记》就有类似记载:"男女同姓,其生不蕃"。我国婚姻法明文规定"直系血亲和三代以内旁系血亲之间禁止结婚"。此外,还应做好婚前检查,排除男女双方影响生育的遗传性疾病、传染病等。

2.求嗣之时,择时交合

男女双方要选在适当的年龄结婚生育,男子三八、女子三七,肾气平均,发育完全成熟,所以男子24~32岁、女子21~28岁,是婚育的最佳年龄。同时,男女双方应注意养身保健,调畅精神,使气血充沛,阴阳调和,有利于胎儿的孕育。患病体弱、劳倦、吸烟、酗酒等因素可造成男子精子数目不足、活力低下,甚至精子畸形、染色体异常,女子卵细胞成熟及受孕障碍,从而引起不孕不育、易流产、胎儿畸形和下一代智力低下等。所以,男女双方要在精神愉悦、环境适宜、身体健康的情况下孕育胎儿。在孕前就应注重养身保健,纠正不良生活嗜好及习性;任何一方患病时,均应于孕育胎儿前治愈疾病等。这样,才能孕育出禀赋元阴元阳充实的下一代。

(二)调畅精神

女性怀孕以后,要保持精神愉悦,情绪平稳,切忌喜、怒、忧、思、悲、惊、恐及抑郁、焦虑等不良情绪,这也是养胎的重要内容。妇人怀孕,母子一体,气血相通,若孕母精神情志逆乱,气血失和,无以养胎,可影响胎儿发育,生后易出现先天性的"胎病"。正如《素问·奇病论》谓:"人生而有病癫疾……病名为胎病,此得之在母腹中时,其母有所大惊,气上而不下,精气并居,故令子发为癫疾也。"

所以,妊娠期间孕母应当保持良好的精神状态,心态平和,精神内守,喜怒哀乐适可而止,可用柔和的音乐来放松心情、陶冶情操。周文王之母妊娠期间"目不视恶色,耳不听淫声,口不起恶言,诵诗,道正事"(《大戴礼记·保傅》)就是中国古代孕期精神调摄的范例。《备急千金要方》引徐之才逐月养胎法中提到的"寐必安静,无令畏恐""居必静处""端坐清虚"等,和历代所提倡的"戒嗔恚、远七情"等,均是确保母子身心健康的具体内容,这对孕妇和胎儿都是有益的。

(三)调摄饮食

胎儿在胞宫内的生长发育,全赖母体的气血供养,而孕母的气血盈亏,又直接与饮食营养及脾胃功能有关,故孕母的饮食健康与胎儿发育息息相关。整个孕期都应重视饮食调护,保证胎儿正常生长发育所必需的各种营养素,如蛋白质、矿物质(铁、锌、钙等)和维生素(维生素 A、维生素 D、维生素 E 等)的足量供给,孕母饮食宜可口、清淡而富有营养,不可性味过偏,过食生冷、辛辣、油腻之品。辛辣炙煿与肥甘厚味,多食能助湿生热,不但导致胎热、胎动、胎肥、难产,还会使婴儿生后易发疮疡疹毒、目赤目烂等疾。孕母平素脾胃虚弱,过食生冷、寒凉,妊娠后每易发生恶阻、胎漏及胎萎等病。故《妇人秘科·养胎》谓:"妇人受胎之后,最宜调饮食,淡滋味,避寒暑,常得清纯和平之气,以养其胎,则胎元固,生子无疾。"此外,孕妇吸烟可引起胎儿畸形,饮酒可导致胎元不固,因此忌烟酒也是孕期养胎护胎应注意的重要方面。

(四)居处洁净

良好的居住环境,对于保持身体和心理健康是十分重要的。在卫生、安逸、舒适,具有理想的自然环境和社会环境的地方居住,有利于孕妇身体健康,心情愉悦。所以,要为孕妇创造良好的生活环境,保持居室内干净清洁、空气流通新鲜、阳光充沛,家庭关系和睦。

(五)避邪防病

妇女怀孕之后,因气血聚于冲任以养胎,身体的抗病能力往往低下,若不注意调摄,虚邪贼风乘虚而入,既可能导致孕母发生疾病,又可能影响胎儿发育,导致各种胎病。《诸病源候论·妇人妊娠病诸候》中列举了14种妊娠杂病,强调妊娠期间不能感受外邪,若患伤寒、时气、温病、热病,不仅伤害孕妇,还能够伤胎、损胎、堕胎,这是世界上关于妊娠期感受外邪会损伤胎儿的早期记载。《小儿卫生总微论方·胎中病论》提到"多是未生之前,在母胎妊之时……失于固养,气形勿充,疾疢因之",并列举梗舌、鹅口、垂痈、重腭、双矕、骈拇、六指、缺唇等先天性胎病共39种。

《育婴家秘·胎养以保其真二》云:"儿在母腹中,借母五脏之气以为养也。苟一脏受伤,则一脏之气失养而不足矣。如风则伤肝,热则伤心与肺,湿则伤脾,寒则伤肾,此天之四气所伤也",提出孕母应"风寒暑湿则避之……皆胎养之道也",强调孕母应顺应四时气候的变化,及时增减衣物,对虚邪贼风应避之有时,减少气候骤变对人体的伤害。在妊娠期间,尤其是妊娠早期,要避免各种感染,特别是病毒感染。孕妇的衣着除顺应气候而加减外,衣料选择以柔软、透气、吸潮、保暖的棉织品为好;衣服大小要随着体形的变化而变化,以宽松舒适为宜。妊娠后期切不可穿过紧的衣服、裤子、鞋、袜等,以免阻碍气血流通。

此外,还应尽量预防各种疾病的发生,避免接触烟酒以及铅、苯、汞、有机磷农药等化学毒物;患有心肾疾病、糖尿病、甲状腺功能亢进、结核病等慢性疾病的孕母应在医生指导下进行治疗;对高危产妇应定期产前检查,必要时终止妊娠。

(六)避免外伤

妊娠期间,孕妇要防止各种有形和无形的外伤,以保护自己和胎儿。清代张曜孙曾对孕妇提出"十五毋戒示"(《产孕集·孕忌第四》),包括毋登高、毋作力、毋疾行、毋侧坐、毋曲腰、毋跂倚、毋高处取物、毋久立、毋久坐、毋久卧、毋犯寒热等,尤其要注意保护腹部,避免受到挤压和冲撞。同时,现代社会无形损伤的机会日益增多,噪声、放射线等均能造成胎儿流产或发育畸形,值得引起重视。

(七)劳逸结合

妊娠期间应动静相随,适度的活动能使肢体舒展,气血流畅,有利于胎儿正常发育及顺利分娩。《小儿病源方论·小儿胎禀》说:"怀孕妇人……饱则恣意坐卧,不劳力,不运动,所以腹中之日胎受软弱。"《万氏妇人科·胎前》说:"妇人受胎之后,常宜行动往来,使血气通流,百脉和畅,自无难产。若好逸恶劳,好静恶动,贪卧养娇,则气停血滞,临产多难。"这都指出了妊娠期间过于安逸、缺少活动的危害性。同时,孕妇也不可过劳,不能从事繁重的体力劳动和剧烈的体育运动,以免损伤胎元,引起流产或早产。特别是素有肾气亏损、中气不足、冲任不固的孕妇,在妊娠早期尤当注意。

孕妇应当动静相兼,劳逸结合,在妊娠的不同时期有所侧重。一般说来,妊娠 1~3 个月应适当静养,谨防劳伤,以稳固其胎。妊娠 4~7 个月可增加活动量,从事一定的体力劳动,以促进气血流行,适应胎儿迅速生长的需要。妊娠后期只能做较轻的工作。足月之后,以静为主,安待分娩,每天可安排一定时间的散步。分娩前两周应停止工作。

同时,妊娠期间不可房劳太过。《备急千金要方·妇人方·养胎》说:"妊娠二月……居必静处,男子勿劳。"即强调了妊娠早期控制房事、节欲保胎的重要性。若房事不节,扰动相火,耗劫真阴,可引起冲任损伤而致胎元不固,易造成胎漏、流产、早产;交合过频,相火妄动,还易酿生胎毒,使孕妇及胎儿宫内感染的机会增多。因此妊娠早期 90 天和后期 45 天,应当戒却房事。

(八)谨慎用药

孕妇无病,不可乱服药石,以免伤伐胎儿;同时孕妇患病,应该及早治疗,但须掌握"病去母安,胎亦无殒"的原则,中病即止,谨慎用药,若用药不当恐会损伤胎儿。如《素问·六元正纪大论》说:"黄帝问曰:妇人重身,毒之何如?岐伯曰:有故无殒,亦无殒也。帝曰:愿闻其故何谓也?岐伯曰:大积大聚,其可犯也,衰其大半而止,过者死。"《神农本草经》就有水蛭"无子"、地胆"堕胎"等记载。古人提出的妊娠禁忌中药主要分为以下3类:毒性药类,如乌头、附子、天南星、野葛、水银、轻粉、铅粉、砒石、硫黄、雄黄、斑蝥、蜈蚣等;破血药类,如水蛭、虻虫、干漆、麝香、瞿麦等;攻逐药类,如巴豆、牵牛子、大戟、芫花、皂角、藜芦、冬葵子等。这些药物药性峻猛,可致孕妇中毒,并损伤胎儿,造成胚胎早期死亡、流产、早产或致畸等。

几乎所有的药物,不论中药、西药,都可通过母体进入胎儿血液循环。因胎儿肝脏酶的活性低,解毒能力差,药物在胎儿体内的浓度明显高于母体,且易随血液进入脑组织,可造成胚胎早期死亡或致残、致畸、致癌等严重后果。因此,孕妇不可随便服药,诸如抗菌药物、激素类、抗肿瘤药物、抗惊厥药等。有些药虽对成人无害,但对胎儿却会造成不可挽回的影响,特别在妊娠初期和后期,服药更须谨慎。

针刺治疗妊娠病,也应慎重应用。《诸病源候论》《备急千金要方》在逐月养胎中均已提及,刺之易伤胎、堕胎。《育婴家秘·辨小儿脉证治》云:"初生小儿,内外脆薄,药石针灸,必不能耐也。良工当以爱己之心,而爱人之子,怜惜之,抚摩之,未可轻治。"

（九）加强胎教

我国自古重视胎教。《列女传》中关于胎教就有论述:"古妇人妊子,寝不侧,坐不边,立不跸,不食邪味,割不正不食,席不正不坐,目不邪色,耳不听淫声……如此则生子形容端正,才过人矣。"《诸病源候论·妇人妊娠病诸候》记载:"妊娠三月,名始胎。当此之时,血不流,形象始化,未有定仪。见物而变……好人端庄严,不欲另见伛偻侏儒,丑恶形人及猿猴之类""欲令子贤良盛德,则端心正坐,清虚如一,坐无邪席,立无偏倚,行无邪径,目无邪视,耳无邪听,口无邪言,心无邪念,无妄喜怒,无得思虑。"认为孕妇在妊娠期间,精神和缓,保持高尚的情操,行为端正、大方,则自身气血和顺,能营养胎儿,使胎元调固,且胎儿"形象始化,未有定仪,因感而变,外象而内感",会随着孕母的精神、行为而变化。

现代医学研究亦证实胎儿的耳、目和感觉,在母体内渐趋完善。特别是妊娠中期,胎儿中耳发育完成,对血液的湍流声,母亲的心音和肠道蠕动声,以至外界的音乐声、嘈杂声等各种声响,都已经清楚地听到,并做出反应。故妇女妊娠期间,可多听优雅舒缓的音乐,多读书,保持情绪舒缓愉悦,加强胎教。

历代医著对孕妇生活起居、饮食、活动和情志等胎儿期保健宜忌的诸多论述,至今仍具有重要的现实指导意义。其无论从胎禀优生、调养精神、调和饮食、避邪防病,还是避免外伤、劳逸结合或谨慎用药、加强胎教等各方面均有详细论述,阐释了胎儿期保健的重要性,并较早地认识到孕期失于养护的危害,明确指出了小儿先天性疾病的部分成因。很多观点的科学价值已被现代临床和实验证实。这些宝贵的经验,对发展中医儿童保健学,如优孕优生、提高人口素质等,有着积极的作用。

二、新生儿期保健

自出生后脐带结扎开始,至生后满 28 天,为新生儿期。此时,小儿初生,如嫩草之芽,脏腑柔弱,气血未充,加之刚刚脱离母体,需要在短时间内适应新的内外环境,但其适应及调节能力皆不足,抵抗力弱,稍有疏忽,易致患病,甚至夭折。正如《医学正传·小儿科》说:"夫小儿之初生,血气未足,阴阳未和,脏腑未实,骨骼未全。"新生儿期是小儿患病率和死亡率最高的阶段,因此,新生儿期保健尤为重要。

关于初生养护的论述,历代很多医著都有记载。如《备急千金要方》中有"初生出腹论",《小儿卫生总微论方》有"慎护论",《格致余论》有"慈幼论",《奇效良方》有"初生说"。归纳起来,关于小儿初生护养的论述,主要有下列几方面。

(一)清洁诸窍

新生儿在娩出后、开始呼吸前,应立即清除口腔内秽浊污物,包括羊水、污血及胎粪等,以保证气道畅通,避免啼哭时呛入气道。正如《备急千金要方·少小婴孺方上》说:"若不急拭,啼声一发,即入腹成百病矣。"同时,要拭去眼睛、耳窍中的污物,并立即进行体表皮肤黏膜尤其是皮肤皱褶处及前后二阴的清洁护理。

(二)断脐护脐

脐带上连胎盘,下通小儿。在胎孕期间,脐带是孕母供给胎儿营养,并进行物质交换的重要通道,也是胎儿血液循环的重要组成部分。婴儿降生,啼声一发,口鼻气通,百脉流畅。新生儿出生后即须结扎脐带;断脐后,即开始独立生存。因此可将断脐作为先天与后天的界限。新生儿娩出1~2分钟后,即须在无菌条件下结扎脐带并剪断,脐带残端要做无菌处理,外敷无菌敷料。若在特殊情况下未能保证无菌处理,则应在24小时内重新消毒,处理脐带残端,以防因不洁而致感染。《小儿卫生总微论方·脐风撮口论》中就提出断脐不慎可引起脐风,并指出:"脐风撮口,亦如大人,因破伤感风,则牙关噤而撮口,不能进食,身硬,四肢厥逆……乃最恶之候也"。

断脐后护脐亦十分重要。脐部要保持清洁、干燥,并注意保暖以防外邪侵袭,若护理不当,亦可致感染。脐带残端在2周内可自然脱落,脱落前沐浴时勿浸湿脐部,注意避免污水、尿液及其他污物污染脐部,以预防脐风、脐湿、脐疮等疾病的发生。《幼科发挥·脐风》也提出:"儿之初生,断脐护脐不可不慎……护脐之法,脐既断矣,用软布缠裹,待干自落,勿使犯去也。三朝浴儿,当护其脐,勿使水渍入也。脐落之后,当换抱裙,勿使尿湿浸及脐中也。如此调护,则无脐风之病。"

(三)祛除胎毒

初生祛毒,是古人为预防小儿生后发生某些疾病而采取的措施。历代医家认为,孕母过食辛辣肥甘厚腻之品,可以酿生五脏热毒;孕母忧思郁怒太过,可以导致五志化火;父母淫欲之火,也可隐于父精母血,这些积蓄于父母体内的火热邪毒,往往可以通过精血遗于胎儿。此外,古人认为婴儿初生时,如口中秽液未及时清除而咽下,亦可引起疾病;父母原有的某些疾病(如梅毒)也能传给胎儿,使婴儿罹患同样的疾病。古人把这类疾病或引起这类病的病因都称谓胎毒,主要为热毒。

胎毒重者,出生时常表现为面红目赤、多啼声响、大便秘结等,易发生丹毒、痈疖、湿疹、胎黄、胎热、口疮等病证,或造成易患热性疾病的体质。如《幼幼集成·调燮》指出:"小儿初生……若身面俱红,唇舌紫,亦知其必有胎毒,每日用盐茶,但不可太咸,以帛蘸洗其口,去黏涎,日须五六次。每日洗拭,则毒随涎去。"

古代医家为祛除胎毒,小儿初生即给予少量清热解毒的中药,以清除胎毒,改善小儿热性体质,减少疾病发生。祛胎毒常用的方法包括以下几种。①黄连法:取黄连 2 g,用水浸泡令汁出,滴汁入儿口中。黄连性寒,辨证属胎禀热毒者可用之,胎禀气弱或疑有蚕豆病者勿用。②淡豆豉法:取淡豆豉 10 g 浓煎取汁,频频饮服。适用于胎毒兼脾虚者。③甘草法:取甘草 2 g、金银花 6 g 煎汤,拭口,并以少量喂服。对胎毒轻者尤宜。④大黄法:大黄 2~3 g,沸水适量浸泡或略煮,取汁滴儿口中,胎粪通下后停服,脾虚气弱者勿用。初生祛毒,虽方法不一,但都离不开辨证论治,必须根据母亲和婴儿的体质情况,予以不同的处理。

(四) 洗浴衣着

初生儿皮肤娇嫩,须要谨慎保护,否则易于感受外邪。初生洗浴不仅可以清洁皮肤,去除污垢,开泄腠理,而且能够"令儿体滑舒畅,血脉流通,及长少病"(《小儿卫生总微论方》)。

1. 新生浴儿

初生婴儿皮肤表面均附有一层厚薄不匀的胎脂,此胎脂对新生儿皮肤有一定保护作用,但保留过久,可刺激皮肤,引发疾病。所以婴儿初生出腹,即可洗浴,适当清除胎脂污垢,清洁皮肤。具体做法是,在小儿降生前,先将浴汤煮好,"以瓶贮顿,临时施暖用之,不犯生水"(《小儿卫生总微论方》),且动作宜轻柔迅速。并可在水中加入少量猪胆汁以祛除污秽,滋润肌肤。水温冷暖适宜(以 36~37℃为宜),用干净纱布蘸洗,将污垢拭净,洗毕将全身拭干,可在皮肤皱褶处涂以消毒花生油或鱼肝油,或扑以少许爽身粉。勿将小儿没入水中,以免浸湿脐部。

2. 三朝浴儿

生后第三天浴儿称为"三朝浴儿",民间俗称"洗三"。方法与新生浴儿不同。因已断脐,应特别注意护脐,勿使浴汤浸渍。《备急千金要方》记载,三朝浴儿用桃根汤,取桃根、李根、梅根各 60 g,水煮去滓,调令温热适宜,用纱布蘸洗儿身。浴毕后用清洁柔软的纱布,拭干周身,并以扑粉扑之。《医宗金鉴》用五枝汤,即桃枝、槐枝、桑枝、梅枝、柳枝各适量,煮水洗浴小儿,谓此汤浴儿能"解胎毒,辟疫疠,除邪气,利关节,祛风湿"。这些方剂以防病、护肤为目的,均可选用。

3. 平时浴儿

即指平时为清洁皮肤的洗浴,浴汤一般不加任何药物,或只加少许食盐煮沸,候温备用。洗浴后,以粉扑之。经常洗浴,可使小儿"既不畏风,又引散诸气"。因初生儿脏腑娇嫩,卫外不固,洗浴时,应特别注意慎避风寒。《奇效良方》说:"浴水未到,且以棉絮包裹,暖大人怀中……虽浴出,亦当暖之……乍出母腹,不可令冒寒气也。"《证治准绳》也说:"汤须不冷不热,于无风密室浴之,勿令久。"其次是"勿犯生水"。《济阴纲目》说:"予煎沸汤,以瓿贮之,临时热洗,不犯生水,则儿不生疮。"再次,因小儿神怯气弱,洗浴时应注意防止惊吓,以免招致他病。此外,洗浴时须动作轻柔。

4. 襁褓衣着

《证治准绳·小儿论》谓:"初生儿出日,必须入襁褓,襁褓之道,必须得宜。"《寿世保元》亦谓:"初生三五日,宜绑缚令卧,勿竖头抱出,以免惊。"婴儿出生后体态上仍习惯保持胎儿时姿态,四肢屈曲,故"宜绑缚令卧",使其四肢舒展。初生儿脊柱、颈项软弱,头颅不能自己支持,故不宜"竖头抱出"。初生儿神气怯弱,卒闻异声巨响,则会引起气血紊乱而作惊惕,故须襁褓得宜,使其肢体舒适固定,神情得安,方可避免或减少外界刺激的不良影响。襁褓所用的棉布,应以柔软、干净的旧棉布为宜。包裹襁褓所用的捆带、系扣应在身前或身侧,不要垫于腰部,以免损伤腰部的皮肤。捆绑时应松紧适宜,过松则易蹬开,过紧则影响气血流畅,有碍婴儿发育。

新生儿体温调节功能不全,常出现低体温,故应注意保暖,尤其对胎怯儿及在寒冷季节,须防冒受风寒。夏季则衣被不能过厚或包裹过严,环境温度不宜过高,以免发生中暑。临产前应将婴儿的衣服晾晒,衣着应尽量选择柔软、浅色、吸水性强的纯棉织物。衣服样式宜简单,容易穿脱,宽松而少接缝,不用纽扣、松紧带等,以免损伤娇嫩的皮肤。《太平圣惠方·小儿初生将护法》说:"凡绵衣不得太厚及用新绵,令儿壮热。"《诸病源候论·小儿杂病诸候》说:"小儿始生,肌肤未成,不可暖衣,暖衣则令筋骨软弱。"

(五)生后开乳

初生婴儿的喂养以母乳最为适宜。因为"乳为血化美如饧"(《育婴家秘》),其营养丰富,热量较高,最适合婴儿生长发育的需要,而且清洁简便,温度适宜。喂乳应根据婴儿的饥饱节度,适当掌握。在生后6个月之内的婴儿,尤其是新生儿,均应以乳类为主要食品来源。《万氏家藏育婴秘诀·鞠养以慎其疾四》说:"小儿在腹中,赖血以养之,及其生也,赖乳以养之。"

新生儿强调要尽早开乳。新生儿娩出后,应将其置于母亲身边,给予爱抚,并尽早使其吸吮母亲乳头,促进母亲泌乳。产后 2~3 天乳汁分泌不多时,应鼓励母亲坚持喂哺,以促使母乳分泌,有利于哺乳成功。

因乳汁为母体气血所化,故乳母的精神、营养及健康状况会直接影响乳汁的分泌和质量,"其或母用性不顺,则气血乱,气血乱则乳汁不和,乳汁不和,令儿见逆"(《普济方·产后诸疾门》),又"母食寒则乳寒""儿食其乳,所感立应"(《古今医统》)。因此,乳母应当保持精神愉快,特别在产后,一定戒恼怒、悲伤等,避免不良的精神刺激,饮食亦应富于营养,多样化,易消化,对于辛辣厚味炙煿之品,皆当慎忌。乳母在哺乳期间,还应慎服药物。因为药物本身为补偏救弊所设,许多药物可以从乳汁排出,婴儿饮乳后可能引起阴阳不和,发生诸疾。若乳母有病,需服大寒大热或有毒之品,则应暂时断奶,待乳母病愈后,再给婴儿喂乳。若乳母患有乳疾或全身性传染病,则更应及时断奶。《备急千金要方·择乳母法》指出:"凡乳母……但取不狐臭、瘿瘘、气嗽、瘑疥、痴癃、白秃、疬疡、沈唇、耳聋、齆鼻、癫疾,无此等疾者,便可以饮儿也。"

(六)母婴同室

我国自古便提倡母婴同室。母亲与其婴儿 24 小时生活在同一居室,可随时观察婴儿情况,方便进行哺乳、安抚。《妇人大全良方·产乳集将护婴儿方论》说:"夜间不得令儿枕臂,须作一二豆袋令儿枕,兼左右附之。可近乳母之侧。"这一观点与现代医学的认识相符,得到了充分肯定和广泛应用。

(七)日常养护

新生儿居室应阳光充沛,温度湿度适宜,定时开窗通风,保持室内空气清新。新生儿专用的食具和用具,使用前后要清洁消毒。母亲在哺乳和护理前应先洗手。尽量减少亲友探视和亲吻,避免交叉感染。注意防止因包被蒙头过严、哺乳姿势不当等造成新生儿窒息。

(八)辨清生理状态

新生儿出生后,啼哭和安睡是其两项主要的生理活动。《幼科指归·小儿下地慎重看养之法》指出:"小儿下地……速令包裹。令其安睡,睡后哭,哭后睡,听其自然,切不可动之。哭则清气生,睡则浊气降,胸腹之间、上下左右气血贯通矣。"同时,需注意几种特殊的生理状态。如新生儿上腭中线和齿龈部位的散在、黄白色、碎米大小的隆起颗粒,称为"马牙",又名"板口黄""珠子黄",因其状如脆骨、形似马的牙齿而得名,是上皮细胞堆积或黏液腺分泌物积留所致,生后数周至数月可自行消失。新生儿口腔两侧颊部稍硬、呈隆起状的脂肪垫,称为"螳螂子",又名"螳螂嘴",有助于吮乳,可自行消退。女婴生后 3~5 天,乳房出现蚕豆到鸽蛋大小的隆起,可在 2~3 周后消退;女婴生后 5~7 天,阴道可有少量出血,持续 1~3 天自行停止,为假月经。上述均属新生儿期的特殊生理状态,均不需特殊处理。

三、婴儿期保健

生后 28 天至 1 周岁为婴儿期。此期儿童生长发育甚速,脾常不足,营养需求比生后任何年龄阶段都高,易出现贫血、泄泻、疳证、五迟、五软、佝偻病等;肺常不足,婴儿期来自母体的抗体逐渐减少,易患外感疾病如感冒、肺炎喘嗽;心肝常有余,易受惊吓,热易生风,易患惊风、夜啼。婴儿期保健措施必须根据这一时期的生理病理特点制订,主要包括合理喂养、生活起居、体格锻炼、精神养护、预防接种等几个方面。

(一)喂养方法

婴儿喂养方法分为母乳喂养、混合喂养和人工喂养三种。

1. 母乳喂养

以母乳为主要食物,喂哺出生后 6 个月内婴儿的喂养方式,称为母乳喂养。母乳喂养是最理想的喂养方式。2007 年我国卫生部制定的《婴幼儿喂养策略》建议生后 6 个月内完全接受母乳喂养。

我国自古倡导母乳喂养,论述颇多。《活幼口议·饭多伤气》说:"已诞之后,继时吻之以乳。乳者,化其气血,敷养肌肤,百脉流和,三焦颐顺,身肢渐舒,骨力渐壮。三周所芘,一生为幸……凡人生子,究乳为上。"《幼科发挥·调理脾胃》说:"盖乳者,血所化也,血者,水谷之精气所生也。"《女学篇·自乳之得宜》说:"欲子女强,仍宜乳,盖天之生人,食料也随之而生,故婴儿哺育,总以母自乳为佳,每见儿女自乳者,身体较为强壮。"均指出出生小儿哺以母乳为最佳,强调了母乳的益处及重要性。

吸吮是促进泌乳的关键点和始发动力,足月新生儿娩出后,应在生后 15 分钟~2 小时内尽早开乳。婴儿哺乳的量,世界卫生组织提倡"按需喂养"的原则,这也是我国传统的喂养原则,如《备急千金要方·初生出腹第二》记载:"凡乳母乳儿……如是十返五返,视儿饥饱节度,知一日中几乳而足,以为常。"90% 以上的健康婴儿生后 1 个月即可建立自己的进食规律,一般每 2~3 小时喂 1 次,逐步延长到 3~4 小时喂 1 次,夜间逐渐停喂 1 次,以养成良好的作息习惯。每次哺乳时间为 15~20 分钟,也可根据婴儿个体差异适当延长或缩短,以吃饱为度。

在哺乳方法上,《备急千金要方·初生出腹第二》指出"当先极授,散其热气",是指乳母在哺乳之前,当先以手按摩乳房,使乳汁畅流。同时提出正确的哺乳姿势:"儿若卧,乳母当以臂枕之,令乳与儿头平乃乳之,令儿不噎。"将婴儿的头、肩部枕于母亲哺乳侧肘弯部,让婴儿的头和身体呈一条直线,婴儿贴近乳房,鼻子对着乳头,既利于婴儿有效吸吮,又可避免呛奶。

母乳喂养虽益处甚多,但并非所有乳母适合哺乳婴儿。孙思邈提出要选择健康母乳喂养小儿,《备急千金要方·择乳母法》指出:"凡乳母……但取不狐臭、瘿瘘、气嗽、瘑疥、痴癫、白秃、疬疡、沈唇、耳聋、齆鼻、癫疾,无此等疾者,便可以饮儿也。"同时,乳母的饮食可直接影响婴儿。《育婴家秘·鞠养以防其疾四》指出:"乳者,饮食之津液。其母亦当淡滋味,一切酒面肥甘之热物,瓜果生冷之寒物,皆当禁之。苟不知禁,气通于乳,犹儿食之,以成寒热之病,乳母之过也。"哺乳期的母亲应保持愉悦的心情,如此可促进乳汁分泌,《备急千金要方·初生出腹第二》指出"其乳儿者,皆宜慎于喜怒"。

2. 混合喂养

因母乳不足而添加牛羊乳或其他代乳品的喂养方法,又称部分母乳喂养,包括补授法和代授法。

(1)补授法:母乳不足,用配方奶或牛羊乳加以补充之法,适宜于6个月内的婴儿。补授时,每日母乳喂养的次数不变,每次先哺母乳,乳尽再补充一定量的代乳品,至儿吃饱。此法有利于刺激母乳持续分泌。

(2)代授法:一日内有一至数次完全用乳品或代乳品代替母乳之法,因其不利于泌乳的建立,仅在无法完全由母乳喂养或母乳喂养婴儿准备断离母乳时,方可采用。使用代授法时,仍应坚持每日母乳喂哺不少于3次,并维持夜间喂乳,以尽量延长母亲泌乳的时间。

3. 人工喂养

人工喂养指6月龄内婴儿,各种原因导致不能进行母乳喂养,完全以牛、羊乳品或代乳品等为食的喂养方式。孙思邈最早提出了用动物乳喂养婴儿,《备急千金要方·初生出腹第二》记载"新生儿,一月内常饮猪乳者大佳",为后世因母乳不足而选用牛、羊奶及代乳品喂养小儿开辟了先河。

4. 添加辅食

辅助食品简称辅食,除母乳或配方奶(兽乳)外,为过渡到成人固体食物所添加的富含能量和各种营养素的半固体食物(泥状食物)和固体食物。无论母乳喂养、人工喂养或混合喂养的婴儿,都应按时添加辅助食品,以满足生长发育的需要,并使脾胃渐强,以逐步适应普通食品的摄入。

《幼幼新书·哺儿法第六》云:"小儿多因爱惜过当,往三两岁犹未予饮食,致脾胃虚弱,平生多病。自半年以后,宜煎陈米稀粥,取粥面时时予之。十月以后,渐予稠粥烂饭,以助中气,自然易养少病。唯忌生冷、油腻、甜物等。"这表明当时人们已经明确认识到 6 个月以上的婴儿必须添加辅食,不及时添加辅食容易造成营养缺乏,导致小儿体弱多病。

辅食应在婴儿健康、脾胃功能正常时逐步添加。辅食的添加顺序可参照表 1-1。

表 1-1　婴儿添加辅食的顺序

月龄	添加的辅食
1~3 个月	鱼肝油制剂
4~6 个月	蛋黄、米糊、稀粥;水果泥、菜泥
7~9 个月	粥、烂面条、馒头片、饼干;鱼泥、肉末
10~12 个月	稠粥、软饭、面条、馒头;碎肉、碎菜、豆制品等

辅食引入的原则:

(1)由少到多:添加新尝试食物,应从少量开始,逐渐增量。

(2)由稀到稠:同一种食物,应先从较稀薄的形式喂起,逐渐加稠。随着婴儿年龄增长,食物有一定硬度可促进孩子牙齿萌出和咀嚼功能的形成。

(3)由细到粗:从泥(茸)状过渡到碎末状,可帮助学习咀嚼,增加食物的能量密度。

(4)从一种到多种:先试喂一种新食物,观察婴儿食后反应,让他适应后再试另一种,必须一种一种试。一种新食物一般须经 7~10 天才能适应。单一食物引入的方法可帮助了解婴儿是否出现食物过敏。

(二)婴儿护养

1. 数见风日

阳光和新鲜的空气是人生存不可或缺的,对婴儿尤为重要。婴儿的房间要阳光充沛,经常通风,保持空气新鲜,温度、湿度适宜。《诸病源候论·养小儿候》中即提出了"时见风日"的科学养护观:"宜时见风日,若都不见风日,则令肌肤脆软,便易损伤……天和暖无风之时,令母抱日中嬉戏,数见风日,则血凝气刚,肌肉硬密,堪耐风寒,不致疾病。若常藏于帏帐之内,重衣温暖,譬如阴地之草木,不见风日,软脆不任风寒。"小儿应在风和日丽、温度适宜的情况下,多进行户外活动。经常晒太阳可预防佝偻病的发生。但炎热的夏季切勿暴晒,宜在阴凉处进行活动。

2. 衣着冷暖

按时增减衣服,不可过暖过凉。小儿衣着过暖,易生内热,易气随汗泄,使小儿筋骨软弱,对外界气候变化的适应能力下降,尤其是对寒冷的耐受能力降低,因而易生外感。因此,应在孩子可以耐受的前提下合理训练和锻炼小儿少穿一些。《诸病源候论·养小儿候》提出的养护观就是"不可暖衣",如"小儿始生,肌肤未成,不可暖衣,暖衣则令筋骨缓弱"。《备急千金要方·少小婴孺方》中提出:"皆勿用新帛为善,不可令衣过厚,令儿伤皮肤,害血脉,发杂疮而黄,儿衣绵帛特忌厚热,慎之慎之。"《小儿卫生总微论方·慎护论》指出根据季节变化,增减衣物,"凡儿于冬月,须着帽项之衣,夏月须着背褡……凡儿于春时,不可覆头裹足,致阳气不得出泄,则发热矣,须审天气冷暖,衣服浓薄"。南宋陈文中在《陈氏小儿病源方论》中总结前人经验,结合自己临床实践,充分考虑小儿的生理、病理特点,提出了一系列较为科学的育儿方法,并将其归结为"养子真诀""养子十法"等,其中大部分是为护阳固阳而设,如"背暖""肚暖""足暖""脾胃要温",颇受后世医家所推崇。

婴儿衣服要宽松舒适,不可紧束于身体而影响气血流通,影响骨骼发育,应尽量选择纯棉之品,保持清洁干燥,勤洗勤换。

3. 卫浴睡眠

要保持婴儿的清洁卫生,勤洗澡,便后清洁臀部。早在《小儿卫生总微论方·洗浴论》就提倡小儿经常进行洗浴,"儿自生之后,须据时洗浴,以去垢污……若都不洗浴,则皮皱毛落,多生疮疥""如常能据法用之,令儿体滑舒畅,血脉通流,及长少病,无不验也"。经常洗浴可令小儿血脉通畅,减少疾病的发生。

充足而有规律的睡眠,是小儿正常生长发育、身体健康的重要保障,婴儿期要培养良好睡眠习惯,要养成"夜间以睡眠为主、白天以活动为主"的作息习惯。

4. 和情益智

婴儿期是感觉、知觉发育的重要时期,早期教育可开发智力,培养健全的性格,保证身心健康。万全在《育婴家秘·鞠养以防其疾四》指出:"小儿能言,必教之以正言,教之以恭敬,教之以亲疏尊卑,长幼之分;言语问答,教以诚实,勿使欺妄""遇物则教之,使其知之也""如此则知识亦早矣"。

小儿脏腑娇嫩,形气未充,对外界环境的各种刺激较敏感,防止恐吓惊骇而扰乱心神,发生身心疾病。

(三)预防疾病

婴儿时期脏腑娇嫩,卫外不固,从母体获得的免疫力在 6 月龄以后就逐渐消失,而后天免疫尚未建立,易于感受外邪或疫疠之邪,故此期容易发生肺系疾病和传染病。因此,需尽量避免外感,随时增减衣物,少去人群密集、封闭环境;必须切实按照《全国计划免疫工作条例》规定的计划免疫程序,完成预防接种的基础免疫。

同时,婴儿期是小儿生长发育最迅速的时期,对营养物质的需求量逐渐增多,而脾胃功能却常显不足,故容易发生脾系疾病。因此要合理膳食,注意饮食卫生,逐渐增强婴儿的脾胃功能,降低脾系疾病的发生率。

四、幼儿期保健

1周岁后至3周岁为幼儿期。此期,随着感知能力和自我意识的发展,活动面扩大,儿童对周围环境产生好奇、乐于模仿,是社会心理发育最迅速的时期,但体格发育速度较婴儿期减慢。幼儿期语言表达能力和模仿性都逐渐增强,和社会接触增多,是培养良好生活习惯和行为模式的最佳时机。但由于认知水平低,自制能力弱,在不良环境下,若养育方式不当,也会滋生一些不良习惯,给今后的健康成长投下暗影;活动范围扩大,且缺乏安全意识,容易发生各种意外事故;刚经历断乳期,对膳食处于逐步适应阶段,如果辅食添加不及时,膳食搭配不合理,容易发生五迟、五软、疳证、虚劳等营养问题;和外界环境接触机会增多,自身的正气往往不足,是各种外感疾病的高发阶段。针对上述生理病理特点,幼儿期保健包括饮食调养、促进言语动作发育、培养良好的生活习惯、预防疾病及事故等几个方面。

(一)饮食调养

形色类别:幼儿处于以乳食为主转变为以普通饮食为主的时期。此期乳牙渐齐,但幼儿脾胃仍弱,咬嚼力差,食宜细软烂碎,便于摄纳,同时花色要美观,并经常变化,以促食欲。《小儿病源方论·养子调摄》说:"养子若要无病,在乎摄养调和。"吃热、吃软、吃少,则不病;吃冷、吃硬、吃多,则生病。营养要均衡,食物种类要多样化,以谷类为主食,同时进鱼、肉、蛋、豆制品、果蔬等多种食物,荤素搭配。《黄帝内经》云:"五谷为养,五果为助,五畜为益,五菜为充,气味合而服之,以补益精气。"古人认为五谷、五果、五畜等要合理分配,现代医学也提倡蛋白质、脂肪、碳水化合物的摄入要合理,同时注意膳食中的钙、铁等微量元素及各种维生素的摄入。

进餐习性:幼儿期要注意培养良好的饮食习惯,进餐应有规律,包括定时、定点、适量进餐。每日除早、中、晚三餐外,可在餐间加点心、乳制品、水果2~3次,每次进餐时间以20~25分钟为宜。要培养不挑食、不偏食的好习惯,如《景岳全书·小儿则》所言"小儿饮食有任意偏好者,无不致病"。同时控制零食,饭前忌糖果甜食;进餐时情绪愉快且专心,细嚼慢咽,勿边吃边玩;培养儿童自我进食技能,训练正确使用餐具和独立进餐的能力,不强迫进食、不追喂。

饮食卫生:培养良好卫生习惯,如饭前便后洗手、食后漱口,不吃不洁食品,不喝生水;注意创造良好的进餐环境,避免喧嚣吵闹,以培养其集中精力进食的良好习惯。

这一时期,儿童虽体格生长速度较前减慢,但仍处于快速生长发育的时期,加之活动量增大,仍需保证充足的营养和能量。且幼儿咀嚼和运化能力尚未健全,喂养不当易发生脾系疾病。因此,此期的饮食调养仍需家长掌握。

(二)起居活动

运动语言:幼儿学走路时需由成人陪护,防止跌跤,但是又要给孩子保留一定的自主活动空间,引导孩子的动作发育;幼儿期也是手的精细动作快速发育的阶段,主要通过玩玩具,练习双手动作;幼儿期是口语发展的快速阶段,要重视促进幼儿语言发育与运动能力的发展,还应注意培养幼儿与人交往的能力,鼓励其交朋友。

结合幼儿的年龄和相应的生理特点,培养其养成良好的生活习惯。

睡眠习惯:每日需保证睡眠,时间从 14 小时逐渐减至 12 小时,以夜间为主,日间午休 1.5~2.5 小时为宜。避免养成吮手指、含奶头等不良习惯动作。

排便习惯:培养良好的大小便习惯,1 岁开始训练坐盆排尿,1 岁半不兜尿布,夜间按时叫醒小儿坐盆排尿。2 岁起训练定时大便。

卫生习惯:2 岁开始培养睡前及晨起漱口刷牙的卫生习惯,逐渐教孩子学会自己洗手洗脚、穿脱衣服。

启蒙教育:幼儿是早期教育关键阶段,应将教育贯穿在日常生活的各个环节。

(三)疾病和事故的预防

幼儿生活范围扩大,户外活动增多,感受外邪的机会增加,因此要训练其养成良好的卫生习惯,如饭前便后要洗手,腐败污染的食品不能吃,玩耍时尽量不穿开裆裤,衣被经常换洗;纠正不良习惯,如吮手、坐地玩耍等。

幼儿期肺系疾病、脾系疾病发病率高,要防外感、慎起居、调饮食、讲卫生。还要继续按计划免疫程序做好预防接种。指导家长坚持使用生长发育监测图,及时监测肥胖、疳证等营养性疾病的发生。每 3~6 个月体检 1 次,筛查缺铁性贫血,按期进行眼保健和口腔保健。

幼儿好奇好动,但识别危险的能力差,应注意防止异物吸入、烫伤、触电、跌伤、中毒等意外事故的发生,如《万氏家藏育婴秘诀·鞠养以慎其疾四》所说“小儿玩弄嬉戏……勿使之弄刀剑,含铜铁,近水火”。

五、学龄前期保健

3 周岁后至 7 周岁入小学前的时期为学龄前期。学龄前期儿童的生长发育速度较前进一步减慢,但智能渐趋完善,独立活动范围大,活动能力增强,表现出强烈的好奇心和求知欲,可塑性强,是性格形成的关键时期,也是智能开发的最佳年龄段,此期应注重早期教育。

同时,学龄前期儿童抗病能力逐渐增强,发病率明显下降,但接触外界环境机会多,在这一时期仍要做好疾病预防工作,加强体格锻炼,加强看护和教育,防止意外事故发生。

(一)体格锻炼

学龄前期小儿大多进入幼儿园,亦有散居。此期,要加强体格锻炼,可通过适合该年龄特点的锻炼项目,如跳绳、跳舞、踢毽子、做广播操及小型竞赛项目等,使其产生兴趣,寓体育锻炼于游戏娱乐中。同时,各种活动和锻炼方法轮换安排,要在游戏和锻炼中使儿童学会与人交往,培养集体主义精神和荣誉感。

要保证户外活动时间,多晒太阳,呼吸新鲜空气。正如《诸病源候论·养小儿候》说:"数见风日,则血凝气刚,肌肉硬密,堪耐风寒,不致疾病。"

(二)早期教育

学龄前期儿童好奇,好问,好模仿,家长和保育人员应在教育上因势利导,耐心仔细,可通过课堂学习、做游戏、讲故事、看电视,以及到植物园、动物园游览等各种形式使孩子增长知识,提高理解和思维能力。正如明代万全在《万氏家藏育婴秘诀·鞠养以慎其疾四》所说:"言语问答,教以诚实,勿使欺妄也;宾客,教以拜揖迎送,勿使退避也;衣服、器用、五谷、六畜之类,遇物则教之,使其知之也;或教以方隅,或教以岁月时日之类。如此,则不但无疾,而知识亦早也。"要"遇物则教之",培养孩子获取知识的能力,培养良好的学习习惯,而不是强迫孩子过早地接受正规的文化学习,违背早期教育的规律,犯拔苗助长的错误。

同时,要培养儿童举止言行公正而有礼貌,生活勤俭朴素,对人团结友爱,性格开朗乐观、积极向上。

(三)疾病预防

学龄前期儿童抗病能力逐渐增强,发病率较前下降,要利用此时机,尽可能根治某些疾病。同时加强锻炼,增强体质,调节饮食,讲究卫生,避免意外。还要定期进行体检,每6~12个月体检1次,监测身高、体重增长趋势,检测营养状况,注意视力保健,筛查与矫正近视,预防龋齿,按时进行预防接种。

六、学龄期保健

7周岁后至青春期来临(一般为女12岁,男13岁)称为学龄期。学龄期儿童的体格仍在稳步增长,脑发育基本完成,皮下脂肪重新开始堆积,乳牙依次换为恒牙,除生殖系统外,其他器官的发展到本期末已接近成人水平,智力发育更为成熟。这一时期儿童的主要活动是学习,也是获取知识的重要时期,不同的教育与教养环境将培养不同性格的儿童。因此,这一时期的主要任务是保障身心健康,促进儿童的全面发展。

（一）全面发展

学龄期儿童处于发育成长的重要阶段,学校和家庭的共同教育对儿童的身心健康起到关键作用,家长和教师一言一行,无时无刻不影响着儿童。正如《女学篇·褓襁教育》提出"为师者,须不恶而严,循循善诱",家长和老师要言传身教,通过自己的言行举止引导孩子,实施正确的教育方法,既不能娇生惯养姑息放纵,也不能操之过急打骂逼迫,使其养成良好的习惯,循序渐进。要提供适宜的学习条件,培养良好的学习习惯,为主动学习打下基础;要加强素质教育,培养其良好的兴趣爱好,形成目标远大、道德高尚、遵守纪律、团结友爱、自强自重的优良品质;要引导孩子积极进行体育锻炼,不断增强孩子的体质和毅力,同时也促进儿童动作和认知能力的发展。此期儿童体格增长速度稳定,骨骼处于成长发育阶段,应注意合理营养和平衡膳食。

（二）疾病预防

学龄期儿童发病率进一步降低,但也需注意防治此期好发的疾病。免疫相关性疾病,如哮喘、过敏性紫癜、风湿热,在此期发病率较高,应做好预防和积极治疗。此期儿童学习任务逐渐增多,加之父母要求高,极易出现情绪不稳,发生精神行为障碍性疾病,如注意力缺陷多动障碍、抽动障碍等,因此,应做好小儿情绪的调控,积极正面引导,避免过度紧张,减少焦虑。小儿肥胖症、性早熟等内分泌性疾病近年来发病率显著增加,应倡导健康饮食,保证孩子有充足的营养和休息,加强体育锻炼,增强体质。

学龄期儿童屈光不正发病率有逐年上升的趋势,其中最常见的是近视。其发生原因是多方面的,如身体素质、生活环境、用眼习惯等,因此,预防措施应从多方面入手。首先应加强体格锻炼,增强身体素质,多到户外活动。此外,应注意阅读习惯,看书时要端坐,不要歪头斜颈,禁止在吃饭时或躺在床上看书,更不能在颠簸的舟车上看书。要注意劳逸结合,防止用眼过度,不宜过多看电视、手机、电脑。看书时灯光亮度适宜,不可过暗或过亮。《万有医库·小儿科》中谓:"儿童目力既弱,灯光之下,不宜过劳,致伤目力。细小之字及暗淡之灯光,尤宜慎之。"因此有必要加强眼睛保健教育,学龄期儿童应坚持做眼保健操。

此期儿童还应注意保护牙齿,小儿不重视口腔卫生,会导致牙齿损害。因此,应养成餐后漱口、早晚刷牙、睡前不进食的习惯。正如《女学篇·婴儿之口齿》所言:"小儿口齿最宜常洗……及生牙后,每早晚洗面时,必须拭尽牙龈垢腻,方不致生蛀牙及牙疳龋齿等恙。"

(三)营养平衡

学龄期儿童体格增长速度稳定,骨骼处于成长发育阶段,为满足儿童体格生长、心理和智力发展、紧张学习和体力活动等需求,学龄期膳食要营养充分而均衡。《素问·脏气法时论》提出,必须"五谷为养,五果为助,五畜为益,五菜为充,气味合而服之,以补精益气。"小学生可安排课间加餐,有助于营养补充,同时可使学习注意力集中;日常饮食应注意选择富含钙、铁和维生素的食物,如牛乳、蔬菜、豆制品。由于此期儿童独立性更强,家长在安排饮食时,可让儿童参与制订菜谱和准备食物等工作,以增加食欲。同时还要加强运动,使骨骼发育达到最佳状态,有助于减少成年期后骨质疏松的发生。

七、青春期保健

青春期是一个特殊时期,是儿童向成人的过渡时期。《素问·至真要大论》指出:女子"二七而天癸至,任脉通,太冲脉盛,月事以时下,故有子",男子"二八肾气盛,天癸至,精气溢泻,阴阳和,故能有子"。此期体格生长再次加速,生殖系统的发育渐趋成熟,第二性征逐渐明显,小儿进入第二个生长发育的高峰,生理、心理变化很大,精神发育由不稳定趋向成熟,是人生观和世界观形成的关键期。对每一个个体来说,其形体、心理、生理的改变程度,是一生中其他年龄阶段所不能比拟的。因此,此期儿童保健工作也就有其专门的要求。做好青春期保健,帮助他们顺利完成从儿童向成人的过渡,并能身心健康地走向社会,有着重要的意义。

(一)生理保健

青春期肾气充盛,小儿生殖系统发育趋于成熟,女孩乳房发育,月经来潮;男孩精气溢泻,发生遗精。这一时期要进行青春期生理卫生知识的教育,使其认识自身的正常生理变化。

女孩进入青春期后,乳房发育,此阶段不要穿紧身内衣,因束胸会压迫乳房,使血液循环不畅,从而引起疼痛、乳房胀而不适,甚至造成乳头内陷、乳房发育不良,还会影响心脏、肺脏功能。乳房发育基本定型后,才可选戴合适的胸罩。由于内分泌的原因,每当月经前后,乳房可能会出现胀痛、痒痛等现象,这时不要随便挤弄乳房,抠剔乳头,以免造成破口而发生感染。要经常清洗乳头、乳晕、乳房,注意清洁卫生。

少女在月经期往往会有身心不适,如乳胀、腰酸、小腹坠胀、头痛而烦躁、情绪易怒或抑郁,而情绪波动反过来又会影响月经。所以应当保持心情舒畅,这样既可减轻月经时的不适感,也能防止月经失调。月经期还要注意休息,保持充足的睡眠,以增强机体抵抗力;避免剧烈的体育运动和重体力劳动;要注意保暖,避免淋雨、涉水、游泳或用冷水洗澡、洗头、洗脚;夏天不可贪凉饮冷,以免受寒后刺激盆腔血管收缩,导致月经减少或突然停经,引发其他疾病。应保持外阴清洁,经常用干净的温水冲洗外阴,及时清洗内裤,衣物及洗具当个人专用,切忌交叉,如有不适应及时就医。

手淫是青春期最易形成的不良习惯。手淫起初往往是无意中玩弄生殖器,或衣裤太紧,刺激了外生殖器产生一种欣快感。此后,为了达到性满足,就会情不自禁地手淫。有手淫习惯后,常常不能自拔,影响学习,必须克服改正。应改变环境,消除造成手淫的条件,多和其他人谈话,转移注意力。只要有正确的性观点,手淫是可以改正的。

青春期时生长发育进入第二个高峰期,青少年对各种营养的需要增加,因此要保证充足的营养,养成健康的饮食行为。由于青春期骨骼发育迅速,机体对钙、磷的需求增加,青少年应注意多食富含钙、磷的食物,如乳类及大豆类食物。近年来,青春期营养过剩已成为较常见的现象,当摄入的热量超过消耗的热量,多余的热量会在体内转变为脂肪,导致超重或肥胖,应予以重视。

青春期的好发疾病主要有甲状腺疾病、月经病、泌尿系感染、痤疮等,应注意引导孩子养成良好的卫生习惯,同时要注意合理安排作息时间,保证足够的睡眠和必要的锻炼,做到劳逸结合。

(二)心理保健

青春期儿童在心理、行为、精神等多方面都不稳定,可能会引发各种各样的心理、精神疾病,同时,生理方面的不断变化可能造成内心的不安或易于冲动,环境改变、接触社会面增多也会带来适应社会的心理问题。要根据其生理、心理、精神等方面的特点,加强教育与引导,预防青春期心理行为问题。

睡眠障碍是青春期常见的心理行为问题。青春期儿童常因心理生理发育、学习任务繁重或过多使用兴奋性物质如茶、咖啡,造成睡眠障碍或失眠,因此青春期保健应帮助青少年开展睡眠知识教育,合理安排睡眠时间,及时释放压力,做到劳逸结合。

现代社会生活环境优越,青少年的生理发育趋于早熟,性心理也受影响。青春期保健应通过科学有效的手段传播性知识,普及正确的性知识,使之认识自我,正确对待和处理青春期的生理变化,避免过分紧张。以课堂内和课堂外教育、谈话、讨论等方式帮助他们了解青春期体格发育、生殖系统的发育、怀孕与避孕的知识等,帮助和指导他们坦然面对青春期的生长发育和生理变化。

第四节 小儿体质与儿童保健

小儿体质是在先天禀赋和后天各种外在因素及自身调节的基础上形成的阴阳消长的特殊状态。不同个体对疾病的易感性、证候倾向及转归预后与体质密切相关,因此,针对小儿体质的研究对儿童保健有重要意义。

一、小儿体质的特点

小儿自出生到成人前,始终处于不断的生长发育过程中,无论是在生理方面,还是在病因病理及其他方面,都与成人有着显著的不同,而且年龄越小表现越明显,形成了小儿独有的体质特点。

中医古籍中有关小儿体质的记载最早可以追溯到《黄帝内经》,如《灵枢·逆顺肥瘦》云:"婴儿者,其肉脆血少气弱。"《颅囟经》最早提出了小儿"纯阳"理论,曰:"凡三岁以下,呼为纯阳,元气未散。"钱乙也在《小儿药证直诀》中提出"小儿无须益火"的观点,刘完素认为小儿患病"热多凉少","纯阳"理论认为小儿生长发育旺盛,阳气相对偏胜,而阴气较为衰弱,患病多表现为阳热之证,容易化热化火,治宜清凉。吴鞠通对于"纯阳"理论有不同见解,在其《温病条辨·解儿难》指出"小儿稚阳未充,稚阴未长者也",提出了"稚阴稚阳"学说,这里的"阴"指体内的精微物质,"阳"指体内脏腑的各种生理功能,"稚阴稚阳"学说对小儿体质的认识更为全面,认为小儿阴阳相对稚嫩不成熟。后世医家张锡纯提出的"少阳学说"认为小儿的阴阳平衡中,阳气处于相对主导地位,因此,小儿时期阳气显得尤其重要。明代医家万全提出的"五脏有余不足"学说,结合了五脏的生理功能,认为小儿有"肝常有余,脾常不足,心常有余,肾常虚""肺脏易伤"等生理特点,在诊疗调护过程中,应重点注意顾护脾胃之气。

古代医家提出小儿"脏腑娇嫩""脾常不足""肾常不足""肝常有余""心火易炽"等体质特点,后人根据这些特点,提出了小儿保健的主要内容和方法,以达到调整机体阴阳平衡,促进生长发育为目的。

二、小儿体质的分型

成人的体质分型多参照王琦的"九分法",即分为平和质、气虚质、阳虚质、阴虚质、痰湿质、湿热质、瘀血质、气郁质和特禀质九种体质类型。而小儿具有其独特的生理和病理特点,与成人体质存在差异,"九分法"存在一定局限性,又由于目前小儿体质的分类尚缺乏一个统一的标准,体质分类方法繁多。

(一)根据气血阴阳分类

马融教授根据临床经验将小儿体质归纳为湿热质、痰湿质、实热质、气郁质、瘀血质与不足质。刘卓勋等通过文献研究和临床观察,结合岭南地区特有的地理、气候和饮食等因素,初步将岭南地区小儿体质分为7种,即平和质、阴虚质、阳虚质、气虚质、气郁质、痰湿质和湿热质,但是可能存在复合或兼夹体质。陈立翠等将小儿体质划分为平和正常质、阴虚燥红质、阳虚迟冷质、痰湿腻滞质、气虚倦怠质、肺热阳盛质6种临床体质类型。温振英等通过对2 030名幼儿园小儿体质的调查,将小儿体质分为阴阳平和型(平和型)、滞热型、脾胃气虚型(气虚型)、脾胃阴虚型(阴虚型)、脾胃气阴两虚型(气阴两虚型)。李燕通过对225名足月健康新生儿调查分析,结果发现78.6%为阴阳平和型,15.6%为阳盛质,5.8%为阴盛质,从而说明先天因素直接影响小儿体质构成。

(二)根据五脏分类

王明明调查出生3天内新生儿120例,根据脏腑禀赋将初生儿体质分为正常、肺禀不足、脾禀不足、肾禀不足、肝禀不足、心禀不足、胎热7种体质,新生儿体质受后天因素影响较小,主要由先天因素决定的,受父母的体质类型影响较大。孙辉等以小儿体质学说为基础,结合临床,将小儿体质分为常态和偏态两大类,偏态又分为肺弱、脾弱、肾弱、肝旺、心火5型。

(三)综合分类

任勤等根据小儿独特的生理特点,将小儿咳嗽常见的体质分为肺脾气虚型、实热型、痰湿型及肺阴虚型。邵瑛教授结合岭南地区的气候环境及经济状况,将当地小儿体质分为阳热型、湿热型、气阴两虚型及脾虚湿蕴型。王亚君等根据小儿体质特点,将小儿体质分为均衡型、肺脾气虚型、脾虚湿盛型、心肝火旺型、脾胃伏火型、阴虚型、肝肾亏虚型、特禀型。魏毅认为小儿体质大致可分为正常质和偏颇质两大类,偏颇质又可细分为脾气虚质、肾气虚质、肺气虚质、心血虚质、肝血虚质、脾虚湿滞质、脾虚肝旺质、痰湿内蕴质、阴虚内热质,治疗时应根据小儿体质的不同采取不同的方法。林丽丽等通过整理分析历代医家关于小儿体质的论述,将小儿体质概括为肺脾肾不足、阴多阳少质,心肝有余、阳多阴少质,血瘀质及特禀质四大类。张吉仲等根据小儿的舌苔脉象、性情喜好等因素结合临床易患疾病情况,将小儿体质分为平和质、阳热质、痰湿质和不足质四类。苏树蓉等对1 061例小儿体质调查,从阴阳消长结合五脏,将小儿体质分为均衡质与不均衡质两大类,而在不均衡质中又具体分为肺脾质(阳多阴少型)、肺脾质(阴多阳少型)、脾肾质(阳多阴少型)、脾肾质(阴多阳少型)。潘佩光等通过文献研究,认为小儿体质可分为生机旺盛质、心火偏旺质、脾虚质、积滞质、热滞质、湿滞质和异禀质 7 型。鲁艳芳等将小儿体质分为平和质、肺脾气虚质、脾肾不足质、阴虚瘦小质、脾虚食滞质、湿热蕴结质、阳盛内热质、特禀质 8 型。宋金婷等基于德尔菲法运用专家问卷调查,将复感儿体质分为气虚质、阴虚质、气阴两虚质、阳虚质、痰湿质、湿热质及食积郁热质 7 种类型。

(四) 其他分类

孙艳淑认为年龄也是影响小儿体质的重要因素,处于不同生长发育阶段的小儿,形态结构、功能特征、心理状态、发病特点和病证规律都不同,应将小儿根据新生儿—婴儿期、幼儿—学龄前期、学龄期三个阶段分别划分小儿体质类型。

综上所述,随着中医体质学的建立,中医体质研究有了较大进展,中医儿童体质学是中医体质学的重要组成部分,由于小儿独特的生理病理特点,使得小儿体质与成人体质存在一定差异。近年来诸多医家都对小儿体质研究各有心得,小儿体质的深入研究对指导临床疾病的预防和诊治具有重大意义。

三、小儿常见体质判别

(一) 平和质

1. 定义

正常体质状态,生长发育正常,智力发育良好,精神状态好,疾病少,恢复快的体质状态。

2. 成因

先天禀赋良好,后天保健得当。

3. 形体

身体健壮、匀称、生机勃勃、生长旺盛。

4. 素体表现

毛发润泽,皮肤柔嫩,面色红润有光泽,唇色红润,精力充沛,活泼强健,语声清晰,哭声洪亮和顺,耐受寒热,睡眠安静,饮食适度,辅食添加规律,无盗汗、自汗,大便每天 1 次,成形不干燥,小便正常,舌体正常,舌淡红,苔薄白,脉滑或缓。

5. 饮食

食欲正常,饮食量按期增加。自我调节能力强,进食寒热食品,体内阴阳都能自行调和,不会出现明显不适。

6. 生长发育

身高、体重发育规律,智力发育达到或超过正常同期水平。

7. 外界环境

对寒热风雨等天气变化,能够很好地适应。不会因为突然的天气变化发病或出现明显不适。

8. 转化

平素不容易发病。即使发病,容易也治愈。

(二)肺脾两虚质

1. 定义

由于肺气不足,脾气亏虚,以肺脾嫩弱、功能状态低下为主要特征的一种体质状态。

2. 形体

身体偏瘦或虚胖,体弱。

3. 素体表现

平素易感,神疲懒言,哭声较低,身体瘦小或虚胖,安静少动,面色苍白或萎黄,自汗乏力,出汗多,动则尤甚,食欲减退,饮食量少,大便溏软,或夹不消化食物残渣,每日 2~3 次,小便量多或正常,舌色淡,舌体胖有齿痕,苔薄白,脉细。

4. 饮食

食欲不佳,食量偏少,偏食、挑食。进食寒热食品,或饮食量稍多,即觉明显不适。

5. 生长发育

身体发育不佳或较差,身高、体重发育不达标。

6. 外界环境

对寒热风雨等天气变化,不能很好地适应。突然的寒热天气,常会导致发生感冒、泄泻等疾病的发生。

7. 转化

易患反复呼吸道感染、哮喘、肺炎、泄泻等疾病。患病之后易于转化为脾虚证型,患其他系统疾病之后易于出现脾虚夹积生湿的病理变化。

8. 成因

先天禀赋欠佳,后天饮食失调,乳食不节,饥饱失调,过食生冷或妄加营养等。

(三)食积质

1. 定义

由于脾胃嫩弱,功能减弱,伤食停乳,积聚中脘,滞而不消导致的以脾虚积滞、纳呆厌食、食而不化、腹满胀痛为主要特征的一种体质状态。

2. 成因

体质虚弱,饮食不当,乳食不节,或过食肥甘生冷和难以消化之物,停聚不化,气滞不行。

3. 形体

腹部胀满,面色红赤,四肢肌肉不发达,甚者四肢消瘦。

4. 素体表现

面色苍白或萎黄,精神欠佳,易发脾气,时有哭闹,夜寐不安,有时可见吐乳或酸馊食物残渣,不欲吮乳,不思饮食,食而不化,腹部胀满,大便不调,酸臭或便秘,或夹有食物残渣,舌色淡,舌体胖有齿痕,苔白厚,脉细。

5. 饮食

食欲不振,食量较少,饮食不慎则觉明显不适。平素喜食油腻、生冷等难消化食物。

6. 生长发育

身体发育不佳或较差,身高、体重发育不达标,智力发育达到或低于正常同期水平。

7. 外界环境

寒热风雨等天气变化,容易发生疾病。突然的寒冷或天气太热,会导致感冒、外感发热、泄泻等疾病的发生。

8. 转化

易患厌食、便秘、泄泻等疾病,可转化为疳证,严重时可以影响小儿营养吸收和生长发育。

(四)内热质

1. 定义

由于饮食不节,积滞化热,或心肝火旺,以功能状态亢奋为主要特征的一种体质状态。

2. 成因

饮食不知自节,恣食、偏食,宿食不消,气机郁滞,久蕴化热;或气郁、血郁、痰郁、湿郁、情志郁结等日久化热而成。

3. 形体

形体偏瘦。

4. 素体表现

面红,下午或夜间面色潮红,或有低热,烦躁多啼,夜卧不安,或睡中头汗出,不耐热,口干,口臭,口渴喜冷饮,大便干燥,小便黄,舌质红,苔黄厚或腻,脉滑数。

5. 饮食

平素恣食肥腻、辛辣、煎炒等食品,喜食冷饮。自我调节能力差,尤其进食热性食品后,感觉明显不适。

6. 生长发育

身体发育不佳或较差,身高、体重发育不达标。

7. 外界环境

天气突然转热,或者处于高温环境时,出现明显不适。

8. 转化

易患口腔溃疡、感冒、外感发热、便秘等疾病。患病之后易于转化为热滞证型,患其他系统疾病之后易于出现夹热夹滞的病理变化。

(五)痰湿质

1. 定义

由于脾气亏虚,湿浊阻滞,以脾虚湿滞为主要特征的一种体质状态。

2. 成因

脾主运化的生理功能失常,体内水湿停聚。或长期在多雨或潮湿的环境状态下生活。

3. 形体

形体虚胖。

4. 素体表现

面色萎黄或㿠白,精神疲倦,不爱活动,食欲不振,口腻不渴,面垢多眵,神疲乏力,四肢困乏,厌食油腻,有时呕吐痰涎,纳呆,有时浮肿,脘腹痞闷,喜揉按,大便溏薄或泄泻,小便浑浊、量少或正常,舌质淡胖,边有齿痕,苔白腻,脉濡缓。

5. 饮食

食欲差,食量不多,平素嗜食肥甘厚腻的食物。

6. 生长发育

身体发育一般,有时身高、体重发育不达标,有时体重超过正常水平,智力发育达到或低于正常同期水平,目前肥胖患儿多见。

7. 外界环境

对寒热风雨等天气变化,不能适应。尤其对阴雨天气感觉明显不适。

8. 转化

易患泄泻、痰饮、呕吐、黄疸、厌食、湿疹、痢疾、水肿等疾病。

（六）特禀质

1. 定义

由于先天禀赋不足和禀赋特异性遗传等因素造成的一种体质。包括过敏体质、遗传病体质、胎传体质、免疫缺陷体质。

2. 成因

先天禀赋不足,遗传因素、环境因素、食物因素、药物因素、免疫因素等影响。

3. 形体

可见先天性、遗传性的生理缺陷、肢体缺陷;过敏性体质形体无明显异常。

4. 素体表现

遗传性疾病有单基因病、多基因病、染色体异常等;胎传性疾病为母体影响胎儿个体生长发育及相关疾病特征;过敏性疾病因过敏情况不同,而有不同表现。

5. 饮食

自我调节能力差,因异禀质特异情况而不同。

6. 生长发育

小儿身体发育和智力发育因异禀质特异情况而不同。

7. 外界环境

对寒热风雨等天气变化,不能很好地适应。过敏体质面对特定的变应原会出现过敏反应。

8. 转化

可见先天性疾病、遗传性疾病、过敏性疾病、免疫性疾病,以及肢体、生理缺陷等。过敏体质者易药物、食物、冷空气、花粉等过敏;遗传疾病如先天性聋哑、高度近视、白化病等;胎传疾病如五迟、五软、解颅、胎黄、胎弱等。

目前针对小儿体质的研究尚存在的问题与展望:①小儿体质分类尚缺乏统一的标准。②体质分类依据过于主观化,缺乏客观化和量化标准。近年来从不同角度开展的关于中医体质辨识与舌象、激素、血脂水平、基因、体表温度等的研究,从现代生物医学角度证实了中医体质具有一定的科学依据,为中医体质分类的客观化、量化提供依据,而尚未发现有关小儿体质辨识与系统生物学等现代科学的研究。③有研究报道兼夹体质在健康成年人中所占比例远高于单一体质,并以2~4种体质兼夹较为多见。而在儿童体质研究中,尚无关于兼夹体质的大样本的横断面调查与数据挖掘分析。今后,应建立系统客观的小儿体质量化标准,小儿中医体质分类的客观化和量化将有助于儿童体质的正确辨识与儿童体质的提升。

四、体质保健原则

(一) 辨别虚实,因证施治

进行体质保健,主要在于补偏救弊,调整机体阴阳平衡,协调脏腑功能,疏通经络。而机体的偏颇,不外虚实两类,应本着"虚则补之,实则泻之"的原则,予以辨证施治。

久病体虚儿童一般会伴随气虚、血虚、阴虚、阳虚、脾虚、肾虚及脾肾两虚等证型的存在,但临床中通常不会出现非常典型的表现,很多临床症状也不是单独出现,而往往是混杂在一起。因此,在选择体质保健时,需要全面考虑,注意补勿过偏、补勿太过,以免因辨证错误而对身体造成伤害。以补益为主要目的的保健方药,其组方必须注意药物之间的配伍,阴阳并举,寒热调和,气血同治。正如张景岳所言:"善补阳者,必于阴中求阳,则阳得阴助而生化无穷;善补阴者,必于阳中求阴,则阴得阳生而泉源不竭。"又如吴鞠通所言:"善治血者,不求之有形之血,而求之无形之气。"

体质保健常以补虚为主。然而,也有很多儿童是体盛而本实或体盛而邪实者。如徐灵胎所言:"能长午者,必有独盛之处,阳独盛者,当补其阴""而阳之太盛者,不独当补阴,并宜清火以保其阴""若偶有风、寒、痰、湿等因,尤当急逐其邪"。当今社会物产极其丰富,生活非常优越,人们往往过于重视进补。然而,因过食膏粱厚味而导致的形体肥胖、气血痰食壅滞的儿童屡见不鲜。因此,泻实通导之法也是养生中不可忽视的重要原则。早在《中藏经》中即有"其本实者,得宣通之性必延其寿"之论。而体盛邪实者,则需注重祛邪,祛邪的具体方法有汗、吐、下、清、消等,要根据每个人的不同情况采用不同的治法。但同时也要注意,切不可因体盛而过分地攻伐,因为攻伐太过又易伤正气,不但起不到保健摄生的作用,反而会损伤人体正气。因此,在体质保健中运用祛邪法时,应以不伤其正为准则。

(二) 扶正祛邪,合理攻补

体虚瘦羸儿童大多正气不足,无力抵御外邪,所以容易出现正虚邪实的证候。"虚则补之""实则泻之",两种治疗原则截然不同,但具体使用时又常常要相互兼顾,需仔细衡量虚实孰轻孰重。若是实多虚少,则应以攻为主,以补为辅;若是虚多实少,则应以补为主,以攻为辅。前人早有攻补兼施之法,但具体运用之时则又有攻多补少、补多攻少、寓泻于补、寓补于泻之不同。

(三)稳中求养,循序渐进

体质保健作为一种重要的保健方法,对扶正祛邪确有一定实效,但其效果通常不会立竿见影,往往也是一个循序渐进的过程。王道无近功,于平凡中见神奇。急于求成非但没有补益的作用,反而会有害处。所以,不宜骤补,宜稳中求养,循序渐进,这也是内治保健中应遵循的又一重要原则。

总之,体质保健能够更有针对性、更有效地预防疾病,或促进康复,增强体质。而且除用药之外,还必须同其他保健方法结合起来,才能更好地发挥药物保健的作用。同时,还应当根据身体状况合理运用。用药如用兵,用之得当,则强身健体;用之失当,则贻误病情。

五、体质保健要点

(一)肺常不足与护表防邪

肺司呼吸,主一身之气,外合皮毛。小儿肺脏娇弱,肌肤柔嫩,卫外功能不固,若护理失宜,寒温不调,易感受外邪引起感冒、咳喘等肺系疾患,故有"肺脏娇嫩"之说。因此,调寒温,固肌表尤为重要。

1. 调适寒温,防感外邪

小儿衣着过暖,易生内热,使小儿筋骨软弱,对外界气候变化的适应能力下降,尤其是对寒冷的耐受能力降低,因而导致外感疾病发生。巢元方曰:"将养小儿,衣不可大暖,热则汗出,而表虚风邪易入。"《小儿卫生总微论方·慎护法》亦指出:"重衣温暖,譬如阴地草木,不见风日,则脆软不任……甚则伤皮肤,害血脉,是生多疾也",均强调衣被不可过暖,否则肌肤失固,汗出当风,外邪犯肺,致娇肺宣肃失常,气血不调而多病。今之父母,爱子心切,往往重衣温暖,应引以为戒。因此,衣被要寒温适宜,随气候变化而增减,并锻炼小儿少穿一些,使其肌肤能更好地适应外界气温的变化,增强对寒冷的耐受能力。

2. 冷水擦洗,强健肌肤

利用冷水擦洗面部或洗冷水浴锻炼,可使肌肤强健,提高对四时气候的适应能力,此法适应于4~5岁以上的小儿。其方法是:最好先从夏季开始,初用微温水洗,渐用冷水洗。洗时宜在中午或选择温暖无风的室内。洗后最好用柔软干布摩擦全身,直至皮肤略潮红为度。依此法若锻炼得当,可使腠理密固,强健体质,提高抗病能力,预防感冒、咳喘等疾患。

(二)脾常不足与喂养调摄

脾胃为后天之本,气血生化之源。小儿脾胃运化功能稚嫩,而为满足快速生长发育的需要,对乳食营养的要求迫切,从而加重了脾胃的负担。一旦喂养不当,可导致脾胃功能紊乱,出现一系列脾系病变,直接影响小儿的生长发育。因此,历代医家都把乳食调养作为小儿保健的重要环节,并视为促进生长发育的基本条件。

1. 饮食调养,促进化源

《小儿病源方论·养子调摄》说:"养子若要无病,在乎摄养调和。吃热、吃软、吃少,则不病;吃冷、吃硬、吃多,则生病。"《证治准绳》说:"乳贵有时,食贵有节",均阐明了乳食调养在小儿保健中的重要性和方法。婴幼儿的合理喂养须掌握"三定""四顺序"等原则。只有合理喂养,才能使脾健胃和,气血充沛,正气旺盛,身强体壮。

2. 纠正偏食,防伤脾胃

《景岳全书·小儿则》说"小儿饮食有任意偏好者,无不致病。"有的父母,溺爱娇惯,任其偏食,反害小儿,导致疾病丛生。早在明代徐春甫《古今医统·婴幼论》就有明训:"大抵爱子之偏,无出于母,所嗜之食,任其饱足,以致所伤。"因此,掌握合理喂养方法和原则,纠正恣食肥甘厚味、生冷瓜果、辛香炙煿等偏食、挑食、零食或不洁食物等不良习惯,方可保护脾胃的正常生理功能,使之充分发挥"后天之本"的作用。

(三)肾常不足与固肾强身

肾为先天之本,主骨生髓。小儿的生长发育,形体和智能的增长,抗病能力等,皆与肾有密切关系。小儿肾气未充,骨气未成,真阴未盛。若先天不足或调护失宜,常易罹患五迟、五软、鸡胸、龟背或智力不全等症。

1. 加强锻炼,增长体智

根据小儿不同年龄特点,坚持日中嬉戏以及体育锻炼,长期接受阳光和新鲜空气,能使肾气旺盛,脑髓充足,气血调和,肌肉密固,筋骨强健,所谓"流水不腐,户枢不蠹"。反之,若娇养过爱,不见风日,缺乏锻炼,则日久气血壅滞,筋骨萎软,正气日衰而致生长发育迟缓,抗病力弱。《寿世保元》说:"看的太娇,放不落手,儿身未得土气,以致肌肉软脆,筋骨薄弱。"

2. 多见日光,培助肾气

《婴童类萃》曰:"无风频见日,寒暑顺天时",强调了阳光的煦照对健康的重要作用。日光浴的方法:日晒以朝阳为佳,时间长短随年龄大小而异。小儿以背日照为宜,使日光直补督脉阳气,影响全身,特别对脑、髓、肾补阳之效尤彰。正如古代医家指出:"背日而坐""晒以朝阳"。可见,日光浴对固肾培元、增强体质、促进智能发育有一定作用。

(四)心肝火旺与精神调养

肝藏血主筋、主疏泄喜条达;心主血,藏神志。因此,人的精神活动与心、肝两脏关系较为密切。小儿神气怯弱,邪易深入而引动肝风,或暴受惊恐,亦易动风出现抽搐,或情志失调致肝阳上亢,心火上炎,出现烦躁、善怒、惊惕、夜啼等病变,故有"肝常有余""心火易炽"之说。

1. 预防惊恐,避免动风

《温病条辨·解儿难》记载:"或见非常之物,听非常之响,或失足落空,跌扑之类……皆因惊吓也。证现发热,或有汗,或无汗,面时青时赤,梦中呓语,手足蠕动",说明暴受惊恐,易引起心神不安或引动肝风,出现精神失调的病证。《灵枢·百病始生》又曰:"喜怒不节则伤脏,脏伤则病起于阴也",进一步指出:精神情志的变化,影响着小儿机体的生理变化,强烈持久的精神刺激,如悲、恐、惊等创伤,可大伤精、气、神,使阴阳失调,气血不和而引起肝郁气滞、动风生痰等疾病,或使正气内虚,邪易深入而诱发他病。可见防惊杜恐在小儿保健中的重要作用。

2. 调畅情志,怡养心神

《庄子·刻意》曰:"平易恬淡,则忧患不能入,邪气不能侵。"《古今医统·小儿无患歌》亦说:"意同波浪静,性若镜中天,此子多安吉,何愁患再缠。"这些均强调神情安然,怡心悦神,不受忧虑、惊恐、焦虑、恼怒等不良情绪的影响,则肝气条达,心神安定,使小儿健康活泼成长。因此对小儿切勿娇惯任性,避免不良精神刺激。要创造和睦、欢快、恬静的生活环境,开展适于各年龄特点的娱乐活动,以恬愉心神,奉性养生,亦是精神调摄的主要内容之一。

基于以上要点,对小儿疾病,无论轻重,只要熟悉发病特点及传变规律,掌握辨证法则,灵活施治,就能随拨随应,收到好的保健效果。而在疾病调护方面,当注意保护小儿生生之气,勿过用药、久用药;在疾病初愈阶段勿使患儿劳累、饮食勿过于滋补,以防劳复、食复的发生。

六、体质保健方案

(一)肺脾两虚质的儿童保健方案

1. 中药辨体保健方案

调理方法:补肺健脾。

方药:健脾补肺膏。由党参、黄芪、炒白术、茯苓、陈皮、炒白扁豆、炒山药、灵芝、甘草等中药组成。

每日 1 袋,约 10 mL。1 个月为 1 个疗程。

2. 穴位敷贴方案

处方:肺俞、足三里。

操作方法:白术打粉,以醋或温水调敷上穴,贴敷 2 小时,每日 1 次,10 日为 1 个疗程。

3. 耳穴保健方案

耳穴处方:脾、皮质下、肺。

操作方法:将王不留行籽贴在选用的耳穴上,每日按压 2 次,每次每穴按压 30 秒,2 日更换 1 次,双耳交替。10 日为 1 个疗程。

4. 膳食保健方案

应多食有补脾作用的食品,如山药、糯米、扁豆、红薯、菜花、胡萝卜、香菇等。

(二)食积质的儿童保健方案

1. 中药辨体保健方案

调理方法:健脾消积。

方药:健脾消积膏。由太子参、生白术、苍术、神曲、麦芽、山楂、鸡内金、莱菔子、砂仁、槟榔、胡黄连、藿香、枳实、厚朴等中药组成。

每日 1 袋,约 10 mL。1 个月为 1 个疗程。

2. 穴位敷贴方案

处方:足三里、中脘。

操作方法:厚朴、枳实打粉,以醋调敷上穴,贴敷 2 小时,每日 1 次,3 日为 1 个疗程。

3. 耳穴保健方案

耳穴处方:脾、胃、大肠。

操作方法:将王不留行籽贴在选用的耳穴上,每日按压 2 次,每次每穴按压 30 秒,2 日更换 1 次,双耳交替。10 次为 1 个疗程。

4. 膳食保健方案

调整饮食,适当减少食物的总量,节制零食,避免吃巧克力、花生米等脂肪过多的食品,选择清淡可口易消化、富含维生素及蛋白质的食物,如新鲜蔬菜、山药、山楂、小米粥等。

(三)内热质的儿童保健方案

1. 中药辨体保健方案

调理方法:清热降火。

方药:清热降火膏。由黄连、熟大黄、黄芩、黄柏、生地黄、知母、牡丹皮、地骨皮、枳实、连翘、桔梗、玄参、藿香、防风等药组成。

每日 1 袋,约 10 mL。1 个月为 1 个疗程。

2.穴位敷贴方案

处方:涌泉。

操作方法:吴茱萸打粉,以醋调敷上穴,贴敷 2 小时,每日 1 次,3 日为 1 个疗程。

3.耳穴保健方案

耳穴处方:心、肝、胃、大肠。

操作方法:将王不留行籽贴在选用的耳穴上,每日按压 2 次,每次每穴按压 30 秒,2 日更换 1 次,双耳交替。10 次为 1 个疗程。

4.膳食保健方案

调整饮食,适当减少食物的总热量,节制零食,避免吃巧克力、羊肉、虾,宜多吃具有清心火、泻胃火作用的食物,如绿豆、豆芽、苦瓜、冬瓜、黄瓜、白菜、芹菜、香蕉、枇杷、梨等。

(四)痰湿质的儿童保健方案

1.中药辨体保健方案

调理方法:祛湿化痰。

方药:祛湿化痰膏。由陈皮、清半夏、枳壳、竹茹、石菖蒲、茯苓、炒紫苏子、厚朴、瓜蒌、茵陈、炒薏苡仁等中药组成。

每日 1 袋,约 10 mL。1 个月为 1 个疗程。

2.穴位敷贴方案

处方:天枢。

操作方法:苍术打粉,以醋调敷上穴,贴敷 2 小时,每日 1 次,3 日为 1 个疗程。

3.耳穴保健方案

耳穴处方:三焦、内分泌。

操作方法:将王不留行籽贴在选用的耳穴上,每日按压 2 次,每次每穴按压 30 秒,2 日更换 1 次,双耳交替。10 次为 1 个疗程。

4.膳食保健方案

宜多吃具有健脾、祛湿、化痰作用的食物,如淮山药、扁豆、芡实、薏苡仁、猪肚、生姜等。

(五)特禀质(过敏体质)的儿童保健方案

1.中药辨体保健方案

调理方法:健体抗敏。

方药:健体抗敏膏。由党参、乌梅、桂枝、干姜、当归、黄芩、黄连、白芍、防风、炒紫苏子、柴胡、紫苏叶、酒黄精等中药组成。

每日 1 袋,约 10 mL。1 个月为 1 个疗程。

2.穴位按摩方案

处方:肺俞、脾俞、足三里。

操作方法:每穴约3分钟。每日2次,早晚各1次,5日为1个疗程。

3.耳穴保健方案

耳穴处方:交感、内分泌、皮质下。

操作方法:将王不留行籽贴在选用的耳穴上,每日按压2次,每次每穴按压30秒,2日更换1次,双耳交替。10次为1个疗程。

4.膳食保健方案

尽量避免进食过敏食物,少吃海鲜、牛羊肉等发物。

小儿脏腑娇嫩,形气未充,生机蓬勃,发育迅速。其独特的生理特点,决定了小儿独特的体质。根据小儿体质的正确分类,可以针对体质特点制订养护方案,纠正偏颇体质,对小儿疾病的预防具有重要作用。临床医家也可在辨病、辨证的基础上,与辨体质相结合,更好地做到因人制宜,合理选用治疗方案,提高临床疗效。

根据体质,因人择药充分体现了中医辨证论治的思想,在实际运用中要求医生一定要注重个体的体质,根据体质特点进行采取保健措施,分清寒热虚实,辨别脏腑阴阳,合理选用不同的方药,才能取得良好的保健效果。

【参考文献】

[1]黎海芪.实用儿童保健学[M].北京:中国医药科技出版社,2016.

[2]江载芳,申昆玲,沈颖.诸福棠实用儿科学[M].北京:人民卫生出版社,2015.

[3]马融.中医儿科学.北京:中国中医药出版社,2016.

[4]崔晓梅,侯江红,陈亚芳.小儿热盛体质初论[J].中医学报,2020,35(5):941-944.

[5]周显一,沈明月,张喜莲.马融从小儿体质论治癫痫经验[J].湖南中医杂志,2018,34(5):47-49.

[6]刘卓勋,杨京华,黄振祺.岭南地区小儿体质辨证分型初探[J].新中医,2014,46(5):236-238.

[7]陈立翠,谭艳,余涛.小儿常见变态反应性皮肤疾病的中医临床体质类型研究[J].中医儿科杂志,2010,6(1):37-39.

[8]温振英,郑军.小儿体质类型与辨证论治[J].中医杂志,1998(6):362-363.

[9]李燕.225例夏季出生足月健康新生儿体质分型观察[J].湖南中医学院学报,1996(1):20-22.

[10]王明明.初生儿体质类型探析——附120例正常初生儿调查分析[J].辽宁中医杂

志,1995(7):293-294.

[11]孙辉,谢蕊.小儿体质中医分型及运动调节探讨[J].实用中医药杂志,2011,27(5):358-360.

[12]程凯妮,任勤.从中医体质论治小儿咳嗽[J].内蒙古中医药,2018,37(3):27-28.

[13]张拯,张华伟,蒋灵鸽,等.邵瑛教授调节岭南小儿咳嗽变异性哮喘缓解期体质经验介绍[J].中医药导报,2017,23(20):48-50.

[14]王亚君,邵海珍,郑风姣,等.中医小儿体质分类与判定探讨[J].中医研究,2017,30(6):10-12.

[15]魏毅.浅析小儿体质分类[J].亚太传统医药,2015,11(16):60-62.

[16]林丽丽,陈佳斌,汪受传.小儿个体化体质分型探讨[J].南京中医药大学学报,2016,32(6):509-512.

[17]张吉仲,郭瑜.小儿体质形成及分型之我见[J].广西中医药,2002(6):35-36.

[18]苏树蓉,钟柏松,黎欣.1061例小儿体质调查及体质分型的研究[J].中医杂志,1996(10):613-616.

[19]潘佩光,徐俐平,周俊亮,等.0~6岁儿童常见中医体质辨识[J].新中医,2010,42(7):52-54.

[20]鲁艳芳,黄金铃,王安锋,等.复感儿中医体质八分法的探析[J].中国民间疗法,2017,25(10):7-9.

[21]宋金婷,黄伟,白晓红.基于德尔菲法的反复呼吸道感染儿童中医体质分型专家问卷调查分析[J].中医儿科杂志,2017,13(1):84-87.

[22]孙艳淑.新生儿-婴儿期体质分类初探[J].河南中医,2017,37(9):1624-1625.

[23]宋平,刘殿玉.中医小儿体质研究进展[J/OL].中华中医药学刊:1-8[2020-05-24].http://kns.cnki.net/kcms/detail/21.1546.R.20191025.1655.030.html.

[24]张彩.中医体质辨识现代研究进展[J/OL].中国中医药信息杂志:1-4[2020-05-24].http://kns.cnki.net/kcms/detail/11.3519.R.20200511.1114.002.html.

[25]王哲生,吴良琴,黄梓彤,等.广东省727例健康人中医兼夹体质分型的横断面研究[J].中医杂志,2020,61(10):876-880.

第二章
历代名医名著儿童保健

第一节　饮食保健辑要

古人云："安谷则昌,绝谷则亡。"人体是通过饮食摄取生命必需的营养物质以维持正常生理活动的。人体的整个生长发育、新陈代谢过程和抗病功能的正常发挥,离不开饮食中摄取的各种营养物质。

脾胃为后天之本,气血生化之源。饮食入胃之后,经过胃的受纳、脾的运化,化生精微物质,流行、灌注于五脏六腑、四肢百骸、筋脉孔窍,起到滋润、营养全身的作用。如果饮食丰富合理,营养均衡充足,则人体格健壮,肌肉丰满,动作灵敏,面色红润。反之,如果饮食单一或摄入不足,或饮食不节,就不能化生足够的精微以濡养滋润全身,就会出现全身机能低下,体格衰弱,精神萎靡,甚则发生疾病。

对于儿童,饮食健康合理更为重要。小儿脾胃运化功能稚嫩,为满足快速生长发育的需要,对乳食营养的要求迫切,从而更加重了脾胃的负担。一旦喂养不当,可导致脾胃功能紊乱,出现一系列脾系病变,直接影响小儿的生长发育。因此,历代医家都把乳食调养作为小儿保健的重要环节,并视为促进生长发育的基本条件。

一、新生儿时期

(一) 母乳喂养

儿哺早者,儿不胜谷气,令生病,头面身体喜生疮,愈而复发,令儿尪弱难养。三十日后虽哺勿多,若不嗜食,勿强予之,强予之不消,复生疾病。哺乳不进者,腹中皆有痰癖也,当以四物紫丸微下,节哺乳数日便自愈。小儿微寒热,亦当尔利之,要当下之,然后乃瘥。

小儿初生一月内,恒予猪乳饮为佳。(《备急千金要方·少小婴孺方上》)

议曰:幼幼未降,形处胞胎,借母气血滋荫,由如养素。已诞之后,继时吻之以乳,乳者化其气血,敷养肌肤,百脉流和,三焦颐顺,身肢渐舒,骨力渐壮。(《活幼口议·病症疑难一十八篇》)

乳为血化美如饴,肉谷虽甘更乱真……儿在母腹之时,赖血以养。既生之后,饮食之乳,亦血之所化也。虽有谷肉,不可予之,以乱其肠胃中和之气。

儿生下后,产母乳汁未行,必择乳母年壮体厚,乳汁浓白者,以乳之可也。(《育婴家秘·十三科》)

婴儿后天以脾胃为主,故落生后必须予以乳食,以助其生长之机,但得饱食酣眠,其结果自然肥壮。(《幼科概论·婴儿护持得法可以避病说》)

体壮性柔,无遗传病,而年在二十至三十五岁者,其年龄及分娩期能与生母相等尤佳。其乳汁宜丰满充足,其衣服宜适于卫生,又须使其变其积习,与吾家俗相化。

牛奶择其壮而无疾,常食豆蔬与小量之食盐者,且牛乳朝榨者淡,夕榨者浓。婴儿初生,淡者为宜。(《保婴秘言·婴儿之哺育》)

婴儿半岁以内,只可吃乳,出六个月,方可与稀粥,然肠胃尚脆而窄,不可与乳同吃,恐乳食相并,难以克化。(《儿科萃精·初生门》)

一岁以内只饮乳。(《慈幼便览·调护》)

人乳不足,须添用牛乳者,人乳、牛乳宜分隔时间予之,不可一时并用,恐成停积之患。

婴孩六个月之内,只宜吃乳,不宜兼吃糕饼、粥饭,七个月后,可略吃粥饭,亦不可予肉类荤腥,盖儿生六个月内,尚无消化米粉质之能力,十个月内,尚无消化肉类等之能力也。(《儿科要略·哺乳时期》)

【按语】上述诸条讲述了小儿初生喂养以母乳喂养为最佳及小儿开乳时间。倘若生母乳汁不佳,有条件的可选择雇佣乳母,其次可以用牛奶或猪乳代替。要注意的是现代母乳喂养提倡尽早开乳,且只宜吃乳,不宜辅食。

(二)乳哺方法

凡乳母乳儿,当先极捼,散其热气。勿令汁奔出,令儿噎,辄夺其乳,令得息,息已复乳之,如是十返五返,视儿饥饱节度,知一日中几乳而足,以为常。又常捉去宿乳。儿若卧,乳母当以臂枕之,令乳与儿头平乃乳之,令儿不噎。母欲寐则夺其乳,恐填口鼻,又不知饥饱也。(《备急千金要方·少小婴孺方上》。此后,《圣济总录》《小儿卫生总微论方》亦有此类似记载)

凡儿吮乳,初则乳汁渐行,其来尚缓而少,久则如泉涌出,急而且多,急取出之,恐儿

气弱,吞咽不及,错喉喷吐,伤胃气也。(《育婴家秘·十三科》)

凡初乳,先须捏去宿乳,后与之。母欲寐,即夺其乳,恐睡困不知饱足。儿啼未定,气息未调,乳母勿遽以乳饮之,故不得不停滞胸膈而成呕吐。乳后不与食,哺后不与乳,脾胃怯弱,乳食相并,难以克化,幼则成呕,而结于腹中作痛;大则成癖成积成疳,皆自此始。(《原幼心法·初生门》)

婴孩初乳,乳母宜将乳头洗净,每次哺乳之后,均宜保持其清洁,或用棉花洗过而以清洁之布片覆之。

每日择二三次,于乳毕之后,与婴孩以鲜橘汁一羹匙,能辅助消化,增加营养,最为有益,如吃牛乳、乳粉者,更不可或缺,俾润泽肠胃,使大便有序。(《儿科要略·哺乳时期》)

【按语】上辑诸条论述了乳哺方法及乳哺时注意哺乳方法,防止呛噎。同时也强调了乳哺卫生,母乳应以新鲜为主,宿乳应捏去,乳哺前清洁乳头。

(三)乳贵有节

其饮乳食哺,不能无痰癖,常当节适乳哺。若微不进乳,仍当将护之。凡不能进乳哺,则宜下之,如此则终不致寒热也。(《诸病源候论·养小儿候》)

凡乳儿,不欲太饱,饱则呕吐。每候儿吐者,乳太饱也,以空乳乳之即消……视儿饥饱节度,知一日中几乳而足,以为常。又常捏去宿乳。(《备急千金要方·少小婴孺方上》)

儿之乳哺,宜令多少有常,儿稍大,食哺自能稍增,若减少者,是腹中已有小不调,便当微与药,勿复哺之,但乳之而已,甚者十余日。(《圣济总录·小儿初生法》)

乳儿不可太饱,恐停滞不化,若太饱,则以空乳令吮则消。(《小儿卫生总微论方·乳母论》)

大都乳哺不可大过,谚云:小儿常病伤于饱也。又曰:忍三分饥,吃七分饱,亦至论也。(《古今医统大全·乳哺》)

乳食与小儿关系之大,有如此者,所以乳哺须有调节,有调节脾胃自然壮实。过其食量,则脾胃伤滞,消化不良,百病由此丛生矣。(《幼科概论·婴儿护持得法可以避病说》)

小儿吮乳,须有一定时间。每日约六七次,饥饱以时,脏腑安和,疾病自少。乳如不足,牛乳等物嫌其滞脾,且易陈腐,伤人致痰。不如用米粉稀糊,每日与乳相间,饲一二三次不等,平淡鲜洁,似较有益。若恐有滞,每一星期可用炒楂肉、炒谷芽各少许煎服。盖楂肉能消乳积,谷芽能消糊积也。(《保婴要诀》)

婴孩哺乳之时间,在我国普通社会,往往漫无标准,最为有害,按照婴孩消化力,哺乳时间,宜隔二小时至三小时一次,稍长则宜隔四小时一次,晚间之次数,愈少愈妙,至于每次哺乳之时间,约以十五分钟为率,乳质少者,略为超过之,乳质多者,略为减少之。

哺乳无一定之时间,常能养成不规则之睡眠,故夜啼之类,恒由夜间多抱多乳而引起,盖夜间少睡,必白日多睡,白日愈多睡,夜间愈少睡而夜啼养成矣。如遇有此等情形,不可稍存姑息,宜亟设法矫正之。

饮乳量过多之小儿,大都在哺乳中或哺乳后,吐出乳汁,睡眠不安,啼哭多屁,排尿频数,大便多而次数亦为之增加。

饮乳量过少之小儿,因身体疲倦,易于饮乳未了时,即时睡去,但经短时间后,忽以响大之饥饿号叫而复醒,儿体外观萎枯弛缓,腹部凹陷,尿量减少,大便次数少而量微,为暗褐或带青色之黏液状粪便。

饮乳量过多之小儿,虽呈消化过度之状,但小儿贪食天成,索乳依然,宜渐为减低其量,使于不知不觉间校正之,不得已时,或每日一二次仅予以开水代乳。饮乳量过少之小儿,虽呈饥饿憔悴之状,但此时胃力不振,不可骤予过饱,反致停积,宜渐为增加其量,俾得调整其胃气。

婴孩有病,暂时不宜断乳,当夏令时,亦不宜断乳,盖此际消化之力薄弱,予以他种食物,颇有不宜也。(《儿科要略·哺乳时期》)

【按语】上辑诸条,论述了乳哺应注意节制,不可过饥,亦不可过饱,乳贵有节,足量以为常。同时,论述了小儿喂乳时间及乳量应根据乳儿的个体差异决定喂乳时间及喂乳量。

(四)乳哺禁忌

乳儿若脐未愈,乳儿太饱,令风中脐也。夏不去热乳,令儿呕逆;冬不去寒乳,令儿咳痢……母新房以乳儿,令儿羸瘦,交胫不能行。母有热以乳儿,令变黄不能食。母怒以乳儿,令喜发气疝,又令上气疝癫狂。母新吐下以乳儿,令虚羸。母醉以乳儿,令身热腹满。(《备急千金要方·少小婴孺方上》。此后的《医心方》《太平圣惠方》亦有相似记载,不再赘述)

夏日乳不宜过温,冬日不宜过凉,哺儿时须调和之。若系食乳母之乳,有不相宜时,乳母亦须服药。调和其温度,而后予儿食。凡乳前不可与食物,乳后尤不可与食物,盖小儿脾胃薄弱,一经乳食并进,终至难于运化。初能成积,久则成痞成疳,药治不易措手。是皆为乳母者,不慎之过也。(《幼科概论·婴儿护持得法可以避病说》)

小儿乳哺须要得法。乳者,奶也,哺者,食也。乳后不得便与食,哺后不得便与乳,小儿脾胃怯弱,乳食相并,难以尅化,周岁以上必成乳癖、食癖,于腹中作疼作热,疳病从此起也。(《证治准绳·乳哺》)

笑哭之后,莫即与乳,乳后勿即与食,食后勿即与乳,食乳交进,便成积聚。雷鸣击鼓,不必掩耳。乳儿不得过饱,饱则溢,溢则导虚胃气。凡宿乳须令捏去,当沃壁上,勿令虫蚁食之。(《罗氏会约医镜·儿科、疮科》)

仓公曰:当风乳儿,风冷入肺,则会咳嗽。

夜露下饮儿,冷气入咽不散,多成呕逆。

小儿初生,若多睡勿强与乳,自然长而少病。

夏中热盛,乳母浴后,或值儿啼,不可与乳,使儿成胃毒,秋成赤白痢。浴后必须定息良久,捏去热乳,然后乳之。

大劳大饥之后,不俟气息消和,即以伤乳与儿,令儿成疳。

调摄小儿之法,病家能知之者,千不得一……今人非太暖,即太饱,而其尤害者,则在于有病之后而数与之乳。乳之为物,得热则坚韧如棉絮,况儿有病,则食乳甚稀,乳久不食,则愈充满,吮则迅疾涌出,较平日之下咽更多。前乳未清,新乳后充,填积胃口,化为顽痰,顽痰相结,诸脉皆闭而死矣。譬如常人,平日食饭几何,当病危之时,其食与平时不减,安有不死者哉?然嘱病家云:乳不可食。则群相诟曰:乳犹水也,食之何害?况儿虚如此,全赖乳养,若复禁乳则饿死矣。不惟不肯信,反将医者诟骂。其余之物不当食而食与,当食而反不与之食,种种失宜,不可枚举。

《兰台轨范》云:儿病即宜少与乳食。(《保婴易知录·乳儿法》)

【按语】以上诸条详述了乳哺的各项注意事宜。

(五)乳母宜忌

孩子或夏中热时,因乳母沐浴多使冷水,奶得冷气,血脉皆伏,见孩儿气未定,便与奶,使孩子胃毒及赤白两般恶痢,此乃是奶母之过。凡浴后,令定息良久,候气定,揉与之,即令无患。(《颅囟经·卷上》)

凡乳母者,其血气为乳汁也。五情善恶,悉是血气所生也。其乳儿者,皆宜慎于喜怒。夫乳母形色所宜,其候甚多,不可求备。但取不狐臭、瘿瘘、气嗽、疬疥、痴癫、白秃、疬疡、沈唇、耳聋、齆鼻、癫痫,无此等疾者,便可饮儿也。师见其故灸瘢,便知其先疾之源也。(《备急千金要方·少小婴孺方上》)

凡乳母者,其血气为乳汁也。五情善恶,悉血气所生。乳儿者皆宜情性和善,形色不恶,相貌稍通者。乳母形色所宜,其候甚多。若求全备,不可悉得也。

又乳母忌食诸豆及酱、热面、韭、蒜、萝卜等,可与羊肉、鹿肉、野鸡、雁鸭、鲫鱼、葱薤、蔓菁、茼苣、菠薐、青麦、莙荙、冬瓜等食。若儿患疳,即不得食羊肉及鱼……如乳母有夫,不能谨卓者,切须防备,倘新者过犯,气息未定,便即乳儿者,必能杀儿,未满月内,所驱使

人，亦不得令有所犯到于儿前，恶气触儿，儿若得疾，必难救疗也。(《太平圣惠方·乳母忌慎法》)

择乳母，须精神爽健，情性和悦，肌肉充肥，无诸疾病，知寒温之宜，能调节乳食，奶汁浓白，则可以饲儿。不得与奶母大段酸咸饮食。(《普济方·婴孩初生门》)

小儿随母呼吸，母安则子安，母病则子病，此必然之理也。凡择乳母，须要婉静寡欲，无瘤疾并疮疖者。且儿禀父母之精血，化育而生。初离胞胎，血气脆弱，凭乳母之乳而生养焉。乳母肥实，则乳浓厚，儿吮之则气体充实；乳母瘦瘠，则乳清薄，儿吮之则亦清瘦体弱。壮实肥瘦，系儿终身之体格非小故也。强悍暴戾，和婉清静，亦习随乳母之性情，稍非其人，儿亦随而化矣。犹泾渭之分焉，源清则派清，源浊则派浊。又有体气者，儿吮此乳，则腋下狐臭不免。又有生过杨梅疮者，儿吮此乳，即生此疮。如出痘症，十难全一。父母有此疮者，胎中受毒，出痘亦然。余目击非药所能救者，择乳母可不慎欤？(《婴童类萃·择乳母论》)

又须慎选乳母，身体清健，不犯七情为合格。盖婴儿藉乳以养生命，关系甚大。(《幼科概论·婴儿护持得法可以避病说》)

乳母须求不病人，择其体厚性和平。不贪口腹无淫欲，鞠养何求子不成。养子之道，当择乳母，必取无病妇人，肌肉丰肥，性情和平者为之，则其乳汁浓厚甘美，莹白温和，于子有益。如病寒者，乳寒；病疮者，乳毒；贪口腹者，则味不纯；喜淫欲者，则气不清，何益于子？故宜远之。(《育婴家秘·十三科》)

择乳母无病、情性温良之妇，乳汁如熟鸡子白者，为上。此等妇人为乳母，婴孩易长成人。切不可用有娠之乳，及有病之妇亦不可用。所谓母安即子安也。(《原幼心法·初生门》)

选择乳母，年龄宜在三十五岁以下，性情温和，体格健全者，过肥过瘦，皆有不宜，至有曾患梅毒及神经性病、肺病、黄疸、喘息、脚气、近视、重听等，更有大患，不可姑息雇用。凡乳母之乳房充实高起，乳汁白而甘浓，其子女无病健全者，方可雇用之。

乳母之食料，宜清淡而富有滋养料者为合，牛乳、鸡蛋、猪蹄、青菜之类，于乳母最为相宜。

乳母生子一年左右者，再哺婴孩则不适于用，盖哺婴孩至十个月之久，则乳汁将历二年，已清淡而无滋补之力矣。故雇用乳母，须考查其儿生日期，初生至三月以内者，最为适用，以哺至十个月或一周岁为止。

有孕之乳母，不可哺儿。骤患风寒感冒者，哺乳亦宜暂行停止，代以乳粉或乳糕。(《儿科要略·第一节·哺乳时期》)

【按语】乳母的精神、健康、饮食、起居、疾病等可通过乳汁影响乳儿,因此为保小儿健康,需慎择乳母。乳母必须淡滋味,一切酒面肥甘热物、瓜果生冷寒物皆当禁之。又需慎七情、调六气,以养太和,从而预防乳儿疾病。上文列举了历代医家对乳母在多种不良因素下乳哺对婴儿的危害,同时也规定了乳母饮食之宜忌,对婴儿的保健有一定的参考价值。

二、断乳与辅食

小儿多因爱惜过当,往往三两岁未与饮食,致脾胃虚弱,平生多病。自半年以后,宜煎陈米稀粥,取粥面时时与之。十月以后,渐与稠粥烂饭,以助中气,自然易养少病。惟忌生冷油腻甜物等。(《小儿药证直诀·阎氏小儿方论》)

儿生四五个月,只与乳吃。六个月以后,方与稀粥哺之。周岁以前,切不可吃荤腥,并生冷之物,令儿多疾。若待二三岁后,脏腑稍壮,方与荤腥庶可。若到五岁后,食之尤嘉。(《寿世保元·小儿初生》)

小儿年至四五岁当断乳而不肯断者,宜用画眉膏断乳之道,方可渐与肉食,则无疳癖之患。(《幼科证治准绳·初生门》)

一岁以外,先食米粉,后食粥及烂饭,勿过饱,食后勿轻乳,乳后勿遽食,荤菜宜迟用,生硬之物毋遽投。(《慈幼便览·调护》)

七个月后,可略吃粥饭,亦不可与肉类荤腥,盖儿生六个月内,尚无消化米粉质之能力,十个月内,尚无消化肉类等之能力也。(《儿科要略·第一节·哺乳时期》)

断乳之期,宜在九个月以外,十三个月以内。如孱弱之儿,或门齿未生,及时在酷暑者则略延迟。我国习惯,贫穷之家若母乳不足,四五月之儿即断其乳,将米糊、麦粉以充其饥。富贵之家,雇用乳母,恒至三四五岁而不断乳,是皆误谬。盖小儿门齿既出,咀嚼之机已备,消化之力日强,正可给以食物而诱起其食欲。况一周后之母乳,滋养分已缺乏,若久食之,体质脆弱而母亦易衰弱而引起贫血病。故断乳太迟,母儿两受其害。若断乳太早,则儿易起胃肠病、齿病,故均不宜。

婴儿生后十八星期,始有消化淀粉力,至五十星期,其消化力乃全。故在十八星期以前,切不可喂以含淀粉质之食物。

断乳前之食物。小儿有消化淀粉力后,可食之物,下列数种:

牛乳(牛乳于未具消化淀粉力前,亦未尝不可食,但三岁以内之小儿,仍须以牛乳为主要品)、饭汁、薄粥、淀粉(用玉蜀黍、大麦、小麦、薏苡、藕等所制,可加入牛乳而饲之)、鸡肉汁、牛肉汁(可调于粥中而食之)、鲜鱼汤、半熟鸡蛋、果子汁、白糖、食盐等。

将断乳之前,可先用饭汁加糖少许,调半至一杯与食,即减哺乳数一次。如是试数日,若无消化障碍者,可稍稍加厚。约半月后,可用上列薄粥或淀粉糊等,逐渐次数加多而减少哺乳次数,终至于不哺。但饲以上食物而发生呕吐、腹痛、泄泻之病者,宜即减少,并须稀薄。如数日未愈者,宜求医诊治。上列之食物,若非万不得已,总于九月以上为宜。进行之程序,宜缓而不宜速,麦糊可最早用,玉蜀黍、薏苡等粉,十月以后之小儿方可食之。

在此期内,其饮食分量,仍须以牛乳为多,而以淀粉类为辅助品也。

果汁每日可饮一至二汤匙,便秘时不妨加一至二汤匙。淀粉能使乳中凝结部分易以消化,若不过量,则鲜有停滞胃肠之虞。大麦性略带轻泻。

饲食之品宜更迭掉换,勿致小儿嫌恶。各种肉汤之油,不可多食,因油难以消化。

哺饲次数与距离时间,大率与哺乳时间同。夜间自九点后,不可再饲。(《万有医库·小儿科》)

【按语】在饮乳到哺食这个交替阶段,"如何断乳、如何添加辅食、添加哪些种类辅食"是个永恒的话题。上文详细介绍了断乳时机选择、断乳注意事项、辅食添加的重要性及辅食添加顺序等事宜,在现代仍有借鉴意义。

三、孩童时期保健

(一)饮食慎宜

养子若要无病,在乎摄养调和。

吃热、吃软、吃少,则不病。

吃冷、吃硬、吃多,则生病。

忍三分寒,吃七分饱,频揉肚,少洗澡。(《小儿病源方论·养子调摄》)

保婴歌:要得小儿安,不妨饥共寒,肉多必滞气,生冷定成疳。辛热胎前禁,消磨乳积难,诚心保赤子,疾病自无干。(《幼科诗赋》)

一岁后之食物——此时已断乳,可食之物品列下:

牛乳、薄粥、淀粉、肉汁、果汁均同前。此外可食之品,如豆腐浆、山芋粉、煮烂嫩菜、萝菔、豆腐(不宜煎炒)、半熟鸡蛋、面包、肉酱、新鲜鱼肉、羔羊肉、童鸡肉、牛奶饼、蛋白汤等。但萝菔与肉类,皆须煮之烂熟而后可食。盖两岁以内之小孩,乳齿既未出齐,咀嚼机能尚未充分发达,故各种食品皆以制成糊状为佳。

一日之餐数,可渐次减为四餐,时间可稍延长,量食宜渐加多。

已熟而无酸味之果实,在此期内,一日只可食一种或二种,不可多食。

二岁后之食——此时消化力渐强,牛乳之量可以减少,粥可加厚(和粥肉汁同前),牛肉、羊肉、猪肉、鸡肉等,仍须煮之烂熟而食(油仍宜少),南瓜、鸡蛋饼、软饭等此时均可食,但只少食,勿可太饱。其次之注意,均与前同。(《万有医库·小儿科》)

【按语】儿童断乳以后,辅食量及种类应逐渐添加,以及辅食添加次序,关于小儿的饮食量,历代医家均强调"不可过饱""食贵有节",这对当今儿童饮食保健仍有指导意义。

(二)饮食偏嗜

小儿饮食有任意偏好者,无不致病。所谓爽口味多终作疾也,极宜慎之。尝见王隐君曰:余幼时酷嗜甘饴,忽一日见饴中有蚯蚓伸头而出,自此不敢食饴。至长,知长上为之,此可为节戒之妙法。(《景岳全书·小儿则》)

小儿能食,最喜糕饼、水果等类。而父母爱子,又往往市而予之。不知所市诸物,糕饼多未熟透,水果多系生冷,且日晒蝇噆,或是陈腐,小儿食之,极伤脾胃,疳积等症多从此起。万一要食,糕饼只好用米麦粉自制,水果只好择花生、荸荠、蔗橘等类予之。不然,还以粥饭为最养人。(《保婴要诀》)

若要小儿安,常带三分饥与寒,此虽古昔之俗谚,实合卫生之至理者也。略能耐寒,可使儿气血强盛,腠理坚固,已见前述。至于略能耐饥,则使腹中空虚,无停积之患,增抵抗之力,无形中可免不少疾病,其益亦匪浅鲜也。况饮食合宜,不但能防疾病于未然,更可臻身体于强壮,孩童时期之健康,既常为一生幸福之起点,则于饮食方面岂可忽略以成屡躯乎哉!

小儿二岁以上,每日四餐,禁绝零食,十岁以上,只可三餐,略佐点心,夜间更宜严格禁食,则疳积等症,可以永绝。

小儿二岁以上,每餐毕后,可略进水果,以苹果、橘子、雅梨等为宜,惟多食则易损脾致泻,浸假成臌胀、黄疸等疾。

小儿对于食物,常有偏嗜之习惯,最宜矫正。盖其所嗜者,未必为有益之物,而其所恶者,未必为无益之物,偏嗜之习惯养成,则小儿恣食一物,营养反致不良,而疾病常由之以起。

小儿宜食之物,为牛肉汁、牛乳、鸡蛋、蔬菜等,鱼肉、兽肉亦可,惟通常蔬菜,常为小儿所厌弃,不知隔绝蔬菜不食者,最易使血分不洁,身体衰弱,呈苍白之面色,及疮肿败血齿衄等证。

小儿过于肥胖白嫩,外貌虽令人可爱,而实则非健全之体格也。宜少与牛乳、油类等食品,而易以蔬菜素食,则痰火不盛,可以防免惊风等患。

小儿对于糖果、花生、豆类,通常皆属嗜好,不知糖果易使胃中特别发酵,渐致消化发生障碍,花生不能细嚼,亦易停积,豆类最壅气滞气,多食易成大腹膨脐之患,均宜戒之。

小儿不可任其多饮茶水,因其能妨碍消化,停饮蓄痰,且助湿也。(《儿科要略·第二节孩童时期》)

【按语】儿童的生长发育离不开全面均衡的营养,小儿偏食是值得重视的问题。挑食、偏食异嗜,或者膏粱厚味过多的摄入,造成营养素的缺乏、脂肪的异常堆积,从而影响形体的生长、智能的发育。特别是当今之世,物质生活极大丰富,优生优育仍面临极大的挑战,如儿童肥胖、性早熟等问题,成为越来越多的独生子女家庭的困扰。许多独生子女都有偏食嗜好,若不予纠正,久则可伤脾胃,致气血化生不足,出现营养不良;或积热内蕴,膏脂堆积,出现肥胖。故小儿饮食当营养均衡合理,且进食适量为宜,出现偏食,当及时纠正。

(三)饮食禁忌

凡小儿有不可食之物,不可不知。

小儿不可多食栗子,令儿气弱行迟,热食则气壅。

小儿不可食蕨菜,令儿立则无力,久不能行。小儿不可食荬,令儿不能行。

小儿不可食黍米、鸡肉、胡瓜,令儿腹中生虫。《经验方》云:小儿未断乳,食鸡肉,令小儿腹中生蛔虫。

小儿不可食越瓜,令儿发瘤疾。

小儿不可食麦,令儿发落(麦是荞麦也)。

小儿不可食凫茈,令儿脐下痛。

小儿不可食鲟鱼,令儿生癥癖。

小儿不可食炒豆、猪肉,令生气壅致死。(《小儿卫生总微论方·食忌论》)

儿孩不宜食肉太早,伤及脾胃,免致虫积疳积。

食忌:甜成疳,饱伤气,冷成积,肥生痰,如焦苦、辛辣、馊酸、恐毒,尤不可食。(《活幼口议·撮要》)

人之所生,随土地之所宜,饮食亦随其所有。南人不堪食北物,以面为膳,以枣为蔬;北人何可食南物,以鱼为菜,以詹为饭(詹城米)。近海啖之咸蹉,居山食之野味。北果多凉,南果多热,东果多酸,西果多涩,岂宜多食?五脏六腑强纳,疾病生焉。凡小儿心之有病,不可食咸卤;肺之有病,不宜食焦苦;肝之有病,不宜食辛辣;脾之有病,不宜食馊酸;肾之有病,不宜食甘甜,盖由助其他气而害于我也。莲子鸡头能通心气,石榴余甘大涩肠胃,干柿煮蔗犹能益肺,蒸藕炊豆于肝宜利,五味唯枣(五味子是)脾家可意。肺病忌食肥腻、鹅鸭、鱼虾、渔盐、膻腥、咸蹉之类;脾病忌食生冷、甘甜、包气之物,谓馒头、包子、馄饨、鸭卵、肚脏、夹饼皆包气之物;心病忌食心血、髓、肾、鸡、羊、炙煿、烩炒;肝病忌食肺头、肚猪、雀、油腻、湿面。应小儿不问有病无病,并不可与食腰子及肚髓心血,令患走马疳候;葱韭薤蒜荽亦不可与食,令儿心气壅结,水窦不通,三焦虚竭,神情昏昧;飞禽瓦雀不可与食,令儿生疮癣,烦躁顿闷;鲑鲞、虾蟹、鳗鳝、螺蛳、螃蚬之类不可与食,令儿肠胃不禁,或泄或痢,或通或闭。食甜成疳,食饱伤气,食冷成积,食酸损智,食苦耗神,食咸闭气,食肥生痰,食辣伤肺。食味淡薄,脏腑清气,乃是爱其子,惜其儿,故与禁忌。若也恣与饱饫,重与滋味,乃是惜而不爱,怜之有伤,以至丁奚哺露,疾作无辜,救疗无门,悔之不及。育子之家,当宜知之,理宜戒之。(《活幼口议·议食忌》)

人生十六岁以前,血气俱盛,如日方升,如月将圆。惟阴长不足,肠胃尚脆而窄,养之之道不可不谨……然肠胃尚脆而窄,若稠黏干硬,酸咸甜辣,一切鱼肉水果、湿面烧炙、煨炒,但是发热难化之物,皆宜禁绝。只与干柿、熟菜、白粥,非惟无病,且不纵口,可以养德。此外,生栗味咸,干柿性凉,可为养阴之助。然栗大补,柿大涩,俱为难化,亦宜少与。妇人无知,唯务姑息,畏其啼哭,无所不与,积成瘤疾,虽悔何及?所以富贵骄养有子多病,迨至成人,筋骨柔弱,有疾则不能忌口以自养,居丧则不能食以尽礼,小节不谨,大义亦亏,可不慎欤?(《格致余论·慈幼论》)

脾胃和平,戒以勿餐于夜食。(《活幼心书·决证诗赋》)

一至四岁禁忌食物——火腿、腊肠、咸鱼、鹅、鸭、各种腌肉、鸟兽之心肝肾脑,及虾、蟹、蚧属、炒豆、坚韧之糕团、辛辣者、香烈者与含酸味之果属等。

在此期之餐数,仍为四餐,患胃肠消化不良时,可减少食量,增加餐数。小儿之食物,因年龄而异,故不尽同。大多先流质,次软质,次固质。凡孱弱之儿,食物更须易消化,富滋养者。至五六岁,始可与成人同。(《万有医库·小儿科》)

【按语】本节记载了小儿的饮食禁忌,由于小儿"脾常不足",运化力弱,加之饮食不知自节,易于为乳食所伤,引起胃肠道疾患,甚至产生疳证,因此,古代医家特别注重儿童的饮食禁忌。部分食物虽非绝对禁忌,但因其多为寒凉偏盛、味甘之品,或有寄生虫感染,多食易伤脾胃,故小儿不宜多食。同时也应认识到,由于时代和认识的局限性,古人将部分高蛋白食物归于禁食之列,如鸡肉、鱼类等高蛋白食品。同时,也强调了食物性味之不同,地域有差异,体质有别,疾病不同,要注意谨和五味,因时、因地、因人制宜,选择食物种类,以利于儿童健康成长。

第二节 衣着保健辑要

小儿初生,其肉脆血少气弱,肤革不能自充,手足不能自卫,保护鞠养,应该特别注意。可以说小儿的衣着保健是养育小儿的重要一环。襁褓衣着,古代早有常法,而且一直为后人沿袭,谨守其法,无所违误,纵有微疾,亦无大碍。

一、谨调寒温

小儿始生,肌肤未成,不可暖衣,暖衣则令筋骨缓弱……若常藏在帏帐之内,重衣温暖,譬如阴地之草木,不见风日,软脆不任风寒……又当消息,无令汗出,汗出则致虚损,便受风寒。(《诸病源候论·小儿杂病诸候》)

不可令衣过厚,令儿伤皮肤,害血脉,发杂疮而黄,儿衣绵帛特忌厚热,慎之慎之。(《备急千金要方·少小婴孺方上》)

一晬之内,儿衣皆须用故绵帛为之善,儿衣绵帛特忌厚热,慎之慎之。(《外台秘要·小儿初生将护法》)

儿衣不欲厚,多绵之,恒如不忍,见其寒,乃为佳耳。(《医心方·小儿初着衣方第十七》)

张涣论:人家多爱子,乃以绵衣过厚,适所以为害也。(《幼幼新书·小儿初生将护法第二》)

凡儿生肌肉未成,不可与暖厚新绵之衣,当与故絮帛薄衣。若与新绵厚暖,则蒸燠生热,筋骨缓弱……故《圣济》经言:重衣温厚,帏帐周密,宜与减损,甚则伤皮肤,害血脉,是生多疾也。(《小儿卫生总微论方·慎护论》)

《曲礼》云:童子不衣裘裳,《说》云:裘大温,消阴气。且人十五岁成童,尚不许衣裘。今之人养稚子,当正夏时,以绵夹裹腹,日不下怀,人气相蒸;见天稍寒,即封闭密室,睡毡下幕,暖炕红炉,使微寒不入,大暖不泄。虽衰老之人,尚犹不可,况纯阳之小儿乎?(《儒门事亲·过爱小儿反害小儿说九》)

小儿生长,必欲人襁褓之,襁褓之道,必须得宜……大抵衣不可太暖,暖则汗出表虚,风邪易入……所以富贵骄养,有子多疾,何者?盖富贵之家,久藏于帏帐之内,重褥叠被,令儿筋骨缓弱,譬如阴地草木,不见风日,少有坚实者也,诚非保育之法。而田舍婴儿,未尝爱护,终日暴露,或饥或寒,绝无他病者,此皆见风日着地气之力也。岂贵贱之理有异

哉？明乎此，则护养之道得矣。（《幼科类萃·护养论》）

小儿肌肤未实，若被衣过暖，伤皮肤，损血脉，发疮疡，汗出，腠理不闭，风邪易入。若天气和暖，抱之使见风日，则血气坚刚，肌肉硬，可耐风寒，不致疾病。令人怀抱小儿，不着地气，致令筋骨缓弱，疾病易生，非爱护之法。（《原幼心法·初生门》）

养子须调护，看成莫纵驰，乳多终损胃，食壅即伤脾。衾厚非为益，衣单正所宜，无风频见日，寒暑顺天时……小儿始生，肌肤未实，不可暖衣，暖甚则令肌肤缓弱。（《育婴家秘·鞠养以慎其疾四》）

婴儿之初生，肌肤未充实，气血本薄弱，但能寒暖适宜，饥饱调匀，饱食酣眠之外，别无所事。护持得法，躯体自然日见其肥硕……平素亦不可过暖，更宜使婴儿常见风日，俾其肌肤日渐致密，气血日渐强实。

小儿衣服不可过暖，以养成儿体有抵抗外界之力量。寒则加衣，热则减衣，总使寒热合度。过热则汗泄，而腠肤舒张，以致风邪易入，疾病乃生。更忌解脱衣裤当风，恐致感冒伤风。（《幼科概论·婴儿护持得法可以避病说》）

[歌]勿令过爱不置怀，免予新绵重被覆。昧者重绵尚恐寒，乳哺不离犹恐哭。

[论]绵衣太暖，则阴内销，使儿娇怯多病，略见些少风寒，便易感冒，皆保重太过之所致也。所以贫儿坚劲无疾，富儿柔脆多夭者，譬之草木方生，以物覆盖紧密，不令见风日雨露，则萎黄柔弱必矣。今之昧者，往往罹此而不能育养其子，后之子益加珍爱，尤悔前子之不饱暖而死，竟不知其过爱而反害之也。呜呼，痛哉！（《明医指掌·小儿科》）

盖要得小儿安，须常调饥与寒。大约调养之法，只要先饥与食，不可过饱；先寒与衣，不可太暖。非独小儿为然，凡虚弱衰老病后之人，俱当如此调养。（《鬻婴提要说·正文》）

或绷抱衣服过热，或以火烘，热气郁积，令儿患热病、风毒、丹毒；或啼哭未已乳儿，令儿吐泻……俗云若要小儿安，常须饥与寒。夫饥寒固不可，而过于饱暖尤不可也。若衣裳过暖，则令儿软弱，而不耐风寒，宜常令见风日，不可久藏房室帷幔之中。夫小儿肌肤脆弱易伤，常将父母穿旧衣絮更改予着，以假父母之余气。又小儿风池在颈项西辕之间，外感诸疾皆从此始，父母必须慎护。（《大医马氏小儿脉珍科·初生调摄论》）

【按语】以上诸条论述了小儿褓褓衣着要注意谨调寒温，厚薄适宜。不可过薄，过薄则易感冒；更不可过于厚暖，厚暖则阳气易泄，筋骨缓弱，伤皮肤，损血脉，发疮疡，汗出，腠理不闭，风邪易入。并举"贫儿坚劲无疾，富儿柔脆多夭者"之例，以对比指出育儿方法，对现代优生优育仍有借鉴意义。同时，还强调婴孩衣服宜宽大，有利于其身体发育。另外，也讲述了在日常起居中，婴孩宜数见风日，增强适应外界环境的能力，达到血凝气刚,肌肉牢密,堪耐风寒,不致疾病的目的。

二、肚腹要暖

一要背暖。

背脊骨第三椎下,去骨两旁各一寸半,是肺俞二穴也。若背被风寒,伤于肺俞经,使人毫毛耸直,皮肤闭而为病。其证或咳、或嗽、或喘、或呕哕、或吐逆,及胸满憎寒壮热,皆肺经受寒而得之,故宜常令温暖。

二要肚暖。

肚无热肚。肚者是胃也,为水谷之海,若冷则物不腐化,肠鸣、腹痛、呕哕、泄泻等疾生焉。《经》云:胃热能消谷,必能饮食,故肚宜暖。

三要足暖。

足是阳明胃经之所主也,俗曰:寒从下起,此之谓也。

四要头凉。

头者,六阳之会,诸阳所凑也。头脑为髓之海,若热则髓溢汗泄,或颅囟肿起,或头缝开解,或头疮目疾。俗曰:头无凉头。故头宜凉。

五要心胸凉。

其心属丙火,若外受客热,内接心火,则内外俱热也。其症轻则口干舌燥,腮红面赤,重则啼叫惊掣,故心胸宜凉。(《小儿病源方论·养子十法》)

儿肚宜暖,以熟艾铺一抱肚,冷天围之,热天用夹布围之,日夜勿解,以寒脾胃。以上护法,须当留神。(《罗氏会约医镜·儿科、疮科》)

儿受三分冷,吃七分饱此为护养之要。儿心胸要冷,背腹要温。(《婴儿论·护养》)

【按语】陈文中总结前人育儿经验,在《小儿病源方论》中提出了"养子十法",内容包含了小儿饮食衣着调理、精神卫生调护等内容,论述详备,说理精要,后世医家亦不脱其藩篱,其中的"背要暖、腹要暖、足膝要暖、头要凉"等,对现代小儿养生调摄、衣着保健仍具有重要的指导意义。

三、顺应四时

又当薄衣,薄衣之法,当从秋习之,不可以春夏卒减其衣,则令中风寒。从秋习之,以渐稍寒,如此则必耐寒。冬月但当著两薄襦,一复裳耳,非不忍见其寒,适当佳耳。爱而暖之,适所以害之也。又当消息,无令汗出,汗出则致虚损,便受风寒。昼夜寤寐,皆当慎之。(《诸病源候论·小儿杂病诸候》)

张涣论：婴儿冬月，但当着夹衣及衲衣之类，极寒即渐加以旧绵。人家多爱子，乃以绵衣过厚，适所以为害也。

《婴童宝鉴》论：孩子春勿覆顶裹足，致阳气亡出，故多发热。衣物夜露，多生天瘹。三岁之中，勿太饱，勿太饥，卧须覆肚，食须饮水浆。若能如此者，则子少患而无夭伤矣。（《幼幼新书·小儿初生将护法第二》）

凡儿常令薄衣，虽冬月，但令著两夹衣及衲衣之类。若极寒，即渐加旧絮衣。人家多务爱惜，乃以新绵厚衣，温养过宜，适以为害。薄衣之法，当从秋习之。若至来春稍暖，须渐减其衣，不可便行卒减，恐令儿伤中风寒。

凡儿于冬月，须著帽项之衣。夏月须著背褡，及于当脊，更衬缀一重，以防风寒所干。谓诸脏之俞，皆在于背故也。又常令乳母，每日三时，摸儿项后筋两辕之间，名曰风池。若热，即须熨之，令微汗则愈。谚云：戒养小儿，慎护风池者是也。

凡儿于春时，不可覆头裹足，致阳气不得出泄，则发热矣。

凡儿常当看觑消息，无令身体有汗。若汗出则致腠理虚，而以受风寒。昼夜寤寐，皆当慎之。须审天气冷暖，衣服厚薄。

凡儿于暑月，时常令在凉处，勿禁水浆，但少少与之，唯是不宜多与。

凡儿不可抱于檐下洗浴，又不可当风解脱，恐为寒干。（《小儿卫生总微论方·慎护论》）

余常授人以养子之法：儿未坐时，卧以赤地，及天寒时不与厚衣，布而不绵；及能坐时，以铁铃、木壶、杂戏之物，连以细绳，置之水盆中，使一浮一沉，弄之有声；当炎暑之时，令坐其旁，掬水弄铃，以散诸热。《内经》曰：四肢者，诸阳之本也。手得寒水，阴气达于心中，乃不药之药也。（《儒门事亲·过爱小儿反害小儿说九》）

四时欲得小儿安，常要一分饥与寒。但愿人皆依此法，自然诸疾不相干。（《活幼心书·决证诗赋》）

小儿生长，必欲人襁褓之，襁褓之道，必须得宜。如春夏之月，乃万物生长之时，宜教令地卧，使之不逆生长之气。如秋冬之月，乃万物收藏之时，宜就温暖之处，使之不逆收藏之气。然后血凝气和，则百病无自而入矣。（《幼科类萃·护养论》）

小儿衣服不可过暖，以养成儿体有抵抗外界之力量。寒则加衣，热则减衣，总使寒热合度。过热则汗泄，而腠肤舒张，以致风邪易入，疾病乃生。更忌解脱衣裤当风，恐致感冒伤风。（《幼科概论·婴儿护持得法可以避病说》）

凡在春天，勿与护顶裹足，以致阳气不舒，因多发热，即至长年，下体勿令过暖，盖十六岁前血气方盛，如日方升，惟阴常不足耳，盖下体主阴，得寒凉则阴易长，过温暖则阴暗

消,故《曲礼》云:童子不衣裘裳。(《冯氏锦囊秘录·护持调治诸法》)

【按语】以上诸条讲述将养小儿,褟袱衣着要随四时气候变化而增减,使寒温适宜,并锻炼小儿少穿一些,使其肌肤能更好地适应外界气温的变化,增强对寒冷的耐受能力,减少疾病发生,同时也应注意,天暖不可骤减其衣。

四、清洁卫生

又不得油腻手绷裹及抱儿,又不得以火炙褟袱,热时便与儿着,令孩子染热病,始终须慎。(《太平圣惠方·乳母忌慎法》)

小儿初生……所用褟袱衣絮,宜时见于风日洗曝干净。(《普济方·婴孩初生门》)

婴孩初生,皮肤上充盈血液,故呈高度之红色,谓之胎肤。胎肤上且护以颇长之毳毛,此种红色,生后一星期内,渐次减退,其胎肤亦渐次脱落,在此时期,皮肤之柔嫩异常,最易擦破,最好宜常易内衣,勤加拂拭,洗面可先用乳汁涂抹,再用毛巾蘸温开水揩干,则皮肤光洁,腠理致密,浴身洗口洗眼,均宜规定时期为之,总以清洁而无碍于儿体为合度。(《儿科要略·第一节哺乳时期》)

【按语】上述诸条讲述了小儿肌肤娇嫩,衣着要注意保持清洁,要常易内衣,衣着以宽大为宜。

五、衣着选择

生男宜用其父旧衣裹之,生女宜用其母故衣,皆勿用新帛为善,不可令衣过厚。(《备急千金要方·少小婴孺方上》)

宜用父故衣裹之,若生女宜以母故衣,勿用新帛,切须依之,令儿长寿。又一晬之内,儿衣皆须用故绵帛为之善,儿衣绵帛特忌厚热,慎之慎之。(《外台秘要·小儿初生将护法》)

《别说》小儿方:尝以器盛水置絮其中,数日覆之。即或又多积,可以捍作毡,以代羊毛,极柔软,宜与小儿卧益佳,以性凉也。(《幼幼新书·小儿初生将护法第二》)

凡儿生肌肉未成,不可与暖厚新绵之衣,当与故絮帛薄衣。若与新绵厚暖,则蒸燠生热,筋骨缓弱。故《圣济》经云:袱者衣欲旧帛,绵欲故絮,非乃恶于新燠,亦资父母之余气,以致养焉。(《小儿卫生总微论方·慎护论》)

宜用七八十岁老人旧裙、旧裤,改小儿衣衫,令儿有寿,虽富贵之家,切不可新制纻丝、绫罗、毡绒之类与小儿穿,不惟生病,亦且折福。愚意满月受贺,宴宾宰杀,亦恐不宜。(《原幼心法·原小儿论》)

婴儿之初生,肌肤未充实,气血本薄弱,但能寒暖适宜,肌饱调匀,饱食酣眠之外,别无所事。护持得法,躯体自然日见其肥硕。所谓苟得其养,无物不长也,如此者焉受病。故婴儿之褓褓,宜用旧絮,护背宜稍厚,盖五脏均系于背也。不用新絮者,防传热引起内火也。(《幼科概论·婴儿护持得法可以避病说》)

[歌]勿令过爱不置怀,免与新绵重被覆。昧者重绵尚恐寒,乳哺不离犹恐哭。

[论]绵衣太暖,则阴内销,使儿娇怯多病,略见些少风寒,便易感冒,皆保重太过之所致也。(《明医指掌·小儿科》)

穿衣不宜过暖,最好用老人旧袄旧裤,改作衣衫,取其真气相滋,令儿多寿,盖被用新弹旧棉絮最佳。(《儿科萃精·初生门》)

【按语】古人认为新生儿衣着宜用父母之旧衣改制,以承父母之余气,使儿长寿,不可用新绵,恐温养过宜,致生疾患,此观点一直为后人沿袭。

第三节　起居运动保健辑要

《幼幼集成·凡例》曰:"胎婴柔嫩之姿,乍离母腹,如水上沤、风前烛,防护稍疏,立见殇夭。"《全婴心法·初生部》云:"小儿初生,如草木之萌芽,全在栽培调护有法,若不留意,必遗患终身。保婴根源,端在于此。"小儿初生,乍离母腹,内外环境发生了巨大变化,其适应能力和调节能力较差,抵抗力弱,全赖悉心调护。

起者,动作、活动;居者,休息、静养。《活幼口议·议伤怜》指出:"睡思既浓,犹令咀嚼;火阁既暖,犹令欲酌;卧盖重衾,犹令衣着;抚拍顾爱,常衣裹作……门非仕宦,莫与扎脚;年不及时,莫常梳掠;表里无恙,莫频服药;戏谑之物,不可恣乐;刀剑凶具,勿可与捉;莫近猿猴,莫抱鸦雀……儿方学语,勿令挥霍;会坐莫久,腰背卸却;行莫令早,筋骨柔弱;恶莫与顾,善可与学;顺时调摄,自然安乐……非时莫衣,常食莫美羹;蔬宜淡,滋味脓屎。夜莫停灯,昼莫说鬼;睡莫当风,坐莫近水;笑极与和,哭极与喜;智者当知抚育至理。"由此可见,我国传统医学非常注重小儿起居调养。古代医家认为遵循一定的饮食、着衣、浴儿、剃头等方法及原则,有助于小儿茁壮成长,达到保健防病之功,因此历代医书多有诸如睡卧、护齿、衣着、洗浴、剃头、户外活动等基于小儿生理特点的起居运动调养理论及调养方法的记载。

一、睡卧抱持

小儿年龄越小,睡眠的时间越长。足够的睡眠是保证婴幼儿正常生长发育的重要条件之一。因此,古代医书中多有对小儿睡卧保健的记载。

《妇人大全良方·乳痈方论》云:"夜间不得令儿枕臂,须作一二豆袋令儿枕,兼左右附之,可近乳母之侧。盖覆衣衾,须露儿头面。"

《鹗婴提要说》曰:"凡乳母与儿睡时,切勿以手膊与儿枕头……况又儿头与母相对,乳母鼻息出入,吹儿囟门,日后长大时易感风寒,动辄鼻流清涕。"

《保婴要诀》曰:"小儿睡眠,每日至少要十四小时。日间不可当风,亦不可遮紧。"这指出小儿眠时不宜常抱,并对睡时姿势及卧具提出要求。

古人素有用干菊花做枕头的习惯。如宋代政和六年由国家主持编修的《证类本草·草部上品》中记载"菊花,治四肢游风,利血脉,心烦,胸膈壅闷,并痈毒,头痛。作枕明目,叶亦明目,生熟并可食"及明代张介宾《景岳全书·本草正》谓"甘菊花""作枕明目,叶亦可用"。《诸病源候论·养小儿候》曰:"儿皆须著帽、项衣取燥,菊花为枕,枕之。"以上诸多医籍均提到小儿都须带帽子,项衣要干燥,睡觉时可用菊花枕做枕头。《幼幼新书·小儿初生将护法第二》谓:"儿皆须著帽,项衣取燥,菊花为枕枕之。"

《保婴易知录·眠儿法》中也对小儿睡眠宜忌有详尽描述:"凡小儿有停滞,于卧后用手顺摩其腹自胸至脐下,轻轻摩至百数,能顺气消食。"初生小儿需赖家长抱持,有关抱持的注意事项历代医书中亦有记载。《大生要旨·保婴》曰:"初生小儿,形骸虽具,筋骨甚柔,气质未实,犹之木之柔条软梗,可使或曲或直,或俯或仰也。故百日之内,不可竖抱,竖抱则易于惹惊,且必头倾项软,有天柱倒侧之虞。半岁前不可独坐,独坐则风邪入背,脊骨受伤,有龟背伛偻之疾,慎之",指出小儿筋骨柔弱,百日之内不宜竖抱,半岁之前不宜独坐,以免损筋伤骨。《保婴要诀》曰:"小儿除吮乳外,勿常保抱。宜安置有软床筐内,动摇嬉戏,使之肢体舒适,气血宣畅,心神和乐,自然无病。且暑天多抱,郁热易成疮疖,尤非所宜",指出小儿不宜长时间抱持,否则不仅不利于筋骨舒展,也容易郁热成疾。

二、不可暖衣,宜数见风日

天和暖无风之时,将儿做户外活动,可以增强肌力;接受日光沐浴,又能使骨骼坚强。婴儿不可暖衣,衣着过暖,则筋骨缓弱,不耐风寒,多汗易感,以适当薄衣为佳。此论在《三国志·魏书》中已经记载,王朗说:"且少小常苦被褥泰温,泰温则不能便,柔肤弱体,是以难可防护,而易用感慨。若常令少小之缊袍不至于甚厚,则必咸保金石之性,而比寿于南山矣"。这种小儿衣被不宜过暖的积极养生观,受到历代医家的重视与提倡。

《诸病源候论·养小儿候》亦云:"小儿始生,肌肤未成,不可暖衣,暖衣则令筋骨缓弱。宜时见风日,若都不见风日,则令肌肤脆软,便易伤损。"此后,《备急千金要方》《千金翼方》《外台秘要方》《太平圣惠方》《幼幼新书》《小儿卫生总微论方》《仁斋小儿方论》《世医得效方》等均有类似记载。

明代彭用光在《原幼心法·原护养论》中提道"所以富贵骄养,有子多疾,何也? 盖富贵之家,久藏于帷帐之内……令儿筋骨缓弱,譬如阴地草木,不见风日,少有坚实者也,诚非保育之法;而田舍婴儿,未尝爱护,终日暴露,或饥或寒,绝无他病者,此皆见风日、着地气之力也,岂贵贱之理有异哉! 明乎此,则护养之道得矣。"将富家之子和穷人之子相对比,认为富家之子多病是因为其被娇生惯养,厚衣叠被,久处于室内,而不见风日所致。"如春夏之月,乃万物生长之时,宜教令地卧,使之不逆生长之气;如秋冬之月,乃万物收藏之时,宜就温暖之处,使之不逆收藏之气,然后血凝气和,则百病无自而入矣。"指出小儿见风日,应顺应四季变化,如春季、夏季温暖之时可令小儿在地上玩耍,以顺应春季万物生长之气。而秋季、冬季时则宜将小儿放在温暖之处,使其顺应秋季、冬季收藏之气,如此顺应四季,则气凝血刚,不易生病。

小儿宜数见风日,应充分利用室内外活动场所和各种活动设备,安排适合该年龄特点的锻炼项目,如跳绳、跳舞、踢毽子、做保健操等,以加强体格锻炼,增强小儿体质。如《万有医库·小儿科》云:"清晨应使儿童偕伴侣外出做运动,借以呼吸新鲜空气。其在婴儿,可使人卧于四轮笼车中,推行于阳光充足,空气新鲜之地,使婴儿身体活动,作自然之呼吸。"但也应注意的是,锻炼应量力而行,不可过度。正如《保婴要言·琐语》所说:"小儿不宜过逸,过逸则饱食暖衣,安闲坐卧,气血凝滞而生病矣。亦不宜过劳,过劳则气涌而血溢,而内伤失血之症成矣。古之教人,藏修游息,各有其时,卫生之道,即在为学之中。自新学盛行,非不讲求卫生,然科学过多,精神不济,因此致病者有之。而且体操也,赛跑也,毯战也,旅行也,跳高也,穿杠也,壮实者或能胜任,柔弱者难免受伤。彼数岁之孩童,即无跳高穿杠等事,而赛跑旅行,亦有力不克胜,勉为其难,受伤而成痨瘵者,不可不知也。"

三、护齿法

《保婴要诀》曰:"宜常以药水棉花缠指,蘸硼酸水洗儿口内牙床、上颚等处,可免防马牙、口疮等症。最注意者,小儿之口,切不可使乳母及他人吻之,恐有细菌侵入,为害无穷。此种恶习,急宜改除。"

《中西医学全书·论牙齿》曰:"保护牙齿之便法,以洗净为要。故凡食物之后,应将软刷与水擦之,或用软佛兰绒与水揩之,令不生牙锈,又能去其所食物之小粒。如有毛刷不能到之处,可用象牙细针,或鹅管之一片,去其所嵌之食物,断不可用金类之针去之,恐伤牙之外壳也。每日晚间睡时,早上起身时,亦必用温水洗其牙齿,而以软刷拭其内外两面。又每数日可用净肥皂洗牙齿,用过之后,再用净水洗之。凡饮食过冷过热,俱能令牙外壳破裂,日后牙齿即坏。即如吸烟牙齿,递更受冷暖之气,未免有害。凡幼童之乳牙已松,则应去之。又如乳牙未脱之先,而有定牙显出,虽乳牙未松,亦必去之,否则定牙乱生而不齐整。此为小儿不可不知之事,父母不慎,是为过也。如见定牙已透出,因牙床骨太小而不齐整,或因太密而敧斜,则应请牙医拔出一二个,数月内,其余牙齿能生齐整而充满其隙。但拔牙齿之事,非专门作者,不可为之。"

"口腔之第一门户实为牙齿,牙齿苟能健全,则对于食物自能细嚼而不至发生疾病。否则食物不消化,小儿之肠胃至弱,往往因之酿成病变。而牙齿不健全,亦能发生牙疾,受累不浅。故牙齿卫生法,尒不可不知其人要。"

"小儿初生牙齿,为母者往往以其柔嫩,多择柔软食物与之,实则殊不甚宜。盖凡物愈砥砺,愈坚强,牙齿亦然。试观二岁左右之小儿,无论何品,必置口中乱嚼,又往往有咬乳头之癖,此皆因欲强固齿根,而发挥其自然本能之表示。当此时期,当以软硬适当之物使之咀嚼,既不损齿,又可助其发育。我国习俗,于授乳之后,有用绸块蘸浓茶为小儿抹口者,此法甚佳,且颇含学理,盖茶中含单宁酸,呈收敛作用,而丝绸质滑,口腔内之黏膜不易受损也。"

"小儿既生永久齿,牙齿之卫生,尤当注意。盖乳齿有新陈代谢之日,永久齿则不复重生,轻忽而不注意,往往发生病变而成龋齿。既成龋齿,则易侵染微菌,化脓发炎,变为剧烈之牙痛,又可为传染健齿之病原,且咀嚼不便,有碍消化,虽一轻微之事,而其影响则颇大也。"

"糖类最易损齿,宜少食。然小儿天性嗜糖,断难戒除,较大之小儿可以督令洗刷牙齿,食物后亦然,则口齿清洁,不易发生病患。"

四、居室环境易清洁

《保婴要诀》曰:"居室清洁爽垲,空气流通,使儿居之,自然少病。若污秽湫隘,窗户闭塞,夏或暑盛,冬或寒多,则小儿未有不疾病丛生者。"

五、护目法

《万有医库·小儿科》对小儿护目有较为详细的记载。"婴孩初生沐浴,务宜留意,勿使污水误入儿眼。于七日内须细察其有否目疾。若目中微带红色,用洁布蘸硼酸水,自内眼角顺流至外眼角,洗毕,点以黄连汁(黄连一二分,用乳汁拌透,饭锅上炖透,待冷用)。左目有疾慎防传至右目,右目慎防传至左目。"

"婴儿所睡之处,勿使逼对亮光,将来可无逗睛之病。光线勿从头顶射来,以免眼睛上窜之弊。"

"婴儿患天花、水痘、麻疹、红痧等症,尤易伤目,须留心其所受之光,有否妨碍目力。"

"儿童玩具不可给以尖锐快利之物,以防刺伤眼睛。如一目既损,他目尤宜保护周到。"

"儿童所用之手帕,宜频洗濯。不洁之布,切勿随手拉来为小儿拭目。"

"儿童好游戏,如堆砂、拍球、滚弹子等,手指最易染污,用以揉目,易将微生物染入眼内,以成目疾,宜叮咛而常为之洗手。"

"儿童目力既弱,灯光之下,不宜过劳,致伤目力。细小之字及暗淡之灯光,尤宜慎之。"

"小儿好奇,多喜戴他人之眼镜,为父母者宜戒之。如目力果系不足,可配一适度之眼镜,否则能伤目,不可不慎。"

六、浴儿法

浴儿,俗称洗澡,雅称洗浴。在古代,"洗"本义为洗足,"浴"本义为洗身体,"沐"本义为洗发。"洗,洒足也""浴,洒身也""沐,濯发也"。古代医家对于小儿洗浴调养颇为重视,对于浴儿方、浴儿宜忌多有论述。浴儿适当,令儿不病,反之易生疾病。浴儿法肇始于隋唐,形成于南宋,发展于明清。

唐代孙思邈首次在《备急千金要方》中立专篇探讨"浴儿法"。其首次提出浴儿汤水宜冷热适宜,夏季、冬季小儿不宜久浴及小儿洗浴不宜频繁。《备急千金要方·少小婴孺方》谓:"凡浴小儿,汤极须令冷热调和。冷热所失,令儿惊,亦致五脏疾也。"其认为用来为婴儿洗浴的汤水,一定要冷热适宜。汤水过冷、过热都会使婴儿发惊,也容易引起小儿五脏的疾病。"凡儿冬不可久浴,浴久则伤寒;夏不可久浴,浴久则伤热",指出除了浴儿汤水须冷热调和之外,小儿在冬天、夏天都不宜洗浴过久,因久浴可令小儿腠理开泄,小儿冬季洗浴过久易感受寒邪,夏季洗浴过久易感受热邪。"数浴背冷,则发痫。若不浴,又令儿毛落。"若洗浴次数过多,可使婴儿背部受寒,从而引起痫病。但若不给婴儿洗澡,婴儿毛发容易脱落,因此洗澡以适度为宜。《备急千金要方》还记载了3个浴儿良方,可预防小儿生疥疮、发惊等病。"新生浴儿者,以猪胆一枚,取汁投汤中以浴儿,终身不患疮疥,勿以杂水浴之。儿生三日,宜用桃根汤浴:桃根、李根、梅根各二两,枝亦得,哎咀之,以水三斗,煮二十沸,去滓,浴儿良,去不祥,令儿终身无疮疥。治小儿惊,辟恶气,以金虎汤浴:金一斤,虎头骨一枚,以水三斗,煮为汤浴,但须浴即煮用之。"

王焘在《外台秘要方》中记载了"浴儿法"11首良方以预防小儿患疮疥、吐下、身热等,方如下:"浴儿虎头骨汤,主避除恶气,兼令儿不惊,不患诸疮疥方。虎头骨五两,苦参四两,白芷三两。上三味切,以水一斗煮为汤,内猪胆汁少许,适寒温以浴儿良""又疗儿若卒客忤中人,吐下不乳哺,面青黄色,变弦急者,以浴之方。取钱七十文,以水三斗,煮令有味,适寒温浴儿良""又疗儿生三日浴除疮方,桃根、李根、梅根各八两,上三味切,以意著水多少,煮令三四沸,以浴儿""又疗少小卒寒热不佳,不能服药,六物莽草汤浴儿方。莽草、丹参、蛇床子、桂心各三两,菖蒲半斤,雷丸一斤。上六味咀,以水三斗,煮三五沸,适寒温浴儿避日向阴处""又疗少小身热,一物李叶汤方。李叶无多少以水煮,去滓以浴儿良。忌准前""又方,白芷煎汤浴儿佳,根、苗皆得""又方,苦参汤浴儿良""又凡寻常浴儿,不缘别疗诸病。只就浴者方。汤熟添少许清浆水,一捻盐,浴儿,浴讫以粉摩儿,既不畏风,又引散诸气""又儿不用数浴,数浴多背冷,令儿发痫,其汤必适寒温得所""又疗少小壮热,不能服药,宜此十二物寒水石粉散方。寒水石、芒硝、滑石、石膏、赤石脂、青木香、甘草(炙)、大黄、黄芩、川芎、麻黄(去节)、牡蛎(熬),上药各等分,捣筛,以粉一升和药屑三合,复下筛,以粉粉儿,日三,热退即止。本方有防风无牡蛎""又少小盗汗,三物黄连粉方。黄连、牡蛎(熬)、贝母。"

到了宋金元时期,医家对于浴儿法的功效、注意事项多有论述,浴儿法得到了进一步发展。

小儿在洗浴时,腠理疏散,容易感触邪气。刘昉在《幼幼新书》中援引《婴童宝鉴》之"早晚二哺,其后莫抱于檐下澡浴,当风解衣"。小儿脏腑稚嫩,气血未盛,抵御外邪能力弱。在室外解衣洗澡,易使小儿感受邪气而生疾病。刘昉书中还给世人推荐了一个平时常用的浴儿方,其称之可"凡常浴儿不疗病。"具体为"桃柳心各七个,并水少许,清浆水、盐各少许,浴之大良"。其还特意嘱咐浴后应以米粉擦拭小儿以防风邪入侵,并认可孙氏小儿不可频浴的观点,告诫世人小儿频浴容易受寒而生痫病。"浴了以粉粉之,不怕风,又散气除邪。惟不用频浴,频浴引冷发痫。"

《小儿卫生总微论方·洗浴论》认可刘昉观点,认为小儿不可在屋檐下解衣洗浴,并直指此举不可行的原因是恐其受寒。"凡儿不可抱于檐下洗浴,又不可当风解脱,恐为寒干""凡煎汤,每用水一斗,入药煎至七升,去滓,适寒温用之。冬不可太热,夏不可令冷,须调停得宜,乃可用之。儿自生之后,须根据时洗浴,以去垢污,又不可数数。若都不洗浴,则皮皱毛落,多生疮疥。凡洗浴时,于背上则微微少用水,余处任意,既不可极淋其背,亦不可久坐水中,则引惊作病,切须慎之。如常能根据法用之,令儿体滑舒畅,血脉通流,及长少病,无不验也。"其在前人的"浴儿法"理论进一步发展,提出如能常用"浴儿法"为小儿洗浴,可令小儿长大后少生疾病。其强调浴儿汤须冷热调和,小儿不可洗浴过多之外,还明确强调小儿洗浴时的注意事项,小儿背部要稍稍用水清洗,不可持续冲洗,除此之外其余部位可以清洗。另外,也不可以令小儿长时间坐在浴水中,久坐水中易发惊生病。

《小儿病源方论·养子真诀》曰:"小儿一周之内,皮毛、肌肉、筋骨、髓脑、五脏六腑、荣卫气血皆未坚固,譬如草木茸芽之状,未经寒暑,娇嫩软弱,今婴孩称为芽儿故也。一周之内,切不可频频洗浴,恐湿热之气郁蒸不散,身生赤游丹毒……若肌肉宽缓,腠理开泄,包裹失宜,复为风邪所乘,而身生白流,皆肿而壮热也,或增寒壮热,鼻塞脑闷,或上气痰喘,咳嗽吐逆,种种之疾,皆因洗浴脱着而得也。为儿父母宜鉴之哉。"

《仁斋小儿方论·小儿初生总说》曰:"大凡小儿,冬不可久浴,浴久则伤冷;夏不可久浴,浴久则伤热;频浴则背冷而发惊。"宋代杨士瀛与孙氏观点相同并警戒世人"小儿脐带未脱,不可频浴,频浴则脐中入水,撮口、脐风,皆从此起,不可不慎,此乃前人之戒说,实后人之龟鉴者欤""若遇热,时以软绢蘸汤拭之。"杨氏针对小儿发热,提出了一种新的洗浴方法,若遇到小儿发热,可以不时用柔软绢巾蘸着浴水擦拭小儿身体,以退其热。

《全幼心鉴·浴体法》曰:"小儿生下,肌肉厚,遍身血色红,满月以后渐渐肌瘦,目白睛粉红色,五心热,大便难,时时生涎,当浴体。浴体法:天麻末二钱,全蝎去毒、朱砂各半钱,乌蛇肉酒浸、白矾各三钱,麝香一字,青黛三钱,上同研匀,用水三碗,入药三钱,桃枝一握并叶五七枝同煎,至十沸,温热浴之,勿浴背。"沿用了《小儿卫生总微论方》的思路,提及小儿初生即当浴体,并强调初生小儿应以温水浴体且勿浴其背。"浴儿之法要相当,莫遣频频弄水浆。冬令恐风吹着背,夏凉因热入于肠。"寇氏还指出浴儿之时,切不可频频撩水。"初生儿浴,用猪胆汁一枚投入汤中,周岁以前可免疮疥""将猪胆汁倾于水,儿生三日浴之,亦可去不祥"。此外,浴时应注意调和浴水冷热,第三日亦可用五根汤浴之,以预防小儿发惊、发疮毒,除诸不祥。"浴时调和汤,看冷热,若或冷或热,令儿惊而成疾也。第三日宜用五根汤,除恶气不惊,疮毒之患,浴儿良,去不祥。"

明代董宿在其辑录的《奇效良方》中,阐述洗浴有调和小儿营卫之功。"营卫不和,洗浴已通之。"小儿初生,肌肤娇嫩不耐寒温,易感外邪而致营卫不和,而父母以温水浴儿,可疏通肌理,调和营卫。

《万氏家藏育婴秘诀·浴儿法》曰:"如儿生下,浴水未到,且以棉絮包裹,暖抱大人怀中。浴汤须调和,若冷热失宜,则令儿惊,亦致五脏疾矣。虽浴出亦当暖之,虽遇夏月,亦未可去其棉絮,以乍出母腹,不可令冒寒气也。"

《保婴撮要·初诞法》曰:"婴儿因其难产,或冒风寒而垂危者……尤戒沐浴,恐腠理不密,元气发泄,而外邪乘之也。"认为难产儿及小儿初生后感受风寒者皆不可洗浴。因小儿气血未充,卫气固表功能尚弱,恐其元气外泄,而致外邪侵入。

《证治准绳·浴儿法》曰:"儿生三日,以桑、槐、榆、桃、柳各取嫩枝三寸长者二三十节煎汤,看冷热,入猪胆汁二三枚,浴之。浴汤用猪胆、益母草,不生疮疥……用桃、梅、李、楮根叶,解体热温壮之病,须浴时煮。汤须不冷不热,于无风密室浴之,勿令久。浴讫,以粉摩之,或以光粉、蚌粉扑身,辟邪,吉。"提及小儿出生三日可用五枝汤或猪胆、益母草等汤浴儿,可令儿不生疮疥等疾,并特意强调宜在密闭无风的房间浴儿,勿浴太久,浴后宜用米粉、光粉、蚌粉擦拭小儿身体,以使腠理紧密,以防邪气入侵。

《景岳全书·妇人规下》曰:"小儿初生,天气微凉即大忌洗沐,恐腠理不密,元气发泄,而外邪乘之也。"

《医述·初生浴儿》中引《证治准绳》中儿生三日应当洗浴的内容:"儿生三日,以桑、槐、榆、桃、柳各取嫩枝三寸长者二三十节煎汤,看冷热,入猪胆汁二三枚,浴之。小儿洗浴,不可先断脐带,候洗了方断,不致水湿伤脐,可免脐风、脐疮等证""三日浴儿,俗礼也。倘儿生脆弱,迟十日、半月,择晴明吉日,于无风房内浴之",指出小儿出生后第三日浴儿,此为世人俗礼,若小儿先天禀赋不足,身体脆弱,宜无需遵守三日浴儿的习俗,可以延至十日、半个月后浴儿,且须选择晴朗、气温适宜的天气,在密闭无风的房屋内给小儿洗浴。

《幼科切要·初生门》曰:"小儿洗三,生子过三日或九日,俟天气温和,冬日必在暖室中,烧柴火于室内,用苦楝子一两,煎水,小儿遍身洗擦,不生疮疥。若能每月洗一二次,可免痘麻,纵出必稀。"

《万有医库·小儿科》曰:"小儿沐浴宜勤,然不可用过浓之肥皂,又不可用力揩擦,因其皮肤娇嫩,易于受伤。浴后用毛巾拭干,腋下、腿缝、颈项下皆当以爽身粉扑之。又以易于出尿,下部尤宜常洗涤。"提示小儿肌肤娇嫩,洗浴时要注意选择刺激性小的沐浴产品,且不可用力擦拭小儿皮肤,浴后应及时擦干。

七、理发法

《幼幼新书·剃头法》曰:"俟满月,产妇与儿俱出房,剃头必于温暖处,剃后以生油、杏仁、腻粉头上捺之,以辟风邪。其后亦宜此。"提出小儿出生后第一次理发应择其满月日的习俗,给小儿理发时一定要选择温暖避风之处,以防风寒之邪入侵,理发之后须在其头上抹一层生油、杏仁、腻粉,宜避风邪,以后给小儿理发也宜从此法。《全幼心鉴》《医述》《儿科萃精》等书籍均记载了类似方法,但由于腻粉含汞及白矾,现已弃用。

《医方辨难大成·小儿初生证治全篇》曰:"小儿弥月之后,即宜剃发。以发去而浊秽之气可除,发去而清阳之气可升也。顾因剃发而反致浊邪之侮,因剃发而反致清气之伤。其故岂人之不善保护哉?良以保固之法有乖耳。法宜于静室温暖,不受风处,先用生姜水洗之,取性温散,以避寒浸。剃后用杏仁、薄荷叶、白芷、黄芪、白附子、姜汁制成片者佳共少许,细捣,入猪脂,再捣茸,布裹烘取油,以手乘热遍擦涂头面。取其疏邪固窍,润肌祛毒,后少疮癣。此剃发虽属小节,自有至理,所当切识。"

《大生集成·初生调护》曰:"小儿初生,未剃胎头,不与帽戴,则自幼至长,可无伤风、鼻塞、拖涕之患。或于初剃头之时,水内用酒,或身生姜少许于水内。剃完之后,用茶叶、生姜吮细,贴于小儿命心,可免受风。"

八、衣着

《诸病源候论·小儿杂病诸候》曰:"小儿始生……又当薄衣,薄衣之法,当从秋习之,不可以春夏卒减其衣,则令中风寒。从秋习之,以渐稍寒,如此则必耐寒。冬月但当着两薄襦,一复裳耳,非不忍见其寒,适当佳耳。爱而暖之,适所以害之也。又当消息,无令汗出,汗出则致虚损,便受风寒。昼夜寤寐,皆当慎之。"提出增强孩儿适应四季气候变化能力的方法。《圣济总录·小儿门》曰:"凡乳母不得以亵衣盖儿头面,及不得以口鼻吹着儿囟,衣服忌著新绵。百日内不得以油腻手捫袍,及不得令火炙襁褓,令儿染热病。若冬中大寒,以火炙干衣被,且置地上少时,熟挪令冷暖得所,然后用之。"指出小儿不可厚衣暖被,其理论依据是小儿纯阳之体及稚阴稚阳理论。应用时重在使小儿穿衣适度,以令小儿"无汗出"为度。具体为薄衣之法、不衣裘裳与新绵和头胸部保持微凉三条。"忍三分寒"能够预防"暖病"、提高小儿机体免疫功能、改善运动能力、促进身心健康发展。

九、其他

《万氏家藏·育婴秘诀》曰:"初生小儿未与物接,卒有见闻,必惊其神,为父母者,必慎之可也。若失防闭,致成惊痫,为终身之痼疾,有子何益?"指出初生小儿要慎防惊痫。

《万有医库·小儿科》曰:"小儿吮手,乃天然之习性,实不易于矫正。唯有时常揩洗其手指,以免有污秽传入口内。玩物之有颜色、棱角及附有毛发者,或金属,及细小如黄豆、钮子等类,不可与之。因其每喜将玩物送入口内,发生危险。"指出小儿应注意个人卫生,且因小儿好奇心强,故应注意防止异物吸入等意外事故的发生。"喂食为最不卫生之举。乳母之意以为婴儿脾胃薄弱,不易消化,故嚼碎之喂之。口内洁净,健全无恙者,固无多大妨碍,否则递送之间,正遗疾病以传染之机。又有表示欢爱,向婴儿撮唇接吻,亦易传染,与喂食之流弊相同。"提示不要以口喂食,以防疾病传染。"小儿啼哭,为父母者不思别法,引其欢乐,辄给以种种糕饼果饵,与喂之以奶,殊不知啼哭虽暂止,而造成贪食之恶习,且杂乱妄食,有伤肠胃,易起消化不良之症。"指出哭声是婴幼儿表达病痛或有某种要求的一种形式,对这类哭声应予鉴别,并给予适当处理,不应但凡见儿啼哭即喂以食物,从而造成贪食恶习,影响脾胃功能。

第四节　精神保健辑要

精神保健是指在中医保健基本原则的指导下,通过主动的修德怡神、积精全神、调志摄神等,保护和增强人的精神心理健康;通过节制、疏泄、移情、开导、暗示等措施及时排解不良情绪,恢复心理平衡,达到情志和调、心安神怡的养生保健方法。

精神,是指人类特有的内心世界现象,包括思维、意志、情感及其他各种心理活动,中医学将其归属于"神"的范畴。五脏皆藏神,而"神发于心",故心、神常统称或互代表述。人体的形与神互为依存、协调统一,形是神的物质基础,神是形的生命表现。但中医学更强调调神的主导地位,"神明则形安",认为神为形之主,神可驭形。神不仅主导着人体的精神活动,也主宰着物质能量代谢,以及调节适应、卫外抗邪等脏腑组织的功能活动。人体只有在神的统帅下,才能保持内外界环境的相对平衡,其生命活动才能表现出整体特性、整体功能和整体规律。《灵枢·天年》中就有"失神者死,得神者生"的说法,神的重要性可见一斑。因此,中医保健学既重视养形,更强调养神。正如《素问·上古天真论》所言:"恬淡虚无,真气从之,精神内守,病安从来。"

精神保健,源远流长。疾病的发生即孕育着养生的胚芽。在精神保健的系统理论形成之前,民间流传着许多宝贵经验。春秋战国及先秦时期,由于经济文化的发展,神州大地诸子蜂起,百家争鸣,伴随而起的是各种学术思想蓬勃发展。学术的发展,使人们对自己的感情、思维、道德等精神状况及其与健康、疾病的关系产生了浓厚的兴趣。思想家、教育家、养生家、医学家均从不同角度开始探索这些问题。

一、先秦养生重在神

人类的生命过程是形神统一的过程,包括形体和精神两个方面。荀况提出"形具而神生,好恶喜怒哀乐藏焉"(《荀子·天论》)的著名论点,说明精神由形体产生,并依附形体而存在。由此把养生分为养神与养形两类。所以,《文子》提出:"治身太上养神,其次养形",并认为"神清意平,百节皆宁",养神是"养生之本",而"肥肌肤,充腹肠,供嗜欲"是"养生之末也"。先秦诸子养神各具特点。

(一)道家养神,重在静

老子、庄子是道家学派的代表,其著述以言道德为主,强调养生治身以"清静""虚无""返璞归真",提倡"见素抱朴,少思寡欲"和"恬淡为上"。老子说:"致虚极,守静笃,万物并作,吾以观其复,夫物芸芸,各复归其根,归根曰静,是谓复命,复命曰常。知常曰明……没身不殆"(《道德经》),指出"静"是生命长在而无危险。庄子说:"平易恬淡,则忧患不能入,邪气不能袭,故其德全而神不亏",还提出"纯粹而不杂,静一而不变,变而无为,动而以天行,此养神之道也",认为"至道之极……抱神以静,形将自正,必静必清,无劳汝形,无摇汝精,乃可以长生"(《庄子·刻意》)。以上说明,人的性情和顺,思想纯洁,无奢望杂念,精神愉快,一切顺应自然,符合客观,那么,忧思七情虽过而不能伤于内,外邪虽盛,亦不能侵袭形体。所以,养生长寿的最好方法是:保持精神安静,形体自然正常健康,不病而长寿。因为精神安定,清闲,则不劳伤形体,亦不耗伤精气。

管子养神,发展了老庄派单纯以静为主的做法,而更认识到心的重要性。"道之在天者,日也;其在人者,心也。"(《管子·枢言》)说明人类生命的规律,关键在心。因为,生命现象的一切均由心而思虑、而反应,其对生命的作用可谓最大。所以,又言"彼心之情利安以宁",告诫人们心以安宁为宜,要切忌烦乱,"勿烦、勿乱,和乃自成"。管子认为:"凡道无所善,心安爱"(《管子·内业》),即生命的正常规律是对生活充满爱则心神安宁。他主张以诗、乐、礼、敬、静等调节控制情志,稳定生机,促进长寿;要求人们不受利欲的诱惑,不惧怕邪恶,有拨乱反正的勇气,心情舒畅,心气浩荡,情操高尚;提醒人们要做到这些,首先是使心安宁。正是:"凡人之生也,必以平正。所以失之,必以喜怒忧患,是故止怒莫若诗,去怒莫若乐,节乐莫若礼,守礼莫若敬,守敬莫若静,内静外敬,能反其性,性将大定。"(《管子·内业》)可见人所以健康而长生,精神、情志协调平衡是关键,如果有损,必是因情志的喜怒、忧愁、患得患失不加节制。要止怒,最好是爱诗、写诗、读诗。要消怒,最好是欢乐,但乐不可太过。节制欢乐的良法是礼,守礼的最佳策略是尊敬。要守持其敬使不太过,当施以静。所以,内守于静,外保持敬,可使太过的情绪意志相对稳定而反过为常,如此生命安定而无危殆。

(二)儒家养神,强调振奋

振奋即振奋精神,"存心养心,心造自得"为主,倡言善养"浩然之气",重礼仪道德,即以仁、义、理、智颐养心身。"浩然正气"是主观精神状态、宽大的胸怀、高尚的情操等的综合概念。孔子说:"若夫智士仁人将身有节,动静以义,喜怒以时,无害其性,虽得寿焉,不亦宜乎?"说明人的寿命长短,取决于人自身的颐养状况;养身体要有节制,运动、休息或精神劳逸要有利于身体健康,喜怒情绪要控制,如此无害于性命的生机,所以能够长寿。《孟子》说:"存其心,养其性,所以事天也,夭寿不贰,修身以俟之,所以立命也。"即欲长寿,必须通过不断的努力,保心神养生机,使其顺从自然,才能提高身体素质,达到少病、无病、获得健康的目的。

原则上讲,孔孟儒家仁义理智养神长寿,在当今社会则是要求人们都要用社会主义的道德标准和科学理论,即精神文明作指导,加强思想修养,避免和减少不必要的情志刺激和烦恼,确保身心健康。

荀子能正确认识神的概念,认为此神非宗教鬼神之神,而是"万物各得其和以生,各得其养以成,不见其事而见其功"的运动规律,并得出"形具而神生,好恶喜怒哀乐藏焉"的正确论断。他综合礼、法之意,提出"心者形之君也,而神明之主也",养神的道理在于修养身心,要"志广""怒不过夺""喜不过予",倡言"君子之能以公义胜私欲也",即以礼以法治心神、理形身,颇具朴素唯物论的辩证观点,足以效法。

(三)杂家养神,用而有节

《吕氏春秋·贵生》谓:"是以天下之道者,皆言内心其本也,故仁人之所以多寿者,外无贪而内清净,心平和而不失中正,取天地之美,以养其身。"又曰:"天生人而使有贪有欲,欲有情,情有节。圣人修节以制欲,故不过行其情也……由贵生动则得其情矣;不由贵生动则失其情矣。此二者死生存亡之本也。"说明贪欲情乃人之本性,人皆有之,无可非议,但当有所节制,适可而止,不能太过,不可无有,否则二者皆可使人致病,严重时丧生。所以要养身多寿,必须做到外不为欲而生贪心,内心清静,心神内外协调平和,顺应天地自然之美。

至彭祖即明确提出"神强者生",所以他谆谆告诫人们:"凡人才所不至,而极思之,则志伤也……积忧不已则魂神伤矣,愤怒不已则魄神散矣。喜怒过多,神不归室;憎爱无定,神不守形。汲汲而欲,神则烦,切切所思,神则败"(《彭祖摄生养性论》)。可见其强调养生贵在神强,节欲制情,凡事不得勉强为之,要时时事事注意。以谨慎保神而安形。

《淮南子》明确提出了"心"为"形之主"、神为"心之宝"的观点,并进一步论述了"孔窍"是"精神之户牖",气志为五脏的"使候"。由此指出:"耳目淫于声色之乐,则五脏动摇而不宁";五脏动摇不宁,可引"血气滔荡不休",使精神外驰而不宁,所以说精神不可以使之在外而淫泆不收持。据此提出以仁义礼乐加强精神修养以纠其偏颇。他说:"夫仁者,所以救争也;义者,所以救失也;礼者,所以救淫也;乐者,所以救忧也。"这与当代加强精神文明建设的意义基本一致。若能做到这些,便可不为情欲所累,自然便能保神修身,益寿延年。

诸子百家所处背景不同,虽然同样强调养生,但各有不同的形式和内容,现在应用时,可酌情选择,或综合利用。如在名利、荣誉面前,宜少思寡欲,与人无争,礼貌让贤;在失利、困难、疾病时,当奋发图强,振作精神,战胜困难和疾病,变失利为顺利,勇往直前。有此精神为基础,生活中七情能协调,邪恶不能近,病邪难侵身,自可度天年。

诸子百家的养生重神说,为中医学养生调神的精神保健提供了重要的理论依据和宝贵经验,是中医精神保健的前奏曲。

二、《黄帝内经》养生调神理论

养生调神虽在先秦诸子百家中已有倡导,并有论述,但其理论粗浅,方法简单而不完备,且散在各类书籍之中不成系统。《黄帝内经》撰者在总结、整理先秦养神安形经验的基础上,赋予其具体的医学内容,从而形成了独特的养生调神理论体系,并成为中医养生学得核心理论,以"上穷天纪,下极地理,远取诸物,近取诸身"的论证方法,记载下来,为后世精神保健医学的发展奠定了良好基础。

在形神关系方面,《黄帝内经》作者已经认识到:形生神而寓神,神能驾驭形体,形神合一,才能身心健康,尽享天年。如:"生之来谓之精,两精相搏谓之神"(《灵枢·本神》),说明人体是男女(阴阳)两精相结合的产物。胚胎形成之后,逐渐发育成为人之形体,各部分具备相应的生理功能,于是获得了生命的能力——神,只有在这时才成为人而降生,并开始接受天之气、地之味,在脏腑组织器官的作用下,养身形,生精神。《素问·六节脏象论》清楚地记下了这个过程:"天食人以五气,地食人以五味。五气入鼻,藏于心肺,上使五色修明,音声能彰。五味入口,藏于肠胃,味有所藏,以养五气,气和而生,津液相成,神乃自生。"总之,人体由精构成,先天之精以生,后天之精以养,共同作用,化生功能,表现为神明,即精神状态,亦即人的生命活动的外在表现——形态动静、心理情态、面部表情、言语气息等。《黄帝内经》还认为,神由心主宰而分属五脏,所以有"心者,君主之官,神明出焉"(《素问·六节脏象论》)、"心者,五脏六腑之大主也,精神之所舍也""心藏神,肺藏魄,肝藏魂,脾藏意,肾藏志,是谓五脏所藏"(《素问·宣明五气》)、"人有五脏化五气,以生喜怒悲忧恐"(《素问·阴阳应象大论》)之说。因为精神由形体所生,又藏于形体,所以形体对精神有决定性作用:"百岁,五脏皆虚,神气皆去,形骸独居而终矣"(《灵枢·天年》)。说明由于年老,五脏器官皆因之而老化萎缩,功能衰退,不能藏神,所以,神气消亡而只有丧失了生命能力的形体存在,生命随之告终。可见精神衰亡是形体败坏的结果。另外,《黄帝内经》撰者在肯定形体决定精神的同时,又强调精神可以驾驭形体,从而对形体的健康发生重要影响。如:"人之血气精神者,所以奉生而周于性命者也"(《灵枢·本脏》);"失神者死,得神者生也"(《灵枢·天年》);"神去则机息"(《素问·五常政大论》)。以上皆从生命存亡的角度论述神的御形作用。《灵枢·大惑论》还从因神劳而产生的视觉异常反证了神御形的作用:"心有所喜,神有所恶,卒然相惑(感),则精气乱,视误,故惑""目者,心之使也。心者,神之舍也。故神精乱而不转,卒然见非常处,精神魂魄,散不相得,故曰惑也"。另外,还有"魄门亦五脏使"的论述,与此同理。可见人体官窍虽小,皆必得神之驾驭始能有正常功能的发生。

综上,《黄帝内经》撰者已经充分认识到形神关系是相互依存,相互作用,又处于相对协调平衡运动之中。形神统一,是生命存在及正常发挥功能的主要保证,并将此观点应用到中医学领域的各个方面,使其逐步完善,成为中医养生保健学得主导思想之一。

在生理方面要求人们做到:能自我控制精神,抵制或摆脱社会不良风气的干扰。要纠正不正之风,从"我"做起;约束自己的嗜欲,坚持为社会多贡献,按劳取酬;同世俗社会相适应,保持无恼怒、无怨恨的情绪,言行思维不能脱离社会道德准则。这样,便可以消除或减少思想负担,以安静、愉快为目的,无奢望,常知足,如此形体不易衰惫,精神不易耗散,生命过程比较符合自然规律,故能增寿,也即所谓的"真人""至人""贤人"等养生家、医学家养生重调神的主要方法:"独立守神""去世离俗,积精全神""适嗜欲于世俗间,无恚嗔之心,行不欲离于世被服章,举不欲观于俗""内无思想之患,以恬愉为务,以自得为功""形体不敝,精神不散,亦可以百数""形与神俱,而尽终其天年,度百岁乃去"。

在病因病机方面,《黄帝内经》撰者除认识到形衰神疲以外,还将精神对形体的损伤列为重要的致病因素和发病机理,如"喜怒不节……生乃不固"(《素问·阴阳应象大论》),"百病生于气也,怒则气上,喜则气缓,悲则气消,恐则气下……思则气结"(《素问·举痛论》),"悲哀愁忧则心动,心动则五脏六腑皆摇"(《灵枢·口问》),"大怒则形气绝,而血菀于上,使人薄厥"(《素问·生气通天论》)。因为形是藏神之舍,神是形体的主宰,所以精神失调、过激或持久的不良(恶性)刺激可以使人体发生疾病,甚至导致死亡。

在充分而正确地认识精神因素对人体生理、病理影响的同时,《黄帝内经》撰者又指出诊断和治疗疾病必须认真考虑精神作用。例如人的面色、舌态、脉象、眼睛、动作、思维、语言、声音、反应等均以得(有)神为贵、失(无)神为恶,所谓"得神者昌,失神者亡",把"得神""失神"作为衡量、测定疾病转归的标准。得(有)神者,病情虽重,预后良好;无(失)神者,病情虽轻,预后不佳;严重时出现假神,常预示死亡的降临。

因为形体病变可以导致精神异常,过度的精神刺激也可以使形体功能反常。所以《黄帝内经》要求医生懂得人际关系,掌握因年龄差别、性别不同、体质个性强弱、勇怯差异、社会地位变迁等所引起的精神状况变化;"圣人之治病也,必知……从容人事,以明经道,贵贱贫富,各异品理,问年少长,勇怯之理,审于分布,知病本始,八正九候,诊必副矣"(《素问·疏五过论》)。如此诊断才能全面深刻入微,符合病情。

人生活在社会之中,是社会的细胞,所以社会环境、职业地位可以使人产生各种精神状态,因此《黄帝内经》提出"顺志"问题,即顺从情志,它要求人要主观能动地适应社会,善于理解、正确处理人际关系,恰当对待名誉、地位、利益的得失,否则就会有精神苦乐失度的发生,并损伤精气,以致精伤形衰而死亡。"诊有三常,必问贵贱。封君败伤,及欲候王,故贵脱势,虽不中邪,精神内伤,身必败亡。始富后贫,虽不伤邪,皮焦筋屈,痿躄为挛""常贵后贱,虽不中邪,病从内生,名曰脱营。尝富后贫,名曰失精,五气留连,病有所并""暴乐暴苦,始乐后苦,皆伤精气,精气竭绝,形体毁沮"(《素问·疏五过论》)。说明人的社会地位高低、经济条件优劣、精神情绪的痛苦和欢乐与健康、疾病有密切的关系。因此《黄帝内经》提出医生必须有高尚的精神修养,以言传身教,向百姓进行卫生防病教育。如"夫上古圣人之教下也,皆谓之虚邪贼风,避之有时,恬淡虚无,真气从之,精神内守,病安从来"(《素问·上古天真论》)。医生还要深刻理解"君王众庶,皆欲全形"及"人之情,莫不恶死而乐生"的心理状态,从而顺之,如是再予以关门闭窗、体贴入微的问诊方法:"闭户塞牖,系之病者,数问其情,以从其意"(《素问·移精变气论》),纵然病情复杂,病因与病人的心理情绪千差万别,也可以取得病人的信任与合作,获得全面而真实的病史(包括隐私、心理),了解、掌握病人的病因、病机,得出正确的诊断,进一步可以取得良好的疗效,所谓"标本相得",邪气乃服。由此,《黄帝内经》开创了精神保健与治疗的先河。对药物治疗效果不佳者,或精神情志疾病,施以精神开导尤为重要。首先控制病人"恶死乐生"的心理,然后说明疾病不治的危害性,以引起重视,再分析配合治疗的有利条件,增加战胜疾病的信心和力量,引导病人为提高疗效创造有利条件,解除其紧张情绪和消极的精神状态。"告之以其败,语之以其善,导之以其所便,开之以其所苦,虽有无道之人,恶有所不听者乎"(《灵枢·师传》)。

根据精神驾驭形体,贯穿整个生命过程的道理,《黄帝内经》撰者在养生保健方面对不同的人提出了不同的调神要求。

《黄帝内经》指出人在不同年龄期间形体发育各有特点,所以其精神、心理等表现和要求有显著差异。《素问·上古天真论》从生殖功能的生长发育情况,论述男女有别。女子"二七"(十四岁)至"七七"(四十九岁),是生殖功能逐渐发育、成熟至消退的生育期,其精神特点应是开始萌发爱情,追求异性,出现隐私心理和情绪,要求完成婚姻,组织美满家庭,生育子女,逆之则容易发生精神情志性疾病。如"二阳之病发于心脾",其在男子"有不得隐曲",在女子则"不月","男子如蛊,女子如阻,身体腰脊如解,不欲饮食"。所以提出以"嗜欲不能劳其目,淫邪不能惑其心",进行精神心理卫生的宣传与教育,使之能够正确对待并处理恋爱、婚姻、家庭、理想、事业等关系问题。

《灵枢·天年》论人体神气盛衰,生命过程由生到死的表现时指出:在人的整个生命过程中,四十岁前一般是生长发育旺盛、气血方刚、动作敏捷的阶段,所以,心理、情绪、精神表现为精力充沛,热情高,对事业进取心强,富有开拓精神,易于取得成功。由于成熟和成功,客观上他们就由过去在家庭中和社会上的被动地位过渡向主动地位,即由支配、被领导到支配和领导,挑起了家庭和工作的重担。随之,家庭的不幸、社会工作逆志、繁重的任务也就成为他们劳形伤志、不及摄养、发生疾病和夭亡的重要原因。《素问·疏五过论》就有关于类似因亲人离散、工作不顺而郁积思虑、怨恨不解,导致五脏气机闭塞不行,久致空虚,血气离守,损害身心健康的记载"离绝菀结,忧恐喜怒,五脏空虚,血气离守",可致"精神内伤,身必败亡"。

人从五十岁开始衰老,首先是生育功能衰退以至丧失,生理功能也逐渐衰退,对繁重的工作任务和家庭重担感到欲做不能,欲罢不忍,心有余而力不足,面临"退休"等问题。有的人会产生阵发性忽冷忽热、面部潮热或出汗、乏力,情绪不稳定、急躁易怒、坐卧不安、悲哀忧愁、孤独消极伤感等表现。

以上种种表现均已超出纯医学问题,而成为社会—医学问题,必须引起有关部门和人员的注意,进行有关的宣传教育,采取适当的补救措施,使人们及早了解这一规律,并避免其成为致病因素。

《黄帝内经》有关精神保健的论述,不仅具有悠久的历史文献价值,更具有新颖的现实实践意义和未来的创新前景。例如:近年来医学界刚刚认识到的医学模式转变问题,即现有的生物医学模式,必须向生物—心理—社会医学模式转变。人们认为这在医学发展史上是一个巨大的变革和进步。实际上,《黄帝内经》中早已蕴藏着从自然社会心理和生理的综合因素考虑健康和疾病的因素。可见《黄帝内经》对新医学模式的建立,从某种意义上讲,提供了理论和实践的依据。因此,进一步发掘《黄帝内经》的养生理论,并进行深入细致的研究,对讨论和发展预防医学将是一项十分有意义的工作。

三、后世医家对精神保健的完善与发展

如果说《黄帝内经》是集先秦诸子百家养生重调神的散在理论与经验,将其形成体

系,创立学说。那么,后世医家则是在研究《黄帝内经》的基础上,结合自己的医疗实践进一步完善与发展了这一理论。

(一)汉代养神,斥"竞逐荣势"与"妒忌"

汉代医家张仲景阐发《素问》《九卷》的理论,结合临床实践撰临床巨著《伤寒杂病论》,其序中首先畅言养生的重要性,赞赏秦越人的才秀,能望而知病,提倡"治未病"的明智做法。同时责怪和痛斥时医、时人无视养生及医术,是"举世昏迷""不惜其命",只知"竞逐荣势,企踵权豪""唯名利是务",实在是"崇饰其末,忽弃其本"。劝导世人要重生命,固根本,可谓"晓之以理,动之以情"。可见仲景当时已比《黄帝内经》撰者对社会环境对人体健康的影响有了更深刻的认识。

《太上老君养生诀》中进一步提出:"善摄生者,要当先除六害,然后可以保性命,延驻百年",六害之中有四害与精神调养有关,它们是:"一者薄名利……三者廉货财……五者除佞妄,六者去妒忌",明确只有"内心澄"才能"直神守其位","气内定"方可"邪物去其身",而妒忌一害,在现代心理学认识上有人将其称为心灵的"癌瘤"。

由于对精神与健康关系认识的提高,这时期的精神治疗得到了新的充实和发展,提出"忧则宽之,怒则悦之,悲则和之,能通斯方,谓之良医",并认为"气痹者,愁思喜怒过多则气结于上""宜节忧思以养气,慎怒以全真,最为良矣"。《青囊秘录》特别论述了精神治疗的重要性:"夫形者神之舍也,而精者气之宅也,舍坏则神荡,宅动则气散。神荡则昏,气散则疲。昏疲之身心,即疾病之媒介。是以善医者先医其心,而后医其身。"可谓心身医学之鼻祖。可见当时不仅重视精神治疗,还对其疗效也给予了充分的肯定,这对现代医学模式的转换不无提示作用。《汉书·昭明文选》就记载着用"要言妙道"治愈楚太子由于"淹沉之乐,浩唐之心,遁佚之志"等不制欲望引起疾病的奇迹。

(二)晋至隋唐五代养神长生的成就

在这一时期,养神长生既有理论的完善和升华,也有方法的充实。除道家、佛家和其他文史类著作如葛洪《抱朴子·内篇》、嵇康《养生论》、颜之推《颜氏家训·养生篇》中的养生文献外,还出现了许多养生著作。有综合养生类,如梁代陶弘景集"上自农黄以来,下及魏晋之际",经其"略取要法,删弃繁芜,类聚篇题",写成《养性延命录》一书,总结了当时流传的有关养生理论和方法,使其系统化;还有调气养性类专书,如唐代司马承祯所撰《天隐子养生书》,主张修炼形气,养和心灵,认为修养心身要持之以恒,要按照斋戒、安处、存想、坐忘、神解等次序长期实践,指出养生的要领是信、定、闲、慧总通于神。

理论上《颜氏家训》中首先提出了养生要端正态度,认为养生不是苟且偷生,为了活着而活着,为了享受而活着,而应当为国富民安活着。他说:"夫生不可不惜,不可苟惜,涉险畏之途,干祸难之事,贪欲以伤生,馋匿而致死,此君子之所惜哉。行诚孝而见贼,履仁义而得罪丧身,以全家泯躯而济国,君子不咎也。"这至今仍可当作养生长寿的指导思想。

《抱朴子·内篇》中提出养神保生必须方术、德行并修:"若德行不修而但务方术,皆不得长生也。"《养生延命录》曰:"虽常服药物,而不知养性之术,亦难以长生也",显然已经注意到养性修神与炼形的配合问题。该书又引《列子》言:"闲心劳形,养生之方也"。孙真人曰:"养性之道,不欲饱食便卧及终日久坐,皆损寿也。人欲小劳,但莫至疲及强所不能堪胜耳……流水不腐,户枢不蠹,以其运动故也。"可见其以运动强心身的精神,正是现代所说的"生命在于运动"的意思。其录述中强调人的寿命长短主要决定于自身的慎养,只要能按照养生的理论原则和方法进行调养,其"年未可量",突出了人的主观能动作用。其论养生原则是以摄护心神为主;其录养生方法为"十二少",即"少思、少念、少欲、少事、少语、少笑、少愁、少乐、少喜、少怒、少好、少恶。行此十二少,养生之都契也",是以啬神、静神、颐养心神,不令耗散为要。孙思邈《备急千金要方》中强调养性要使其成为习惯,性情能修养良好,即可内外不为邪气所伤而无病,并指出"善养性者,则治未病之病,是其义也"。还说明古代的养性不但指服药和饮食,更要兼修"百行","百行"修行完备,就可以虽然不服长寿之药,也可以延年。相反,如果德性品行不加克制,即使服用"玉液金丹"也不能长寿。提出加强道德性情修养应注意"莫忧思,莫大怒,莫悲愁,莫大惧,莫跳踉,莫多言,莫大笑,勿汲汲所欲,勿悁悁怀愤恨",因为这些皆能折损寿命。推崇彭祖的"不思声色,不思胜负,不思曲折,不思得失,不思荣誉,心无烦"等,"可得长年,千岁不死,凡人不可无思,当以渐遣除之"的导引、按摩、吐纳、气功、五禽戏等,并将其进行了系统的整理,结合实践加以应用外,后世流传的《孙真人卫生歌》中有"世人欲识卫生道,喜乐有常嗔怒少。心诚意正思虑除,顺理修身去烦恼"等切实可行的措施。所以,孙氏能寿过百岁,与其长于养生、安神,长行"十二少"不无关系。

(三)宋金元时期养神方法有创新

宋代结束了五代十国的割据局面,国家的统一,生活的安宁,使人们迫切要求长寿,这就促进了养生保健的迅速发展,特别是精神修养。因此,这时期的论精神调养的著作也很多,在原有理论的基础上,方法多有创新。其中有倡导用丰富精神文化生活提高心理涵养的《述齐斋十乐》云:读义理书,学法帖字。澄心静坐,益友清谈。小酌半醺,浇花种竹。听琴玩鹤,焚香煎茶。登程观山,寓意弈棋"和倪正父《经鉏堂杂志》述五事云:"静坐第一,观书第二,看山水花木第三,与良朋讲论第四,教子第五"(《寿亲养老新书》)。这些方法至今仍被沿袭应用,在老年保健中尤被推崇。

另外,宋代张杲《医说》认为"养形神"应该"抑情顺理",要"能任理而不任情",并创立"养神""养脑"之说。此时已认识到养生调神必须坚持不懈,应当渗透于生活之中,所以,马永卿《懒真子》提出座右铭方法,即把养生怡神的原则方法写在座位旁边,时刻勉励自己身体力行,令人亦常应用,效果颇佳。

处于金元混战时代的李东垣,目睹饥饿、寒暑、劳累、忧恐、流离失所给人们带来的灾难与疾病,结合本人罹病的切身体验,别开生面,创立新法,在《脾胃论》中倡言"安养心神,调治脾胃",认为治疗心气阻滞而神气离形的病变,及养心安神,使七情不伤,必须调治脾胃,其方法是启发病人的乐观情绪,或使其经常心情愉快,或使接触喜闻乐见的事物,于是可取得心情开朗,清爽愉快,故不患病的效果,可谓巧用脾胃调理心身别树一帜。他还从总体上提出"省语养气""虚心以维神"等法。

南宋陈无择在继承《黄帝内经》七情说的基础上,对七情理论进行了系统、深入地研究,首次提出"七情"一次,并将其内容规定为"喜、怒、忧、思、悲、恐、惊"等七种情志。不仅突出了七情的病因地位,而且在预防医学,特别是对调养精神、增进健康的精神保健方面尤其有指导意义。

(四)明清养神长寿的特点

承前代医学发展的成就,明清时期的养神益身学说有了新的开拓和特点。

首先认为:"人为万物之灵",应该特别加以保养,保养之法可数以万计,简括而言可有三种,养神为首。所以说"忘情去智,恬淡虚无。离事全真,内外无寄,如是则神不内耗,境不外感,真一不杂,则神自宁矣。此养神也"(《摄生集览》)。

重情绪作用。重申前人"大怖生狂……大恐伤肾……临危冒险则魂飞,戏狂禽异兽则神恐"及"好憎者使人心弗疾去,其志气日耗,所以不能终其寿"等论点,突出过激情绪的重大危害,认为"笑"与"让"(谦让)是对心身健康有益;而"恼"与"斗"则是不良刺激,对形神健康有损作用,故歌曰:"笑一笑,少一少;恼一恼,老一老;斗一斗,瘦一瘦;让一让,胖一胖"。这与现代所谓"笑一笑,十年少;愁一愁,白了头"同出一理。可见精神愉快、人际关系良好实是养生安神之要法,并指出不良情绪中,以忧怒为害尤甚:"七情之气,惟怒尤甚"。此期还特别重视精神情绪在治疗中的作用,所以说:"能守戒忌,则功过于药之半矣"。为此,清代画家高相轩提出以耕耘、把帚、教子、知足、安居、畅谈、漫步、沐浴、高卧、曝背等作养生"十乐"。譬如:"耕耘虽劳体肢,然颇健身心,伏案一日,把锄半天,既享田家之乐,又能健壮人身,既不忘耕耨之劳,又有秋收丰食之望",实可作为一乐;而"把帚扫地,洗桌净几,躬身举手之劳,则尘垢顿去,地净窗明,精神一快,乐趣即寓其中";"教子"可为国培养人才,为个人解除后顾之忧,堪称十足乐事;"畅谈"可使胸怀坦荡,情志豪放;"漫步"于大自然,可令人"心神涣然爽朗",襟怀为之舒畅。高枕而卧,可以闭目养神,以利再进。总之,生活的核心在于自乐,若能自觉涵养,定有收益。

人不可做"过当事",亦不必事事如意。这样便可处事合于情理,任何情况下都心安理得,心静神宁,无紧张情绪和恐惧心理存在。人生活在客观世界中,事物现象纷繁复杂,每个人所接触的事情难以计数,众多的事情不可能诸皆如意,所以不必妄求事事如意,以知足常乐,颐养心身。提出"量可学"和"处逆境"的问题,肯定宽宏大量是可以通过学习,加强修养获得的高尚情操,是精神保健的科学论点,至今仍属精神文明的重要内容。"逆境"是精神养摄的重大障碍,人必须善处逆境方可达安乐延年。

在睡眠与精神的关系方面认为,睡眠是极好的休息方式之一,可以解除疲劳恢复精神。然而老年人常少寐,少寐则耗伤精神,故提出"人寐之法,首在清心"。指出不寐与情志有关,如曰"大惊不寐,大忧不寐……大喜不寐"此等均系生活中多见者。由此可知,欲养神当足睡眠,欲睡眠当保持心静。

提倡鉴赏书画、文房四宝、各种花卉及游览、登高等活动,以陶冶精神,实为当今倡行旅游、登山以健心身的理论之源与方法启迪。如"时值春阳,柔风和景,芳树鸣禽,邀朋郊外""夏月披襟散发,白眼多歌……幽欢绝俗,萧骚流畅,此乐何多""秋则凭高舒啸,临水赋诗……萧骚野趣,爽朗襟期,较之他时,似更闲雅""冬月则杖藜曝背,观禾刈于东畴,策蹇冲寒,探梅开于南陌"(《遵生八笺》)。"画缋一端艺事也,然振笔挥流聊以寄兴,如谓即此足以涵养寸心也""当其下笔时,天趣盎然,灵机鼓荡,所谓满腔子皆生气也"。足见这些均是"怡情悦性"的高雅方式。

指出养生道理易知而难为,更不可不知而不为。"奈何至易而人不肯为,日自戕其生理也"。

综上所述,可知我国后世医学家在精神保健学说的理论和方法上大都是源于《黄帝内经》,经过历代医家的实践、总结,不断地丰富、充实,得到了完善,对我们民族的繁衍昌盛做出巨大的贡献。

四、胎教学说

有关胎教的内容,细推之有广义和狭义之分。广义的胎教,是指妇人受孕后,为促进胎儿智力和体力的发育,确保母子的身心健康,在精神、饮食、寒温、劳逸等多方面,对母亲和胎儿实行的保健措施。狭义的胎教,主要是指对孕妇在孕、胎、产全过程中,加强精神品德的修养和培养,使之"外象而内感",借以促进胎儿的智力发育。前者即"保卫辅翼"之说,但严格来讲,养胎护胎不同于"胎教"。《黄帝内经》云:"人始生,先成精,精成而脑髓生。"脑为元神之府,是以胎教者,当以养神益智为务。

胎教学说最早见于汉代贾谊《新书·胎教》,其文曰:"周妃后妊成王于身,立而不跛,坐而不差,笑而不喧,独处不倨,虽怒不骂,胎教之谓也。"此后,太史公在《史记·周本纪》中云:"太任有娠,目不视恶色,耳不听淫声,口不出傲言。"《新书》与《史记》内容虽异,但实为一人一事,此乃文王妻孕育武王时生活史。如此生活方式对胎儿的影响,《列女传·胎教》中谓"如此则生子形容端正,才过人矣"。胎教亦当择时而行,《诸病源候论》曰:"妊娠三月名始胎,当此之时,血不流行,形象始化,未有定仪,见物而变";见善则善感,"文王设胎教之法,使孕妇常观良金美玉……山川名画之祥,又听讲诵经史传集,而使秀气入胎,欲其生而知之"(《泰定养生主论·论孕育》);视恶则感恶,《诸病源候论》曰:"不欲令见伛偻侏儒丑恶形人及猿猴之类"。授妇人以胎教,尚需精诚相待,不可故弄玄虚,《泰定养生主论》曰:"若无真诚,志思相弃,则徒为矫揉,不若朴素真常"。此皆胎教学说较早的记载,后世医家多遵之,使胎教学说日趋详备。继北齐徐之才逐月养胎法之后,至宋代陈自明《妇人良方大全》,还专立一门,名之曰"胎教论"。

考胎教学说之缘由,始于《周易·咸卦》,其《象辞》曰:"咸感也。柔上而刚下。二气感应而相与,止而悦,男下女,是以亨利贞,取女吉也。天地感而万物生,圣人感人心而天下和平,观其所感而天地万物之情见矣。"孔子曰:"化于阴阳,象形而发,谓之生。"隋代巢元方明易礼,寓易于医,创"形象始化,未有定仪,因感而变,外象而内感"理论,为胎教学说奠定了医学理基础。《黄帝内经》云:"善言化言变者,通神明之理。"古人认为,孕妇的精神状态,直接影响胎儿的智力发育,如果加强对孕妇的品德精神教育,使之具有高尚的情操,可使胎儿未来智力发达,性格端庄。反之,若孕妇怀胎期精神和心理状态异常和失度,可使气血运行失常,影响胎儿的智力发育。胎教的精神实质,就是让孕妇保持良好的精神状态,以期外感而内应。具体内容可包括:①精神务使宁静,亦即《叶氏竹林女科》所说:"宁静即是胎教……气调则胎安,气逆则胎病,恼怒则气塞不顺……欲生子好者,必须先养其气,气得其养,则生子性情和顺,无乖戾之习。"②培养高尚的情操,孕妇之性格情操,对胎儿的影响很大。为母必须品德端庄,道德高尚,处事无嫉妒之心,待人应忠诚淳厚,这样生子未来操行高尚。③所见所闻皆为愉快美好事物,避淫邪、行凶、秽臭、噪音、邪念、丑陋等恶刺激。④内视反观,寄希望于未来。把美好的寄托,内视于胎儿,把所见所想之美景都凝思于胎儿,以期外感内应,心旷神怡,使气血和顺,胎元调固。

实践证明,人类在幼儿时期,即大脑发育最佳时期,所受的教育是有着无比生命力的,而胎教则是在胎儿神经系统形成过程中所采取的培育手段,也是婴儿早期教育的发端。著名科学家巴普洛夫曾说过:"婴儿出生三天后再进行教育,就已经迟了三天。"这不能不说是对胎教学说的正确理解。

五、防恐吓

肝藏血主筋,主疏泄,喜调达;心主血,藏神志。因此人的精神活动与心、肝两脏关系较为密切。小儿神气怯弱,邪易深入而引动肝风,或暴受惊恐,亦易动风出现抽搐,或情志失调致肝阳上亢、心火上炎,出现烦躁、易怒、惊惕、夜啼等病变,故有"肝常有余""心火易炽"之说。

《温病条辨·解儿难》记载:"或见非常之物,听非常之响,或失足落空,跌扑之类……皆因惊吓也。证见发热,面时青时赤,梦中呓语,手足蠕动",说明暴受惊恐,易引起心神不安或引动肝风,出现精神失调的病证。《灵枢·百病始生》又曰:"喜怒不节则伤脏,脏伤则病起于阴也",进一步指出精神情志的变化影响着小儿机体的生理变化,强烈持久的精神刺激,如悲、恐、惊等创伤,可大伤精、气、神,使阴阳失调,气血不和而引起肝郁气滞、动风生痰等疾病,或使正气内虚,邪易深入而诱发他病。可见防惊杜恐在小儿保健中的重要性。

调神志,怡心神。《庄子·刻意》曰:"平易恬淡,则忧虑不能入,邪气不能侵。"《古今医统·无患歌》亦说:"意同波浪静,性若镜中天,此子多安吉,何愁患再缠。"以上均强调神情安然,怡心悦神,不受忧虑、惊恐、焦急、恼怒等不良情绪的影响,则肝气条达,心神安定,使小儿健康活泼成长。因此小儿切勿娇惯任性,避免不良精神刺激。要创造和睦、欢快、恬静的生活环境,开展适于各年龄特点的娱乐活动,以恬愉心神、奉性养生,这亦是精神调摄的主要内容之一。

《诸病源候论·卷四十六·中客忤候》记载了小儿客忤的病因病机、症状及预后,曰:"小儿中客忤者,是小儿神气软弱,忽有非常之物,或未经识见之人触之……谓之客忤也,亦名中客,又名中人。其状如下青黄白色,水谷解离,腹痛反倒夭矫,面色易五色,其状似痫,但眼不上摇耳,其脉弦急数者是也。若失时不治,久则难治。"

《备急千金要方·卷五上·少小婴孺方》谓:"故养小儿,常慎惊,勿令闻大声,抱持之间,当安徐,勿令怖也。又天雷时,当塞儿耳,并作余细声以乱之也。凡养小儿,皆微惊以长血脉,但不预大惊。大惊乃灸惊脉,若五六十日灸者,惊复再甚。生百日后灸惊脉乃善。"

《育婴家秘·卷之一·鞠养以慎其疾四》谓:"小儿神气衰弱,忽见非常之物,或见未识之人,或闻鸡鸣犬吠,或见牛马禽兽,嬉戏惊吓,或闻人之叫呼,雷霆铳炮之声,未有不惊动者也,皆成客忤惊痫之病。盖心藏神,惊则伤神,肾藏志,恐则志失,大人皆然,小儿为甚也。凡小儿嬉戏,不可妄指他物,作虫作蛇,小儿啼哭,不可令人装扮欺诈,以止其啼,使神志昏乱,心小胆怯成客忤也,不可不慎。"

"小儿玩弄嬉戏,常在目前之物,不可去之,但勿使之弄刀剑,衔铜铁,近水火……"

"耳目之神寄在心,异闻异见易生惊。"

"疾生气逆因成痫,恨煞终身作废人。"

"初生小儿未与物接,卒有见闻,必惊其神。为父母者,必甚之可也。若失防闲,致成惊痫,为终身之痼疾,有子何益?"

《订补幼科折衷·补遗》谓:"古庙不可入,入之则神惊。狂禽异兽不可戏,戏之则神恐。斗争之处不可近,近之则心偏。枯树大木不可息,防久阴之气触之。"

《女学篇·戒恐吓》谓:"凡小儿甫有知识,脑筋心血尚未充足,最须留意。盖耳目最初次之闻见,皆易感入脑筋,致生恐吓。常见为母者,欲止小儿啼哭,故作猫声虎声,使之畏怖,或演神鬼及荒诞不经之说,使之迷信,遂至暮夜不敢独行,索居不能成寝,畏首畏尾,养成一种葸懦之性质,其害良非浅也。"

《育婴家秘·卷之四·啼哭》谓:"小儿啼哭,非饥则渴,非痒则痛。为父母者,心诚求之,渴则饮之,饥则哺之,痛则摩之,痒则抓之,其哭止者,中其心也。如哭不止,当以意度。盖儿初生性多执拗,凡有亲狎之人,玩弄之物,一时不在,其心不悦而哭矣,恫之拗哭,急与之,勿便怒伤肝,气生病也。假如又不止,请医视之。"

《幼幼新书·卷四·夜啼证治》谓:"凡夜啼见灯即止者,此为点灯习惯,乃为拗哭,实非病也。夜间切勿燃灯,任彼啼哭,二三夜自定。"

以上介绍了防治小儿受惊的方法。

六、教育

我国历代医家在护胎、养胎、胎教和早期教育等方面,对小儿智能发育规律和开发童蒙积累了丰富的经验。无数事实证明,开发智力的关键在于保护胎儿和早期教育。

护胎儿,促智力 古代医家早就重视对胎儿进行保护,并提出护胎、养胎、胎教学说,其目的都是保证母体健康,以促进胎儿正常发育。

重早教,开童蒙 小儿生机蓬勃,年龄越小发育越迅速。因此,自古迄今很重视从早期教育,开发童蒙。《古今医统大全》曰:"凡婴儿六十日后,瞳人将成,而能应和人情,"提出早期教育应从婴儿开始。明代万全总结了幼儿教育的内容和方法,如《育婴家秘·鞠养以慎其疾》记载:"小儿能言,必教之以正言……遇物则教之,使其知也。或教以书目,或教以方隅,或教以岁月、时月之类。如此,则不但无疾,而知识亦早也"。从幼儿时期,通过在日常生活中看、听、闻、学、想、问等多种多样的方式,循循善诱,依时引教,以培养小儿好奇、探索精神和强烈的求知欲,促进智能发育。近年来,早期教育在儿童智力开发中的地位,越来越引起人们的普遍重视。国内外学者认为:智能发育在6岁之前是很重要的,尤其3岁以前更是关键时期,脑神经细胞的发育大约有65%是在这个时期完成的。因此,早期教育的重点应放在3岁以内的小儿。

在早期教育中也要重视思想品德教育,从小就要培养孩子具有真、善、美的高尚品德,培养他们热爱祖国、讲究文明礼貌及良好的卫生、生活习惯。父母和老师更要根据小儿天真活泼、好奇好动、好强、好模仿等特点,以身教正确引导,精心培育,使之成为祖国健康聪颖的新一代。

《千金翼方·卷十一·小儿》记载了如何按不同年龄教育小儿的问题,谓:"论曰:文王父母有胎教之法,此圣人之道,未及中庸,是以中庸养子,十岁以下,依礼国小,而不得苦精功程,必令儿失心惊惧,及不得苦行杖罚,亦令儿得癫痫。此事大可伤怛。但不得大散大漫,令其志荡。亦不得称扬聪明,尤不得诽毁小儿。十一以上,得渐加严教。此养子之大经也。不依此法,令儿损伤。父母之杀儿也,不得怨天尤人。"

万全就怎样教育小儿进行了具体说明,《育婴家秘·卷之一·鞠养以慎其疾四》谓:"小儿能言,必教之以正言,如鄙俚之言,勿语也。能食,则教以恭敬,如亵慢之习,勿作也。能坐、能行,则扶持之,勿使倾跌也。宗族乡党之人,则教以亲疏、尊卑、长幼之分,勿使谍慢也。言语问答,教以诚实,勿使欺妄也。宾客,教以拜揖、迎送,勿使推避而也。衣服器用、五谷六畜之类,遇物则教之,使其知之也。或教以数目,或教以方隅,或教以岁月、时月之类。如此,则不但无疾,而知识亦早也。"由此可见,作为一个医生不仅要精于医术,而且要重视小儿的思想品德教育和智力开发,保证小儿的身心健康。

古人对儿童的管教十分严格,从饮食起居到礼貌道德,均遵循一定的规矩。如早起夜眠、厕下必浣手、夜卧勿以衣覆首等旨在教育儿童养成良好的生活、卫生习惯。又如"凡称呼长上不可以字,必云某丈""凡侍长者之侧必正立拱手,有所问则必诚实对言,不可妄"等是在教育后人尊敬长者,讲究礼貌。这些对我们现代教育仍有一定的借鉴。

《保赤汇编·锡麟宝训摘要卷四·朱文公童训》谓:"凡子弟,须要早起夜眠,凡喧哄争竟之处不可近。无益之事不可为,谓如赌博、笼养、打棍、踢球、放风禽等事。凡相揖必折腰;凡对父母、长上、朋友必称名;凡称呼长上不可以字,必云某丈;凡遇长上必作揖;凡饮食于长上之前,必轻嚼缓咽,不可开饮食之声;凡饮食之物,勿争较多少美恶;凡侍长者之侧,必正立拱手,有所问则诚实对言,不可妄;凡开门揭帘,须徐徐轻手,不可令震惊响;凡众坐必敛身,勿广占坐席;凡侍长者出行,必居路之右;凡如厕下,必浣手;凡夜行,必以灯烛,无烛则止……凡执器皿,必端严,唯恐有失;凡危险不可近;凡道路遇长者,必疾趋而揖;凡夜卧必用枕,勿以寝衣覆首;凡饮食,举匙必置箸,举箸必置匙。"

《保赤汇编·锡麟宝训摘要卷四·范竹溪理学备考》对小儿语言、行为、动作之宜禁作了严格的规定,"凡人子,行步要安详稳重,不许跳跃奔趋。说话要从容高朗,不要含糊促迫。作揖要深圆,不可浅遽。侍立要庄静,不可跛倚。起拜身手相随,不可失节。衣履要留心爱惜,不可污坏。瞻视要安闲,不可流乱。在坐要端重,不可箕岸。但有违犯,轻则跪,重则责,慎勿姑息"。

《保赤汇编·锡麟宝训摘要卷四·史搢臣愿体集》就如何培养小儿的仁、礼、信等进行了论述,谓:"父母教子,当于稍有知识时见生动之物即昆虫草木必教勿伤,以养其仁。尊长亲朋必教恭敬,以养其礼。然诺不爽,言笑不苟,以养其倍。稍有不合,即正言厉色以谕之,不必暴戾鞭扑,以伤于忍。子弟少年,不当以世事分读书,但令以读书通事务。切勿顺其所欲,须要训之谦恭。鲜衣美食当为之禁,淫朋匪友勿令之亲,则志趋自然、朴质、近理。其相貌不论好丑,终日读书静坐,便有一种文雅可亲,即一颦一笑亦觉有致。若恣肆失学,形同市井,列之文墨之地,但觉面目可憎,即自己亦觉置身无地矣"。

《保赤汇编·锡麟宝训摘要卷四·史搢臣愿体集》强调了长辈教育后代不仅要言传,更重要的是身教,谓:"养子弟如养芝兰,即积学以培之,更须积善以润之。人之教子,饮食衣服之爱不可不均,长幼尊卑之分不可不严,贤否是非之迹不可不辨。示以均则长无争财之患,责以严则长无悖逆之患,教以分别则长无匪类之患。"

"吾之一身,尚有少不同壮,壮不同老。吾身之后,焉有子能肖父,孙能肖祖?所可尽者,唯留好样与儿孙耳。胡安国子弟或出宴集,虽夜深,不寝以候其归,验其醉否,且问所集何客,所论何事,有益无益,以是为常。"

《保赤汇编·锡麟宝训摘要卷四·史搢臣愿体集》谓:"语云:有好子孙方是福,无多田地不为贫。好与不好,只争个教与不教,世上哪个生来就是贤人,都是教训成的。每见人家祖父爱子孙,定要好食与他吃,好衣与他穿,独不思吃惯穿惯了好的,便不知樽节,卖田卖地都从这里来。又见人家祖父疼子孙,尽他要的把来与他,尽他恼的替他打骂出气,独不思顺从他惯了,必至自纵自由,闯祸生事,那时节虽悔也迟了。从此一想,子孙如何可以不教?但教训有千方法,未教他作家,先教他做人,教他做好人,先教他存好心,明伦理,顾廉耻,习勤俭,守法度,方是教训。"

"人家子弟知识稍开,课诵之余,一切家计出人,人情世故须为讲究。即如饮食,使其知稼穑辛勤;衣服,使其知机杼之苦。并田庄望岁时,丰稔经营慨物力维艰,渐渐说至创业守成,防危虑患,多方譬喻,此等言语较之诗书易于入耳,使其平日了然胸中,及长庶几稍知把捉矣。"

《女学篇·褓褓教育》谓："小儿稍长,甫能学语,全赖母之提携,养其中和之气,保其固有之天真。一举一动,勿遏其欲,勿纵其骄,随时教导,使其习为善良,俾成智德兼全之品格。所以子女禀性之贤否,恒视母教为转移。谚云:幼时所习,至老不忘。故幼时失教,贻害终身。教子女之道,不可不慎之于始也。"

"父母之待儿童,言必有信。常见小儿,当啼哭之时,长者多方哄骗,或许给食物,或许市玩品,迨过时而亦忘之,或随时教以诳语,以博玩笑,皆非所宜。缘小儿自幼习惯如是,将终其身,不以失信为非矣,遂至言而无信。教子者,尚其留意也。"

"尝见小儿捉蝶捕虫,辄施摧残,于此可见荀子性恶之说之不诬也。为父母者,必切戒之,俾善念油然而生,则本恶之性,自不觉焕然冰释矣。近世博物家谓小儿喜戕动物,乃具解剖实验之性质,毋亦流于惨核少恩者耶。"

"儿女众多,优劣不能一致。遇有过失者,宜就事训斥,切勿引他儿作比例,致生其嫉妒之心。尝见父母期子之心过切,绳子之法过严,因此儿之恶,辄称彼儿之善,以愧励之。优劣显分,偏爱昭著,为小儿性质所最忌,非但难期迁善,且手足亦因而参商矣。"

"小儿入学之年不可太早,缘体质尚弱,脑力亦未完全,用心过度,大有碍于发育也。于六七岁时,宜延诚朴耐劳之师以教之。其发蒙也,先识字块以端楷书之,背面必写篆文,盖合体字则可略,独体字非篆不可识也。为师者,不可惮烦,须先就实字逐字解之,不能悟,再解之,旋令其自解,期其有所领悟,即异日读书行文,必能字字还出来历,再以澄衷蒙学堂字课图说、无锡蒙学读本七编,参投之,循序渐进,自能事半而功倍矣。"

"孔子教法,所以横绝千古者,亦曰循循善诱而已。故教幼儿女者,不可躁进,须相其体格强弱,年岁大小,以施其教法。若训诲过度,转滋进锐退速之弊。故为师者,须不恶而严,循循善诱。编订课程,每一小时应改换一课,俾脑力可以互用,不至生厌倦之心。课程完毕,随即放学,万勿加增例外之课,致阻其活泼之生机。斯教育小儿之要诀也。"

"至男儿入小学堂后,堂中一切自有应守之规则,循序渐进,即可递升至高等学校。为母者,唯须审察寒暑,调理饮食,保养其身体,补助其精神。为父者,须默化其气质,使精神焕发,品行端正,养成益国利民之思想,为国家富强之根本,以期兴邦之兆。"

以上均强调了早期教育的重要性。

第五节 疾病预防保健辑要

数千年来,我国劳动人民和医学家为了中华民族的繁衍生息,为了新生一代的成长,在小儿疾病预防保健方面积累了丰富的实践经验和理论知识。爱子之心,人皆有之。人们在漫长的生活实践中,特别注意保护下一代的健康,做父母的对下一代总是悉心照料、精心抚育,以保障其健康成长。随着时间的推移,人们不断地积累了丰富的儿童疾病预防保健的经验,从而也保障了中华民族的繁荣昌盛。历代医籍皆有记载,沿用至今。

儿童保健源远流长。早在公元前 14 世纪,在出土的 4 000 年前商代殷墟甲骨文中记载了 20 余种病名,其中涉及小儿的有"龋"(龋齿)、"蛊"(寄生虫病),直接记载的小儿疾病有"贞子疾首",是指商王武丁妹妃之子头部生病。这说明在当时对小儿的健康成长、疾病防治就已经有了认识。先秦时期,从马王堆出土的《五十二病方》,已有"婴儿病痫""婴儿瘛"的记载。第一部系统论述中医基础理论的《黄帝内经》,是春秋战国至秦汉时期成书的。该书较确切地描述了小儿生长发育过程:"女子七岁,肾气实,发长齿更"。

一、未病先防

中医经典《黄帝内经》中倡导"治未病"的预防医学思想。《素问·四气调神大论》中说:"不治已病治未病,不治已乱治未乱,此之谓也。夫病已成而后药之,乱已成而后治之,譬犹渴而穿井,斗而铸锥,不亦晚乎!"儿科历代医家在预防医学方面,均有深刻的认识,特别重视婴幼儿的调护保健和药物预防。

(一)养胎胎教,预防先天疾病

西汉刘向的《大戴礼记·保傅》曾记载:"周后妃任成王于身,立而不跛,坐而不差,独处而不倨,虽怒而不詈,胎教之谓也。"这是关于"胎教"的最早记载。他在《列女传》中记载的太任怀周文王时注重胎教的事例,也一直被奉为胎教典范。这就表明早在商周时期已有实例证明,做好胎养胎教可使小儿健康聪慧。

元代朱丹溪在《格致余论·慈幼论》中说:"儿之在胎,与母同体,得热则俱热,得寒则俱寒,病则俱病,安则俱安。"生命的起源在于精,男女媾精,阴阳相合,受精怀孕,新的生命开始孕育。我国古代历来重视优生优育,并强调从优孕做起。先天之本,是一生的根基,"养胎护胎""胎养胎教"等胎儿期保健理论,历来被认为是儿童保健的第一步。胎儿的强弱,禀受于父母,特别是胎儿在母腹中,与孕母同呼吸、共安危,孕母的体质、营养、用药、起居、环境、情绪等因素,均会影响胎儿的生长发育。正如明代方贤的《奇效良方·小儿初生总说》也指出:"小儿所禀形质寿命长短者,全在乎精血,二者和而有妊,在母之胎中十月而生。大抵寿夭穷通,聪明愚痴,皆以预定,岂在逃乎?"

明代著名儿科医家万全在《万氏家藏育婴秘诀·十三科》中提出了四种育婴方法,即:预养以培其元,胎养以保其真,蓐养以防其变,鞠养以慎其疾,系统总结了孕前、孕期、围生期、出生后四个阶段的预防小儿疾病的保健方法。胎儿期保健的第一步是"预养以培其元"。孕育之前,男女双方要慎重选择配偶。近亲之间,血缘相近,不可通婚,否则会使后代体弱,且患遗传性疾病的概率增加;应做好婚前检查,排除男女双方影响生育的遗传性疾病、传染病等。男女双方要选在适当的年龄结婚生育,男子三八、女子三七,肾气平均,发育完全成熟,所以,男子24~32岁、女子21~28岁,才是婚育的适合年龄。同时,男女双方应注意养身保健,使气血充沛,阴阳调和,有利于胎儿的孕育;体弱、劳倦、吸烟、酗酒等因素可造成男子精子数目不足、活力低下,甚至导致精子畸形及染色体异常,女子卵细胞成熟及受孕障碍,从而引起不孕、难孕、易流产、胎儿畸形和下一代智力低下等。此外,男女双方要在精神愉悦、环境适宜、身体健康的情况下孕育胎儿。在孕前就应注重养身保健,纠正不良生活嗜好及习性;要节制房事;任何一方患病时,均应于孕育胎儿前治愈疾病等。这样,才能孕育出禀赋元阴元阳充实的下一代。

陈复正博采诸家,集成《幼幼集成》。首列"赋禀""护胎",亦即孙真人先妇人后小儿之义。还有"保产论",评论"产要",以保母子平安。

1. 调饮食

北宋王怀隐《太平圣惠方·胎教论》载:"凡妊娠第一月名始胚,饮食精熟甘美,更御宜食大麦,无食辛腥,足厥阴脉养,不可针灸其令恐。凡妊娠第二月名始膏,无食辛臊,居必静处,若有所犯,百节皆痛。"

北宋王怀隐《太平圣惠方·胎教论》载:"凡妊娠第四月,始受水精以成血脉,其食稻粳,其羹鱼雁。""凡妊娠第九月,始受石精,以成皮毛,五脏六腑百节无不尽备,饮醴食甘,缓衣宽带,自无处湿冷,无饱饮食也。凡妊娠第十月,五脏六腑关节人神皆备,但待时而生。"描述了胎儿期生长发育的基本情况和孕母的保健要领。在整个孕期内,尤其在妊娠早期,最易受到各种病理因素,如感染、药物、劳累、物理、营养缺乏,以及不良心理因素等伤害,造成流产、死胎或先天畸形。妊娠后两个阶段若胎儿受到伤害,易发生早产或胎死腹中。因此,做好妇女孕期保健,可以更好地保护尚未出生易受伤害的胎儿,保障胎儿健康孕育成长。古代医家为此积累了很多有效的经验,提倡护胎、养胎、胎教,至今仍有参考价值。

2. 忌酒醪

东晋著名诗人陶渊明已清楚地认识到"后代之鲁钝,盖缘杯中物所贻害",告诫育龄夫妇不要饮酒,以免造成后代的智力低下。

3. 畅情志

《大戴礼记·保傅》中记载周文王之母太任妊娠期间"目不视恶色,耳不听淫声,口不起恶言,诵诗,道正事",这就是中国古代孕期预防疾病的范例。所以,妊娠期间孕妇应当保持良好的精神状态,避免怒、喜、思、悲、恐、惊、忧七情的过度伤害,这样可以预防孕妇和胎儿的疾病。

《素问·奇病论》载:"帝曰:人生而有病癫疾者,病名曰何? 安所得之? 岐伯曰:病名为胎病,此得之在母腹中时,其母有所大惊、气上而不下,精气并居,故令子发为癫疾也。"对"胎病"的记载,则说明当时已认识到孕期失于养护可造成小儿先天性疾病。

北宋王怀隐《太平圣惠方·胎教论》载:"凡妊娠第八月,始受土精以成肤革,和心静息,无使气极,是谓密腠理而光泽颜色。"

4. 教化仪

北宋王怀隐《太平圣惠方·胎教论》载:"论曰:夫至精才构,一气方凝,始受胞胎,渐成形质,子在胎内,随母听闻,所以圣贤传乎胎教。""凡妊娠第三月,名始胎,当此时形像始化,未有定仪,见物而变。"

5. 适劳逸

若孕母能经常参加力所能及的体力劳动和体格锻炼,可使筋骨血脉活动,气血旺盛,胎儿发育良好。反之则胎儿营养不足,出生后往往容易发生疾病。

隋代巢元方《诸病源候论·卷四十五·养小儿候》载:"小儿所以少病者,其母怀娠时,时劳役气运动骨血,则气强,胎养盛故也。若侍御多,血气微,胎养弱,则儿软脆易伤,故多病。"论述了小儿能否患病,与母亲在怀孕期是否参加适当的体力劳动和体育锻炼有关。

北宋王怀隐《太平圣惠方·胎教论》载:"凡妊娠第五月,始受火精以成其气。卧必晏起,沐浴浣衣,深其居处,厚其衣裳,朝吸天光。""凡妊娠第六月,始受金精以为其筋,身欲微劳,无得静处,出游于野,数观走犬及视走马。凡妊娠第七月,始受水精以成其骨。劳躬摇肢,无使定止,动作屈伸,以运血气,居处必燥。"

南宋《小儿卫生总微方论》,曾改名为《保幼大全》,是一部很有价值的儿童保健书。该书列举了39种先天性胎病和先天性畸形。《小儿卫生总微论方·胎中病论》指出胎儿禀赋异常的原因是"在母胎妊之时,失于调养,气形勿充,疾疢因之"。因此孕期要顺应四时气候之变化,及时增减衣物,避免外邪侵袭。

6. 慎房事

《备急千金要方·妇人方·养胎》说:"妊娠二月……居必静处,男子勿劳。"即强调了妊娠早期控制房事、节欲保胎的重要性。若房事不节,扰动相火,耗劫真阴,可导致冲任损伤而致胎元不固,造成流产、早产,也易于因交合而酿成胎毒,使孕妇及胎儿宫内感染的机会增多。尤其是妊娠早期3个月和后期1.5个月,应当戒却房事,节欲保胎。

(二)出生护理,预防新生疾病

王焘的《外台秘要》,其中三十五、三十六两卷为"小儿诸疾"专卷。上卷为小儿初生调护、喂养、保育等,指出经常洗浴可使小儿"行散诸气"对儿童保健有重要意义,同时强调小儿有病宜早治。隋唐时期对小儿抚育、保健的认识理论和采取的办法措施,已经相当完善,形成了中医儿童保健学较完整的理论体系,并为它的发展开辟了广阔的前景,后世医家多宗之。

两宋时期,对儿童的保健有了更大发展,一方面对儿童保健的重视,另一方面对危害儿童健康的疾病有了更明确的认识。当时规定每三名医生中必有一名儿科医生,只有二人时,也应有一名。到宋淳祐九年(1249年)创立了慈幼局,开始收养遗弃的初生婴儿。

《圣济总录》则在其总论中指出:"既生之后,断脐、洗浴、择乳、襁褓,皆有常法,谨守其法,无所违误。"然后有选择地列出各种常法。实际是预防初生儿疾病传统方法的汇集,条理分明,要言不烦,较之《备急千金要方》《外台秘要》更简明。

明代虞抟《医学正传·小儿科》说:"夫小儿之初生,血气未足,阴阳未和,脏腑未实,骨骼未全。"若稍有疏忽,易致患病,甚至夭折。小儿初生,乍离母腹,脏腑娇嫩、形气未充这一生理特点表现最为突出,如嫩草之芽,娇嫩无比,气血未充,脏腑柔弱,胃气始生,所处环境发生根本性变化,其适应及调节能力常不足,抵抗力弱。新生儿期患病率和死亡率均为一生的最高峰,全赖悉心调护。

1. 清胎毒

《备急千金要方·少小婴孺方上》说:"若不急拭,啼声一发,即入腹成百病矣。"新生儿在娩出后、开始呼吸前,应立即将口腔内黏液清除,以保证气道畅通,避免啼哭时黏液呛入气道。同时,要拭去眼、耳中的污物,并立即进行体表皮肤黏膜,尤其是皮肤皱褶处及前后二阴的清洁护理。

清代医家陈复正在《幼幼集成·调燮》中指出:"小儿初生……若身面俱红,唇舌紫,亦知其必有胎毒,每日用盐茶,但不可太咸,以帛蘸洗其口,去黏涎,日须五六次。每日洗拭,则毒随涎去。倘儿面唇淡红,此为胎寒,不可用茶,唯以淡姜汤洗拭,每日一二次足矣。"自古以来,我国就有为新生儿祛除胎毒的传统方法,即给新生儿服用少量具有清热解毒作用的中药,以清除胎毒,减少遗患。这对改善小儿热性体质、减少疾病的发生具有积极作用。胎毒重者,易于发生丹毒、痈疖、湿疹、胎黄、胎热、口疮等病证,或造成易患热性疾病的体质。

2. 护肚脐

《小儿卫生总微方论》明确提出断脐不慎为脐风之由,"亦如大人因破伤感风"。因此对断脐采用多种有效的方法,预防感染。这些认识和方法在当时是难能可贵的,是对儿童保健的重大贡献,在医学史上也是有重要价值的。

《幼科发挥·脐风》提出:"儿之初生,断脐护脐不可不慎……护脐之法,脐既断矣,用软布缠裹,待干自落,勿使犯去也。三朝浴儿,当护其脐,勿使水渍入也。脐落之后,当换抱裙,勿使尿湿浸及脐中也。如此调护,则无脐风之病。"新生儿断脐后还需护脐,脐部要保持清洁、干燥,并注意保暖以防风冷外袭,若护理不当,亦可致感染及脐风。脐带残端经4~10天可自然脱落,脱落前沐浴时勿浸湿脐部,注意避免污水、尿液及其他污物污染脐部,以预防脐风、脐湿、脐疮等疾病的发生。

《医宗金鉴·幼科杂病心法要诀》载:"脐寒泻者,多因断脐失护,风冷乘之,传于大肠,遂成寒泻之证。其候粪色青白、腹痛肠鸣。"此论"脐寒泻"是因为新生儿脏腑柔嫩,肌肤薄弱,风寒之邪侵袭而发病。在新生儿刚生下来时,要注意气候变化,防止感受外邪,避免腹部受凉。

3. 任常态

清代医家曾鼎在《幼科指归·小儿下地慎重看养之法》中指出:"小儿下地……速令包裹。令其安睡,睡后哭,哭后睡,听其自然,切不可动之。哭则清气生,睡则浊气降,胸腹之间、上下左右气血贯通矣。"新生儿刚刚出生后,啼哭和安睡是其两项主要的生理活动,要保持安静适宜的周围环境,预防疾病的发生。初生小儿啼哭,有助升清降浊,贯通气血。睡眠时间可达16~20小时。啼哭、吮乳、睡眠,在初生儿均属生理现象。

(三)预防肺系疾病

1. 适冷暖

此外,陈文中在《小儿病源方论》中提出养子十法,其中曰:"背要暖,腹要暖,足膝要暖,头要凉",衣被要寒暖适宜、随气候变化而增减,以防病健身,提高对外界环境的适应力。这些宝贵经验,至今仍有现实意义。

秋季之时,天地阳气收敛,天气渐凉,此时不要过早、过多地增添衣物,宜行"秋冻"养生。秋季之初,白露之前,人体阳气仍充斥于外,因此当随秋凉的渐深,而逐渐增加衣物,适当受冻,使腠理渐合,阳气慢慢收敛于内,从而让人体平和稳定地渐渐适应寒冷。若过多、过快增添衣物,易致身热汗出,津液受损,阳气外张,不仅不利于阳气收藏,迫至冬天,还会降低人对寒冷的适应能力。骤添衣物的情况,尤多见于育儿之时。父母长辈出于对婴幼子女的爱护,每当天气一凉,便添裹厚衣物,唯恐小儿受凉感冒。这样做反而因衣厚体热,腠理开泄,加重了幼儿患感冒的可能性,故此万全《育婴家秘·十三科》有谚云:"若要小儿安,常受三分饥与寒"。但需要注意,体弱多病、阳气不足之人,秋凉来袭,仍应及早添衣,勿使受寒,免生大病。

2. 防感冒

《万氏家藏育婴秘诀·卷之三感冒四气》载:"感冒天时四气中,小儿亦与大人同,必先岁气无轻犯,寒热温凉有逆从。天地之气行乎四时者,有四气焉。四气者,风寒暑热之气也。人在气中,体之虚也,感则病矣。故春伤风,夏伤暑,秋伤湿,冬伤寒。此四时之正气病也。小儿失其调理,尤易感之,嫩弱故也。四时调理之法不同,春宜食凉不可犯温,夏宜食寒不可犯热,秋宜食温不可犯凉,冬宜食热不可犯寒。小儿四时感冒病,幼科未备,今特表而出之。"四季中的风寒暑热四气,均可致人感冒。但都生活在相同的环境中,有的人患病,而有的人不患病,说明正气内虚,不能抵御外邪侵入,是导致本病的根本原因,进一步阐明内因和外因的辩证关系。调理感冒更应注意饮食疗法,四季食物的温热寒凉在防治感冒过程中,同样有着重要作用。

3. 防咳喘

《诸病源候论·小儿杂病诸候》载:"咳逆由乳哺无度,因挟风冷,伤于肺故也。肺主气,为五脏上盖,在胸间。小儿啼气未定,因而饮乳乳与气相逆,气相引乳射于肺,故咳而气逆,谓之咳逆也。冷乳冷哺伤于肺,搏于肺气,亦令咳逆也。"咳而气逆,亦即喘咳之症。小儿咳逆,主要因外伤风冷及内伤乳食所致。乳食所致者,乃因"乳与气相逆,气相引乳射于肺,搏于肺气"所致,实即乳食呛入气管或肺中。乳儿之吸入性肺炎、支气管异物等严重的咳喘,便是因乳食呛入而酿成的,所以婴幼儿在日常保健中要特别注意。

《小儿卫生总微论方·咳嗽论》谓:"治嗽大法:盛则下之,久则补之,风则散之,更量大小虚实,意以施治。是以慎护小儿,须素著夹背心,虽夏月热时,于单背心上当背更添衬一重。盖肺俞在背上,恐风寒伤而为嗽,嗽久不止,亦令生惊。若百晬内儿病嗽者,十中一二得全,亦非小疾也。"所谓"盛则下之",即下痰下积下气之义,虽包括攻下通腑,但非专指泻下通便一法;所谓"久则补之",即久嗽伤肺,病久致虚,故宜补之,以补肺、补脾、补肾为主;所谓"风则散之",即感受风邪,邪郁肺卫,当予宣散,包括发表宣肺。预防小儿咳嗽疾病时,要在后背的肺俞穴上做好保暖,防止外邪入侵。此论治嗽大法及预防护理等。

《活幼口议·议咳嗽》谓："咳嗽随肺经所主,肺主气,外属皮毛腠理。凡诸芽儿、婴儿日夜切与保持,毋令风吹脑囟背膊,致使肺受寒邪,咳嗽不已,作热多疾。若被风吹即日感受,次第传之五脏虚处,即任所入,盖初生儿气微易得传变。良由顿动五脏,有伤和气,五脏不和,三焦不顺,故有传变。其嗽传受或吐逆、或痰涎、或厥冷、或恐悸、至眼目两眦黑紫如被物伤,成重发痫。古人云:久嗽成痫。谓药力不及,候已传过,难可调理,予当告之。"此论咳嗽之五脏传变。五脏六腑皆令人咳,然小儿多因外感,首当犯肺,肺失清肃而发为咳嗽。肺咳不愈,可传受他脏。在预防小儿咳嗽上,注意保护好腠理皮肤,特别是囟门和背部,根据气候变化增减衣物,避免衣着过少,防止病邪出现传变,久治不愈。

《普济方·婴孩咳嗽喘门》谓："夫咳者,謦咳之咳,俗谓之嗽。肺主气,形寒饮冷伤之,使气上而不下,发而不收,冲击咽膈,令喉中淫淫如痒、习习如梗而咳也。甚者连连续续不止,坐卧不安,引动百骸,声闻内外矣。皮毛者肺之合也,皮毛受之,寒气从其合,内外邪客之为嗽也。肺为娇脏,外主一身之皮毛,内为五脏之华盖。形寒饮冷,最易得寒。燥气郁蒸,最易生热。为其易为冷热,而成咳嗽。"肺为娇脏,既易伤寒又易生热。肺为华盖,最忌壅塞。因此,无论感风停寒、挟热受湿、痰阻停饮,气壅血瘀,皆可导致咳。小儿脏腑娇嫩,肺脏尤娇,因而咳嗽症的发病率较高。小儿在养护时要注意气候变化,尤其在秋冬季节,注意保暖,防止寒邪、燥邪入侵,实为经验之谈。

(四) 节食慎药,预防脾胃疾病

1. 饮食喂养

(1)调乳食:钱乙指出儿多因爱惜过当,三两岁仍未饮食,致脾胃虚弱,平生多病。半年应宜煎陈米粥时时予之,以助中气,自然易养少病。还应忌生冷油腻甜物等,这是顾护脾胃重视后天,使儿童健康的经验之谈。

南宋陈文中《小儿病源方论·养子调摄》说："养子若要无病,在乎摄养调和。吃热、吃软、吃少,则不病;吃冷、吃硬、吃多,则生病。"幼儿处于以乳食为主转变为以普通饮食为主的时期。此期乳牙逐渐出齐,但咀嚼功能仍差,脾胃功能仍较薄弱,食物宜细、软、烂、碎。

南宋刘昉《幼幼新书·卷第三十》:"儿乳食失度,使四大不调。滋味有贪,遂五脏受病。甘甜聚食,咸酸滞涎,留结于胃肠,风壅渍癖于心肺,气脉不顺,水谷不行,虽不逆于上焦,即秘结于下部。儿不知疼痛,难说因由。惊啼以频频,但怒胀而不知乳,不知痛刺连跻,但面色青黄。"四大指甘甜咸酸,怒胀指腹部胀得厉害。此文论述小儿外感夹滞所致的小儿便秘,小儿因伤乳食,停滞胃肠,复为风邪所引动,壅塞心肺,气滞而水谷不行,以致大便干结难下。便秘患儿应该合理饮食,调节生活习惯。

金元时期,对儿童保健在隋、唐、宋时期的基础上有所发展。如张洁古对钱乙学说采纳提取。张子和则提出"养生当论食补、治病当论药攻"的观点,阐明了饮食调理和医疗的关系。他还告诫人们应该正确对待孩子,指出"过爱小儿反害小儿"。这对儿童健康成长是有积极作用的。李东垣则认为"病从脾胃所生,养生当实元气"(《脾胃论·脾胃虚实传变论》)。脾胃为后天之本,在小儿生长发育时期尤为重要。小儿脏腑柔弱,如何促其由弱转强,全靠后天的饮食营养。所以调理脾胃,充实元气,对儿童健康有着重要的作用。

(2)勿偏嗜:明代徐春甫《古今医统·婴幼论》载:"大抵爱子之偏,无出于母,所嗜之食,任其饱足,以致所伤……盖小儿脏腑怯弱,乳食过度则伤脾胃,贵乎调理得中,无有太过不及。"溺爱娇惯,任其偏食,乃至疾病丛生。

《万氏家藏育婴秘诀·鞠养以慎其疾四》说:"小儿无知,见物即爱,岂能节之? 节之者,父母也。父母不知,纵其所欲,如甜腻粑饼、瓜果生冷之类,无不与之,任其无度,以致生疾。虽曰爱之,其实害之。"指出幼儿期要防止食伤致病,此期的饮食调养需由家长掌握。

(3)控饥饱:《素问·痹论》曰:"饮食自倍,肠胃乃伤。"指的是毫无节制地暴饮暴食,超过了胃肠消化功能,胃肠功能就会受到损伤。

(4)防吐泻:《颅囟经》谈道:"乳后抱儿,使其身直,恐软弱倾倒,致乳溢出。"抱直小儿,轻轻拍拍背部,使胃内空气排出,可避免吐奶、呕吐。

曾世荣《活幼心书·明本论》谓:"凡婴孩上吐不止、下泻不停,皆因六气(六气者,筋骨血肉积气是也)未完,六淫(六淫者,风火暑湿燥寒是也)易侵,兼以调护失常,乳食不节,遂使脾胃虚弱,清浊相干,蕴作而然。有先泻而后吐者,乃脾胃虚冷,其候先泻白水或白冻,吐亦不多,口气缓而神色慢,额前有汗,六脉沉濡,此为冷也。先吐而后泻者,乃脾胃有热,气促唇红,吐多面赤,脉洪而散,渴饮水浆,此为热也。"曾氏此论,从小儿的体质尚未健全完善,调护失宜,外邪、乳食所伤来阐述小儿吐泻的病机,是较全面的。这也是我们日常保健中需要注意防范的。

(5)防积滞:《活幼心书·明本论》谓:"凡婴孩所患积症,皆因乳哺不节,过餐生冷、坚硬之物,脾胃不能克伐,积停中脘,外为风寒所袭,或因夜心卧失盖,致头疼面黄身热眼胞微肿、腹痛膨胀、足冷肚热、不安神昏、饮食不思、或呕或哕、口噫酸气、大便馊臭。"喂养不当、过食生冷、外感风寒都可以导致小儿积食,在生活中要注意预防。

明代医家王肯堂《证治准绳·幼科·宿食》载:"小儿宿食不消者,胃纳水谷而脾化之,儿幼不知撙节,胃之所纳脾气不足以胜之,故不消也。"小儿脾常不足,乳食不知自节。

若调护失宜,喂养不当,则易为乳食所伤。乳食不节,脾胃受损,受纳运化失职,升降失调,宿食停聚,积而不化,则会形成积滞。

《婴童类萃》是明代王大伦所著,《婴童类萃·积热》:"积热之症非一,有实热,有虚热……得病之源,或为风寒暑湿所乘,或为饮食生冷所伤,或内有积聚,或外受惊恐,或肥甘油腻过度,或厚衣温暖过节。积热者,内有积郁而不泄,日久乃发。其发也,或浑身壮热,经月不退;或寒热往来,似症非症;或日晡潮热,发作有时。失而不治,久久发不已,余邪不退,久热成疳,则不可救矣。"积热之证,范围较为广泛。有因于饮食积滞而化热者,最为多见;有因于风寒暑湿,内蕴成积者;还有因于蛔虫积聚,皆能蕴滞化热。本节"食积发热",即是突出饮食积滞这一重要因素,而兼顾其他,故名之。积热日久,最易耗伤津液,变生他病。目前,临床上所见小儿因于饮食所伤(多为膏粱厚腻)及厚衣温暖所致积热内蕴者甚多,这类患儿也常易为外邪感触而发病。经常容易感冒患儿,除因脾肺气虚较为常见外,积热内蕴也是一个重要的因素。在预防小儿积热时,要注意预防这些病因,防止转化为疳证。

《医宗金鉴·幼科心法要诀》说:"夫乳与食,小儿资以养生者也,胃主受纳,脾主运化,乳贵有时,食贵有节,可免积滞之患,若父母溺爱,乳食无度,则宿滞不消而疾成矣。"小儿厌食、食积、疳证三者名异同源,互为因果,有联系又有区别,可以互见,也可独存,常源于脾胃但又不仅限于脾胃,因脾虚而厌食,因失运而积滞,因气液耗伤而成疳积。平时预防时要注意纠正不良饮食习惯,饮食三餐要规律,掌握正确的喂养方法,饮食起居按时、有度。

(6)防疳证:疳证是由小儿喂养不当或多种疾病影响,导致脾胃受损、气液耗伤的一种慢性营养障碍性疾病。流行于唐末宋初的《颅囟经·病证》谓:"小儿,一、眼青揉痒是肝疳,二、齿焦是骨疳,三肉色鼻中干是肺疳,四、皮干肉裂是筋疳,五、发焦黄是血疳,六、舌上生疮是心疳,七、爱吃泥土是脾疳。"

《颅囟经》是我国现存最早的儿科专著,对小儿疳证论述较详,此段论述提出肝疳、肺疳、心疳、脾疳、骨疳、筋疳、血疳七疳的分类及其主症,对后世影响甚大。

北宋《圣济总录·小儿门》载:"小儿宿有疳气,肌肤瘦瘁,内亡津液,心肺壅热,则为疳渴。盖因乳母不慎,恣食热物,不择酸咸,致令壅热潜流乳脉,或即乳儿,致腑藏生热,疳热相搏,上焦干燥,津液枯少,故烦躁而渴。"小儿乳哺不调,可以形成疳证之疳渴证,当宜细心调治和食养,预防本证。

《温病条辨·解儿难》载:"小儿疳疾,有爱食生米、黄土、石灰、纸、布之类者,皆因小儿无知,初饮食时,不拘何物即食之,脾不能运,久而生虫,愈爱食之矣。"疳疾嗜食异物,多因脾虚、生虫,治以运脾健脾、杀虫驱虫。在预防方面,应谨之于先,患病之后,不可再食异物,方可恢复脏腑功能。

(7)防胃痛:明代沈大治《生生直指》谓:"心痛者,胃脘痛也。胃之上口名曰贲门,贲门与心洞连,故经曰:胃脘当心而痛。今俗呼心痛者,未达此意耳。其致病之由,皆因恣纵口腹,喜好辛酸,多食炙煿,后餐寒凉生冷。朝伤暮损,日积月深,自郁成积。自积成痰,痰饮相隔,妨碍升降,故胃脘作疼痛。详其所由,皆在胃脘而实不在心也。治法当消痰疏气。寒痛者,温胃为主,无有不愈也。有真心痛者,大寒触犯心君,又曰污血冲心,手足青过节者,旦发夕死,夕发旦死,断不可活也……若痛方止,即吃物,病必复作,勿归咎于医也。须以渐而少食,方可获全安。"本文指出胃脘痛多系恣食生冷、辛辣炙煿之物,以致损伤脾胃,积湿生痰,影响脾胃之升降功能,使气机不利而作痛。同时提示在小儿胃脘痛好转阶段,饮食要有节制及勿食刺激性食物,方使胃脘痛不致发作。

2. 中药服用

隋代巢元方《诸病源候论·卷四十五·养小儿候》又云:"春夏决定不得下小儿,所以尔者,小儿脏腑之气软弱,易虚易实,下则下焦必益虚,上焦生热,热则增痰,痰则成病,自非当病,不可下也。"小儿有病,虽然应该尽早采用下法,但因小儿脏腑娇嫩,易虚易实,故在某些情况和某些季节又不可轻易使用下法,恐下虚上实,疾成病致。

小儿"脾常不足",北宋钱乙在其《小儿药证直诀》临床辨证治疗中,总以脾胃为重,无论何种病证,只要涉及脾胃病,钱乙总是先顾护后天脾胃、后治他证。如,《小儿药证直诀·虚实腹胀》中的"所治宜先补脾后下之",《小儿药证直诀·脉证治法》提出"脾胃虚衰,四肢不举,诸邪遂生""脾病见四季"的论点。《小儿药证直诀·小儿诸疳门》谓:"治癖之法,当渐消磨,医反以巴豆、硇砂,小儿易虚易实,下之即过,胃中津液耗损,渐令消瘦。"《小儿药证直诀·慢惊》谓:"小儿伤于风冷,病吐泻,医乱攻之,脾虚生风,而成慢惊"等等。《小儿药证直诀·肺病胜肝》里说"肝强胜肺,肺怯不能胜肝,当补脾肺治肝。益脾者,主令子实也"等。《小儿药证直诀》载方135首,除外用7方,还有丸剂71方,散剂45方,膏剂6方,汤剂6方。其中丸药多以蜜或糯米粉、白米粉等益胃之品作赋形佐料,或以米饮、乳汁、参汤等送服药,既顾护了脾胃之气,又易于小儿接受和脾胃吸收。服药多用米饮等送服,更体现顾护脾胃为本。

《幼幼集成·伤食证治》谓:"大凡小儿元气完固,脾胃素强者,多食不伤,过食不饥。若儿先因本气不足,脾胃素亏者,多食易伤。如攻伐一用,饮食虽消,而脾气复经此一番消伐,愈虚其虚,后日食复不化,犹谓前药已效,汤丸叠进,辗转相害,羸瘦日增,良可悲矣。"凡小儿先天禀赋充足者,不易生脾系疾病;不足者,容易伤食。

小儿脏腑娇嫩，易寒、易热、易虚、易实，治疗用药须及时、准确、审慎。如吴氏《温病条辨·解儿难》又说："其用药也，稍呆则滞，稍重则伤，稍不对证则莫知其乡。"临床应注意，用药勿多服、久服、乱服、勿伐生生之气，同时要注意调理脾胃。要严密观察小儿病情，注意精神、体温、脉搏、呼吸、睡眠、囟门、面色等变化，对危重证候，要及时发现，争取时间进行抢救，切忌拖延，以免猝变。

（五）预防心肝疾病

《灵枢·五癃津液别》中所言："天暑衣厚则腠理开，故汗出……天寒则腠理闭，气湿不行，水下留于膀胱，则为溺与气。"说明春夏阳气宣泄，气血趋向于人体肌表，表现为腠理松弛、毛孔开泄、多汗；而秋冬阳气收藏，气血趋向于人体内在，表现为腠理致密、毛孔闭合、少汗多尿。这种正常应时而变的生理现象反映了人体是受时间和气候变化规律影响的。如果外在自然界环境发生反常变化，而人体的调节能力又不能与之相适应，人体内外环境的相对平衡就会遭到破坏，而导致疾病产生。因此要与自然相适应，谨遵"春夏养阳，秋冬养阴"的养生原则，在选择方药之时，要注意春夏不宜过用辛温发散之品，以免导致开泄太过，耗损气阴；秋冬要慎用寒凉药物，以防耗伤阳气。同时，选择方药养生保健时，还要注意顺应主时之脏的生理特点，即：肝应春，主生；心应夏，主长；脾应长夏，主化；肺应秋，主收；肾应冬，主藏。

隋代巢元方《诸病源候论·卷四十五·养小儿候》又云："其饮乳食哺，不能无痰癖，常当节适乳哺。若微不进，仍当将护之。凡不能进乳哺，则宜下之，如此则终不致寒热也。又，小儿始生，生气尚盛，无有虚劳，微恶则须下之，所损不足音，及其愈病，则致深益，若不时下，则成大疾，疾成则难治矣……先治其轻时，儿不能耗损，而病速除矣。"痰癖是指因疾而生的癖块，在此指乳食内积，即通常所称的"奶积""食积"。本节指出幼儿从饮乳到哺食这个交替阶段，最易发生痰癖，即奶积、食积。但有个特点，即"小儿始生，生气尚盛，无有虚劳"。因此，应该"微恶则须下之"，这是后世保赤泻下的导源，在临床上具有实践意义。另外，小儿有病，应及早诊治，以免酿成大病。

朱丹溪立"慈幼论"，认为"小儿易怒，肝病最多。肝只是有余，肾只是不足"，丰富了小儿生理特点的内容，对儿童保健亦有指导意义。

1. 痫证

万全《片玉心书·惊风门》谓："凡小儿因闻非常之声，见异类之物，或为争斗推跌，或大小禽兽之类致惊，其神气结于心而痰生焉。痰壅气逆，遂成搐搦。口眼歪斜，口吐涎沫，一时即醒，如常无事。或一日一发，或间日再发，或三五日一发，或半年一发，一年一发。若不急治，变成痫疾，而为终身之痼疾也。"小儿受惊有先后天之别。先天之惊，得之于母腹中;后天之惊,则为巨声、异物、禽兽所触。《素问·举痛论》云:"惊则气乱。"气乱则逆气生而上巅,损心则心神失常,损肝则肝风内动而抽搐发病。惊痫除神昏、抽搐外,常伴有胆小易惊,喜投母怀,夜寐多噩梦,每于惊吓后易发,发作初期伴有尖叫,平素需注意预防。

2. 惊风

《普济方·婴孩一切病门·风病附论》谓:"风行于四时,和顺于内外,长养万物,能生能败,法令至周,惟风之德。夫人一身,亦问天地,顺则和,逆则害。所发之风,由其虚由作,应其热而生,有痰与热而发其惊。关窍不通,气脉流注,遂有传变,于身为害,当用逐之。何况童稚幼稚,嫩娇危脆,百病总归于风,岂可取次疏急。"小儿脏腑娇嫩,形气未充,易为外伤所侵,再加之神气怯弱,经脉未盛,故感邪之后,最易导致高热惊厥,发为惊风。现代医学认为高热惊厥是癫痫的病因之一,亦是诱使癫痫复发的常见因素。因此,减少感冒次数,预防高热惊厥是降低癫痫发病率和巩固抗癫疗效的重要手段。

清代芝屿樵客《儿科醒·辨惊风之误论》谓:"小儿急慢惊风之说,古书不载,后人妄立名目,概用金石脑麝之品,贻害至今,杀人不知凡几,虽代有名哲,因世俗胶结既久,猝难更正,故著作之家不得不仍以惊风二字目之矣。夫小儿形气未充气,易生恐怖,又何尝无惊吓之症。是凡骤闻异声,骤见异形,或跌扑叫呼,雷声鼓乐,鸡鸣犬吠,一切闻所未闻,见所未见,皆能致病。"小儿脏腑娇嫩,元气未充,神气怯弱,若乍见异物,卒闻异声,或暴受惊恐,致气机逆乱,可发为急慢惊风。本病预防应从常见致病因素着眼,保持居室安静,避免和控制发作诱因,如紧张、惊吓及不良的声、光刺激等。

3. 惊怖

吴鞠通在其所撰《温病条辨·解儿难》中,疾呼"只知以慈为慈,不知以不慈",并立"小儿稚阴稚阳"之说,丰富了小儿生理病理特点内容,对小儿疾病的防治,促进儿童健康很有指导意义。《温病条辨·解儿难》记载:"或见非常之物,听非常之响,或失足落空,跌仆之类……皆因惊吓也。证见发热,面时青时赤,梦中呓语,手足蠕动,"说明暴受惊恐,易引起心神不安或引动肝风,出现精神失调的病证。精神情志的变化,影响着小儿机体的生理变化,强烈持久的精神刺激,如悲、恐、惊等创伤,可大伤精、气、神,使阴阳失调,气血不和而引起肝郁气滞、动风生痰等疾病,或使正气内虚,邪易深入而诱发他病。可见防惊杜恐在小儿保健中的重要性。

(六)预防肾系疾病

1. 健筋骨

隋代巢元方在其所撰《诸病源候论》中,首著"养小儿候",对小儿的断脐、去毒、衣着、睡眠、体格锻炼、忌慎等进行了较详尽的描述。《诸病源候论·小儿杂病诸候·养小儿候》中谓："宜时见风日,若都不见风日,则令肌肤脆软,便易损伤……天和暖无风之时,令母抱日中嬉戏,数见风日,则血凝气刚,肌肉硬密,堪耐风寒,不致疾病。若常藏于帏帐之内,重衣温暖,譬如阴地之草木,不见风日,软脆不任风寒",指出了阳光、空气、风及户外活动对小儿健康的重要性。户外活动不仅可使婴儿有更多的机会接触、认识大自然,而且机体不断受到阳光、空气和风的刺激,可增强体温调节机能及对外界环境突然变化的适应能力,增强体质,提高抗病能力,促进生长发育及预防佝偻病的发生。

《太平圣惠方·治小儿龟背诸方》载:"夫小儿龟背者,由坐而稍早,为客风吹著脊骨。风气达于髓,使背高如龟之状也。"龟背是指小儿背脊屈曲突起,畸形如龟之背脊而言,又称"隆背",俗称"驼背"。鸡胸、龟背都是属于小儿生长发育障碍骨骼畸形的一种疾病,可分别发生,亦可同时并见。1 岁以下婴儿久坐可以导致龟背的发生。凡系后天失调者,预后多属良好;先天胎禀怯弱所致者,预后多属不良,往往形成痼疾。

2. 发智能

《诸病源候论·小儿杂病诸候·四五岁不能语候》谓:"人之五脏有五声。心之声为言,小儿四五岁不能言者,由在胎之时,其母卒有惊怖,内动于儿脏,邪气乘其心,令心气不和,至四五岁不能言语也。"5~6 个月的婴儿开始咿呀学语,7~8 个月能发出复音,2 岁左右能简单交谈,4~5 岁能用完整的语言讲出自己的意思。若 2 岁左右仍不会说话的叫语迟,系小儿心气不足、智力发育迟缓之故,除药物治疗外,尚须加强调护教养。

唐代孙思邈总结了唐以前的医学经验,集诸所秘要,去众说之未至,撰《备急千金要方》,对巢氏著述进行了整理,在其"少小婴孺方"中,多采纳巢氏之说。他主张"先妇人小儿,而后丈夫耆老",对小儿不只是审疾疗病,更重视其保健,丰富了儿童保健的内容,把儿童保健提高到了一个新的水平。《千金翼方·小儿·齿病》中还提道:"叩齿三百下,日一夜二,即终身不发,至老不病齿。"因为牙齿对于脾胃的消化吸收功能有重要作用,所以叩齿可保健脾胃。孙思邈提倡的做法是:小儿摒除杂念,全身放松,口唇轻闭,然后上下牙齿有节律地互相轻轻叩击。

宋初王怀隐的《太平圣惠方》,对胎教、养胎、妊娠食忌以及小儿初生调护、防治脐风、喂哺等法已有较系统的记叙,指出乳母不禁忌,子百病并生。

钱乙留心少小,悉其精微,"其治小儿,概括古今,又多自得",对儿科理论的阐发等皆有独到之处。如变蒸,钱氏则认为胎在母腹中时,五脏六腑成而未全,而在出生之后,仍然"脏腑柔弱""全而未壮"。而初生儿生长力旺盛,其骨脉、五脏六腑、神智天天都在变易,蒸蒸日上,向着健全的方向不停顿地发展。这说明他对小儿的生理特点已有进一步的认识。其对影响儿童健康的麻、痘、惊、疳等病的鉴别诊疗也有较清楚的认识。

刘昉辑录先贤论说，参以己意，编成《幼幼新书》，其中的"形初保育"记叙了儿童抚育、保健的内容，是儿童保健的重要文献著作，也是当时最完备的儿科专著。南宋陈文中对危害小儿健康的疮疹的治疗富有独特的经验，为痘疹用温补学派的创始人。

另外，南宋宋熹《童蒙须知》还有"入厕，必去上衣，下必浣手"、勤洗衣服等记载，说明在当时已经注重教育儿童讲究卫生，预防疾病，保障健康。避外邪，慎寒温。妊娠之后，气血聚以养胎，正气暂虚，若不慎调护，易受虚邪贼风，感冒外邪，郁热不解，多致小产、堕胎。尤其是妊娠早期染伤时邪，还可影响胎儿的生长发育，导致先天畸形。

元代名医曾世荣，对影响小儿健康的四大症之一的惊风抽搐的辨证与治疗有独到之处。有关小儿抚育、保健认识较前亦有发展，多有可取之处。如"四时欲得小儿安，常须二分饥与寒"等。

《万氏家藏育婴秘诀·治鼻》谓："凡新产芽儿或十日一月之内，忽然鼻塞，因吮乳不能呼吸者，多是乳母睡时不知所忌，抱儿身侧，鼻口中气出吹着儿，冷气自囟而入，成鼻塞。"新生儿因乳母鼻气吹向囟门可以导致鼻塞，婴儿养育时需要注意。

明代鲁伯嗣《婴童百问·呕证吐乳证》谓："呕者有声也，吐者吐出乳也。凡小儿乳哺，不宜过饱，若满则溢，故令呕吐。胃中纳乳，如器之盛物，杯卮之小不可容巨碗之物，雨骤则沼溢，酒暴则卮翻，理之必然。乳母无知，但欲速得乳儿长大更无时度；或儿睡着而更衔乳，岂有厌足？受病之源自此渐至日深，导其胃气之虚，慢惊自此而得，可不慎乎？此候但令节乳为上，甚者宜令断乳。议曰：吐乳呃乳，此症有数般，有冷有热，当自辨认。若吐自口角出，此是乳多消化不出，满而则溢，此非病也。"此条目主要是小儿要养成良好的生活与饮食习惯，忌暴饮暴食、饥饱不均。乳儿吐乳，有病者、不病者，无病吐乳，当从调摄为宜。

明代王銮《幼科类萃》谓："小儿吐泻，因外伤风冷，内伤乳食，或儿啼未定，气息未调，以乳饲之。气逆于上，则停滞胸膈，致令呕吐。气逆于下，则伤脾胃，致令泄泻。上下气逆，吐泻俱作。凡小儿但吐不泻者，逆其吐，必有痰，发惊者，十无一生。若只泻不吐，或吐泻俱发者，日久不退，亦变阴痫。治之者暂断其乳，轻者周时，重者三日，宜频与稀粥，服药速效，十全八九。或者不信是言，以小儿藉乳为命，不肯暂断。然乳固不可断也，殊不知因乳所伤得之者，若再以所伤之乳乳之，如抱薪救火，药何功之有？其间有不断，服药得安者，盖轻患也。亦有困轻致重，夭横者多矣。"吐泻患儿的饮食调理十分重要，其目的在于减轻胃肠道负担，使消化功能得以恢复。吐泻轻症减食即可，重症当暂宜乳食。这些儿童保健观点与现代医学的认识也是一致的。《幼科类萃·伤积门》谓："小儿诸疾，皆由乳食无度,过于饱伤,以致不能克化,留而成积",指出过度恣意妄食可以导致多种疾病的发生。

明代龚廷贤《寿世保元·积癖》谓:"夫癖块者,婴儿饮食失调,三焦关络,以致停滞肠胃,不得宣通,初得为积,久则气血与痰裹积,塞于腹胁,及疟家纵饮生冷浆水,亦能成之。其症作痛有时面黄肌瘦,倦怠无力,或生潮热、寒热是也。"由于饮食失节,损伤脾胃,纳运失常,气化不行,食积停滞不化,形成积。久之气血痰饮搏结不散,停于腹胁,致成癖疾。症状多见癖块疼痛,消瘦乏力。日常养护过程中需要预防。

《寿世保元·初生杂证论·不尿》谓:"一论小儿初生不尿者,皆因在胎之时,母食糟腌煎炙等毒物。热气流入胎中,儿因饮血,是以生下肚腹膨胀肾肿。如觉脐四旁有青黑色及口撮,即不可救也,如有青黑色不饮乳者,服。"母亲孕期要注意饮食保健,防止初生儿出现尿闭。

治疗脐风,夏禹铸创灯火疗法,为后世所崇。沈金鳌则认为"小儿脏气未全"不胜药力",故提出"勿轻易投药"(《幼科释迷》)。

《古今图书集成·医部全录》儿科部分,集录了清代以前诸家对儿童保健的论述,内容丰富,是对儿童保健的一次概括和总结。

(七)预防时行疾病

东汉时期,危害小儿健康最大的是急性热病,以及一些流行和传染性疾病。医圣张仲景"勤求古训,博采众方",创制了治疗伤寒的113方。陶弘景对危害小儿的烈性传染病天花有了认识。清代的医学家对儿童保健学又有进一步的充实、发展,对痘疹的鉴别更明确,专论疮疹的著作较多。这些都标志了对危害儿童健康的痘疹的认识和防治有了新的进展。

1. 药物预防

清代曹心怡撰《喉痧正的·防先》谓:"疫痧盛行之际,室中宜粪除洁净,熏以名香或杂烧檀、降、苍、芷之类,以辟除其秽恶。不正之气入室,宜啖圆圆皮蛋一枚,能饮者,佐以高粱酒少许。男妇老幼俱宜佩太乙辟瘟丹一颗,以降帛囊之,当心悬挂,不可近亵。"疫痧是指小儿的猩红热。古代医家早就认识到了其传染性和流行性,并提出了相应的预防方法。如清除脏物,保持室内卫生,空气消毒及随身佩带芳香药物等,这些方法至今仍为我们所习用。

2. 种痘预防

明清两代为儿童保健全面发展的时期,突出地表现在发明了种痘法和对麻疹的防治以及对婴幼儿的护养、早期教育等方面。由于当时天花、麻疹日见猖狂,几乎每个人都难幸免,对儿童的健康危害极大。因此,贤俊群集,专攻痘疹,发明了种痘法,有效地预防了天花,救治小儿不计其数,而且还传入国外,较英国琴纳发明牛痘接种法约早250年,成为免疫学的先驱。更应该说明,天花最易危害于小儿,所以种痘主要施之于小儿,种痘之后,避免发病。推行种痘法,是儿科保健的一项重要措施。种痘法的发明,不仅对我国,而且对世界儿童的健康都发挥了重大作用,是儿童保健史上的一个里程碑。此外,这一时期也是名医辈出、儿科医籍繁多的时期,不仅宣传推广种痘,而且对儿童的保育亦非常重视。

清末《中西医学全书·东西医法汇录·慎疾要言》载:"凡婴儿三个月以内,应种牛痘,此事非医者不可为之。因所种之苗其合用与否惟医者能知之也。凡种痘之小儿,长大之后,不染天花病,即偶得之,病亦不重。不种痘者,易得天花,病易传染他人,则不但一己危险,尚有害千众人。有治民之责者,必察贫家之儿女尽行种痘,或否如有不愿种者,则必依律治罪。如已种之后而所出之痘不合法,则必再种,此事惟医者可主之。"种痘可以预防小儿天花病。天花是流行最广,传染最速之烈性传染病。其最好的预防办法就是接种牛痘。本条强调了种痘之必要和重要,并从律法的高度指责了不种痘者,可见古代医家对预防天花之重视。

3. 隔离

历代医家早就重视疫病流行期要及时隔离病儿。猩红热病儿的隔离防疫,比服药其效更佳,正如清代陈耕道《疫痧草·辨论疫毒感染》曰:"家有疫痧人,吸受病人之毒而发病者为传染,兄发痧而预使弟服药。盖若兄发痧而使弟他居之为妙乎?"现代更强调早期隔离患儿在预防医学中的作用,并明确提出了隔离期,以杜绝传染。例如:发现水痘病儿,立即隔离,直至全部疱疹结痂为止;痄腮病儿,隔离至腮肿完全消退。此外,发现法定传染病要填报传染病卡,以便采取有效措施,控制流行。

4. 禁忌

明代张介宾《景岳全书·卷四十二》谓:"凡出水痘,先十数点,一日后其顶尖上有水泡,二日三日又出渐多,四日浑身作痒,疮头皆破,微加壮热即收矣。但有此疾须忌发物,七八日乃愈。"水痘患儿应注意水分和营养的补充,不宜吃辛辣、肥腻的食物,须忌发物。

清代谢玉琼《麻科活人全书》:"麻属火候多烦渴,病者时喜食凉物。初热未出也须禁,纵之恣食毛孔密。麻本火候,自发热至出透之日,未免有口渴烦躁,故多喜食冷物,盖麻症属火,食冷虽曰无妨,然生冷之物,麻症始终当忌,何则?夫麻要透表,只宜温暖饮食,以候其透发,若于初潮未出之际而食生冷,冰伏火邪,则毛孔闭密,而毒火难出矣,即透表之后,亦忌食生冷,但柿饼、秋白梨、莲藕、荸荠可略用,桃、李、梅子、柑橘、石榴、菱角等物,又在所必忌,然非但患麻者,生冷等物忌食,即医家治麻,寒凉之药,亦不可骤用。"麻疹的护理十分重要,古代医家教诲颇多,宜做参考。总之,患病期间饮食应以清淡、营养丰富而容易消化为宜,疹后也应该注意避免盲目忌口,以免继发维生素缺乏及营养不良。

(八)预防意外伤害

《万氏家藏育婴秘诀·鞠养以慎其疾四》所说:"小儿玩弄嬉戏……勿使之弄刀剑,含铜铁,近水火。"幼儿好奇好动,但识别危险的能力差,应注意防止异物吸入、烫伤、触电、外伤、中毒等意外事故的发生。

二、既病防变

《史记·扁鹊仓公列传》记载了春秋战国时期名医扁鹊为"小儿医",即"扁鹊名闻天下……来入咸阳,闻秦人爱小儿,即为小儿医。"第一位小儿医生扁鹊,入虢之诊,千古流芳,为后人叹服,他善于望色,强调指出"使人预知征,能使良医得早从事,则疾可已,身可活也"。这充分体现了有病早治,未病先防的保健医学思想,给人以启迪。

小儿起病急骤,变化迅速。如清代吴鞠通《温病条辨·解儿难》谓:"盖小儿肤薄神怯,经络脏腑嫩小,不奈三气发泄。邪之来也,势如奔马,其传染也,急如掣电,岂粗疏者所能当此任哉",用以形容小儿病变来势凶猛多变,因此患病后应及时就诊、尽早诊治,否则可导致轻病转重、重病转危。

三、病后调护

万全《幼科发挥·呕吐》中说:"凡小儿呕吐,止后不可使与乳。"要注意对呕吐病儿的乳食调护,首先要减少乳食量,并注意少晕多餐;呕吐后胃气必有损伤,不宜立即进食;呕吐频作时,仅宜给予流质饮食如清米汤等,待呕吐次数减少后,再逐渐增加。哺乳患儿要减少每次喂奶时间或延长间隔时间,呕吐不止者可暂停乳食。

万全《片玉心书·心腹痛门》谓:"凡小儿外感风寒,内伤冷物,胃气当心而痛,啼哭闷绝,手足冷,或吐或不吐,以热手按摩则止。凡小儿受风寒,绕腹疼痛,叫哭不宁,手足冷,汗出,或泻或不泻,得热稍定。凡小儿腹痛,无时举发者,此积痛也。凡小儿饮食之后,卒然腹痛,此伤食也。凡小儿心腹疼痛,嘈杂,口吐清水,面黄肌瘦,得食则止,肚饥又作嘈杂痛,此虫痛也。"本段所述心腹痛,临床中以寒痛、积痛、食痛、虫痛为多见。其中饮食生冷和感受风寒导致的腹痛,可以采用热熨法来保健、热敷腹部治寒性腹痛。

清代程国彭《医学心悟·疝气》谓:"小儿疝气偏坠,与大人颇同,但幼小难于用药耳。

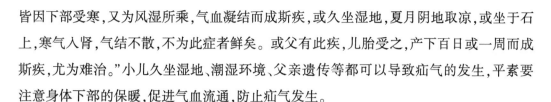

皆因下部受寒,又为风湿所乘,气血凝结而成斯疾,或久坐湿地,夏月阴地取凉,或坐于石上,寒气入肾,气结不散,不为此症者鲜矣。或父有此疾,儿胎受之,产下百日或一周而成斯疾,尤为难治。"小儿久坐湿地、潮湿环境、父亲遗传等都可以导致疝气的发生,平素要注意身体下部的保暖,促进气血流通,防止疝气发生。

中华人民共和国成立后,在中国共产党的正确领导下,开展了伟大的爱国卫生运动;加强了医药学的教育和科学研究;在全国自上而下都建立了负责妇幼保健的机构,实行三级保健网,推广"儿童保健"程序化管理;推广了新法接生,使初生儿脐风的死亡率迅速降低并得到控制;普遍进行了预防接种,消灭了天花、麻疹等,其他传染病的发病率和病死率显著降低;应用中医药防治一些小儿急性传染病和常见病,效果令人满意;实行了计划生育,提倡优生优育,对儿童保健也是极有力的促进。随着社会的不断发展,人们的物质生活和文化生活不断提高,儿童保健越来越引起全社会的关注。

【参考文献】

[1]张奇文,朱锦善.实用中医儿科学[M].北京:中国中医药出版社,2016.

[2]张奇文.实用中医保健学[M].北京:中国医药科技出版社,2016.

[3]马融.中医儿科学[M].北京:中国中医药出版社,2016.

第三章
现代中医儿童保健方法

第一节 营养与饮食保健

一、中医营养与饮食概论

中医学认为"药食同源""药食同理""药食同功"。药食的选用,是在中医理论指导下,根据体质、病情的不同,选取适宜的药食来保健强身,预防和治疗疾病。其中营养价值不大,但治疗作用明显的归为中药;而营养价值大,治疗作用平和可以长期服用的归属于食物。如《五十二病方》一书,以大量的食物入药,所载药品247种,食物类可占四分之一。药与食的应用又常常紧密结合,正如《周礼·天官·疾医》所载"以五味、五谷、五药养其病",强调了药治与食治相结合。中医的饮食营养保健是中医养生、治疗不可或缺的一部分。

(一)中医营养与饮食的整体观

中医认为人是一个有机整体,构成人体的组织和器官虽有不同的生理功能,但其之间有着密切联系,体现在脏腑之间、脏腑与各组织之间的各个方面。如心主血脉,主神智,在液为汗,开窍于舌,其华在面,与小肠相表里;肺主气,司呼吸,主宣发肃降,主通调水道,开窍于鼻,其华在毛,与大肠相表里;脾主运化,主升,主统血,主肌肉、四肢,开窍于口,其华在唇,与胃相表里;肝藏血,主疏泄,主筋,开窍于目,其华在爪,与胆相表里;肾藏精,主纳气,主水,主骨生髓,开窍于耳及二阴,其华在发,与膀胱相表里。所以脏腑的功能失常,可以反映于体表,如《丹溪心法》所说"有诸内者,必形诸外";体表组织器官有病变,也可以影响到脏腑。在临诊过程中可以根据五官、形体、色脉等外在的变化,了解脏腑的虚实、气血的盛衰以及正邪的消长,从而确定饮食原则。如小儿出现遗尿,考虑到肾主司二便,下元虚寒者,宜食芡实、山药、糯米等以温补肾阳;考虑到肝经湿热下注而致遗尿者,宜食薏苡仁、鲫鱼等以泻肝清热;考虑到肺脾气虚者,宜食莲子、龙眼肉、山药等以益气健脾。

春生、夏长、秋收、冬藏,人也要顺应四时变化而调整饮食。如春季阳气升发,可食辛散之品以振奋人体阳气,如葱、姜、蒜、豆豉;夏季炎热,宜食清热寒凉之品,如西瓜、绿茶、绿豆;长夏三伏暑湿较重,宜食健脾化湿之品,如薏苡仁、白扁豆;秋季气候干燥,宜食清润甘凉之品,如枇杷、蜂蜜、百合;冬季寒冷,且逢身体修养生机之时,宜食补益之品,如羊肉、乌骨鸡等。同时,地域的差异也导致了不同地区人体体质的多样性,在饮食方面也各有特点。

(二) 中医饮食具有养生作用

古称"食养""食补"。《素问·脏气法时论》谓:"五谷为养,五果为助,五畜为益,五菜为充,气味合而服之,以补益精气。"又如《素问·五常政大论》谓:"谷肉果菜,食养尽之。"充足均衡的饮食是人体进行正常生命活动的重要保证。此外,在食物搭配和饮食调剂制备方面,中医同样注重调和阴阳,使膳食无寒热升降之偏。如烹调鱼、虾、蟹等寒性食物时,佐以葱、姜、醋类温性调料,以防食物寒凉,食后损脾胃阳气而引起不适。

(三) 中医饮食具有治疗作用

又称"食疗""食治",是指利用饮食来治疗或辅助治疗疾病。中医施治的过程可归纳为"纠偏",是借助药物或食物的偏性来引导人体回归到"阴平阳秘"的状态。食物同药物一样,均具有四气(寒、热、温、凉)和五味(酸、苦、甘、辛、咸)之性,也有相应的归经和特性,因此在食疗方面,要根据人的体质、病症以及季节的不同而选择适宜的饮食,禁忌食用妨碍疾病治疗与预后的食物。

(四) 中医饮食具有两重性

一方面饮食有节,谨和五味,可促进健康,不易患疾。另一方面,饮食无度、饮食偏嗜或饮食不洁,均可影响人的体质,甚至导致疾病的发生。如《素问·五脏生成》谓:"多食咸,则脉凝泣而变色;多食苦,则皮槁而毛拔;多食辛,则筋急而爪枯;多食甘,则骨痛而发落。此五味之所伤也。"明确指出饮食偏嗜对人体的影响。同时,疾病的治疗与恢复过程中也要注重食物的禁忌,如《素问·热论》指出外感热病的饮食禁忌:"病热少愈,食肉则复,多食则遗,此其禁也。"表明病人热势稍退,如吃肉食,热会复发,饮食过多则邪气遗留不清。

(五) 中医饮食与治未病

中医学历来就重视"未病先防",早在《黄帝内经》中就提出了"治未病"的预防思想,如《素问·四气调神大论》说:"圣人不治已病治未病,不治已乱治未乱。夫病已成而后药之,乱已成而后治之,譬犹渴而穿井,斗而铸锥,不亦晚乎。"中医食疗通过研究如何烹饪和食用食物,使五脏功能旺盛、气血充实,从而远离疾病。一千多年以前,孙思邈就提出用动物肝脏预防夜盲症。还有如用海带预防甲状腺肿大,用谷皮、麦麸预防脚气病等记载。中医食疗还发挥某些食物的特异性作用,直接用来预防某些疾病。如大蒜、生姜、葱白可预防感冒,鲜白萝卜、鲜橄榄煎服可预防白喉,秋季食梨可预防秋燥咳嗽,仍沿用至今。

(六) 中医饮食的禁忌

中医饮食注重食物自身的"性""味""归经""升浮沉降"及"补泻"特性,根据人群体质、病证的异同,便有相对应的饮食禁忌,习称"忌口"。汉代医书《伤寒论》中明确指出服药时忌生冷、黏滑、肉、面、五辛、酒酪、臭物。根据体质不同,阳虚者宜温补,忌寒凉;阴虚者宜滋补,忌温热。阳虚患者不宜过食生冷、性味偏寒凉的食物;阴虚患者则不宜吃辛辣刺激性食物。由于虚证患者多有脾胃功能的减退,影响消化吸收,因此也不宜吃肥甘、质硬的食物,应采用清淡而富有营养的饮食为宜。古代医家把患病期间饮食禁忌大致概括为以下几大类。

(1)生冷:未经过烹饪处理的,或性偏凉的食物。如冷饮、冷食、大量的生蔬菜和水果等。寒性体质、脾胃虚寒腹泻者应忌服。

(2)黏滑:糯米、高粱等所制的米面食品等,此类食物不易消化,脾虚纳呆,或外感初起患者应忌服。

(3)油腻:荤油、肥肉、油煎炸食品等皆属此类,过食易生痰湿,为脾湿或痰湿者所忌。

(4)腥膻:海鱼、虾、蟹、海味(干贝、淡菜、鲍鱼干等)、羊肉、狗肉等。为风热证、痰热证、斑疹疮疡患者所忌。

(5)辛辣:葱、姜、蒜、辣椒、花椒、韭菜、酒等性味辛散的食物,因其易助阳化热,为内热证患者所忌。

(6)发物:指能引起旧疾复发或新病病情增重的食物。除上述腥、膻、辛辣等食物外,尚有一些特殊的食物,如鹅肉、鸡头、鸭头、猪头、驴头肉等,为哮喘、动风、皮肤等病患者所忌。

值得一提的是,中医始终坚持以辨证的思路看待问题,认为人与自然息息相通,一方水土养一方人,地域的差异和体质因素决定了饮食的偏向性,如《素问》中提到"南方者,天地所长养……其民嗜酸而食胕,故其民皆致理而赤色,其病挛痹。"中国南方人多食米和发酵制成的食物,因此这类食物对于南方人来讲是适合自身体质的饮食类别,不可过于拘泥饮食宜忌而忽略整体因素。

二、胎儿期营养与保健

人始生,先成精,受精怀孕是新生命孕育的开始。我国自古以来注重优生优育,产生诸多"养胎护胎""胎养胎教"的胎儿期保健理论,朱丹溪在《格致余论·慈幼论》中阐述:"儿之在胎,与母同体,得热则俱热,得寒则俱寒,病则俱病,安则俱安。"胎儿生长发育所需的一切营养皆来自母体,生长发育的健康与否与母体密切相关,因此孕期保健成为优生的重要环节,而饮食营养是关键。明代医学家万全认为:"常得清纯和平之气,以养其胎,则胎元完固,生子无疾。"孕妇宜服一些清淡滋补富有营养的食物,若不知饮食忌宜,五味偏嗜太过,或"喜啖辛酸、煎炒、生冷之物",或饮食不节、时饥时饱,损伤脾胃,痰湿停聚,久而化热,即易导致胎肥、胎热、难产。

(一)孕期饮食营养

孕早期是指从妊娠开始至妊娠第12周,这一阶段胎儿开始生长发育,孕妇要加强营养的摄入。中医学用酸、苦、甘、辛、咸五味来概括食物之营养要素,认为五味与五脏有相应的关系,五味正常可促进五脏安和,故应搭配食用,且孕妇在这一时期往往冲脉气盛,肝气上逆,胃气不降,出现恶阻症状,导致机体处在饥饿状态,不仅不利于胎儿发育,还损伤后天脾胃之气。因此饮食上应选择清淡平和之物,以面食、米粥为主,佐以果蔬、肉、蛋,保证营养充足。同时还应遵循"胃以喜为补"的原则,少食多餐,顾护脾胃。此时可辨证常服甘蔗汁(《梅师集验方》)。孕中期2.5~3个月时孕吐开始消失,胃纳渐增,食量增多,妊娠6个月之后,胎儿渐大,阻滞气机,常出现轻度水肿,此时可食用鲤鱼汤(《饮膳正要》)或乌雌鸡肉粥(《太平圣惠方》)。小儿生长的高峰期在妊娠中晚期以后,快速的生长发育意味着所需的营养物质增多。现代研究发现,这一阶段也是大脑发育的关键时期,更要摄取充足的富有营养的食物。

(二)孕期饮食禁忌

唐代孙思邈在《备急千金要方》中提出:"儿在胎,日月未满,阴阳未备,腑脏骨节皆未成足,故自初讫于将产,饮食居处皆有禁忌。妊娠食羊肝,令子多厄。妊娠食山羊肉,令子多病……"自受孕至足月均应注意饮食方面的合理调节,如果对食物禁忌不予重视,轻则影响孕妇健康和胎儿发育,重则导致胎儿畸形,甚至引起流产或早产。

过食生冷,易伤脾胃,会产生腹痛腹泻,以致消化功能失常,影响胎儿发育。有人观察,当孕妇过食冷饮时,胎动明显增加,且胎儿出生后,出现消化不良、腹泻等脾胃虚寒情况较多。而辛辣大热之物恣意食用,可生热化火,灼伤津液而动血。中医有"产前多热"之说,若再恣食辛热,易致精血亏耗,胎元失养或胎漏下血、堕胎。故《济阴纲目》谓:"大冷大热之物,皆在所禁,务谨饮食。"厚肥、甘甜、煎炸食品,易化湿生热,妨碍脾胃运化功能,影响精微供养胎儿,或形成营养过剩,使母体肥胖,胎儿过大,造成难产。

烟酒为辛辣大热之物,孕妇应忌之。有调查报告,烟酒使胎儿生长发育延缓、智力减退、早产、畸形。中医学早就指出孕妇应戒烟酒,如明代张景岳指出:"酒多者,最为不宜。盖胎种先天之气,极宜清楚,极宜充实。而酒性淫热,非惟乱性,亦且乱精,精为酒乱,则湿热其半,真精其半耳。精不充实,则胎元不固,精多湿热,则他日痘疹惊风脾败之类,率已受造于此矣。"孕妇吸烟,或在吸烟环境中吸入大量的二氧化碳、尼古丁、三苯四丙吡等有害物质,不仅危害孕妇自身,亦祸及胎儿,会降低胎儿出生前体重,增加先天性心脏病的发生率。故妇人在受孕前数月就应戒烟,并避开吸烟处。

三、婴儿期营养与饮食

小儿初生,乍离母腹,所处环境发生根本性变化,机体尤为娇嫩。《医学正传·小儿科》这样描述:"夫小儿之初生,血气未充,阴阳未和,脏腑未实,骨骼未全。"离开母体的婴儿的营养供给,从由母体转输过渡到依赖自身脾胃运化饮食所得。

(一) 母乳喂养

《万氏家藏育婴秘诀》中说:"小儿在腹中,赖血以养之,及其生也,赖乳以养之。"婴儿出生后应及时开乳,为新生儿补充营养。母乳喂养对婴幼儿早期及远期的健康均有促进作用,是因为母乳中独一无二且至今无法模拟与替代的营养成分。特别是随着母乳库捐赠人乳的临床应用,国内外开展了大量对母乳成分的相关研究,发现母乳中存在成百上千的蛋白质以及大量的生物活性因子,如生长因子和免疫因子及寡糖和有益菌群等。这些活性成分有不同的生理功能,涉及机体代谢及免疫的各个环节。在婴幼儿早期发挥着促进肠道黏膜的成熟与发育、提高免疫功能、减少炎症反应等作用,并对过敏性疾病的发生起到一定的预防作用。母乳除了在营养方面是最佳选择外,还有许多独特的优势。现如今婴幼儿出现过敏现象的频率呈上升趋势,过敏性疾病在婴儿时期常表现为湿疹和饮食过敏,其中以牛奶蛋白过敏最常见。因此预防过敏、提高免疫力是主要预防措施,其中最有效的措施和方法仍然是母乳喂养。有研究表明,纯母乳喂养持续 4 个月以上,有助于降低 2 岁内儿童特应性皮炎及牛奶过敏的累积发病率,母乳喂养持续时间长对哮喘儿童的肺功能有亦保护作用,特别是非特异性哮喘患儿。

胎儿出生后自脐带结扎至生后满 28 天,称为新生儿期。这一时期,新生儿刚刚脱离母体而开始独立生存,需要在短时期内适应新的内外环境变化,脾胃开始受盛化物、输布精微和排泄糟粕。《备急千金要方》有云:"视儿饥饱节度,知一日中几乳而足,以为常。"

重在强调母乳应仔细观察婴儿的个体需要,根据婴儿的个体情况进行按需喂养。要让婴儿吸完一侧乳房,再吸另一侧。同时,产妇因母乳喂养的体位和哺乳姿势的不规范,是导致产后初期母乳喂养率降低和母乳喂养失败的主要原因。混合喂养及人工喂养

由于母乳不足而添加牛羊乳或其他代乳品的喂养方法,称为混合喂养,有两种方法。

(1)补授法:母乳喂养的婴儿体重增长不满意时,提示母乳不足。补授时,母乳哺喂次数一般不变,每次先哺母乳,将两侧乳房吸空后再以配方奶或兽乳补足母乳不足部分,适合6个月内的婴儿。这样有利于刺激母乳分泌,因而较代授法为优。补授的乳量由小儿食欲及母乳量多少而定,即"缺多少补多少"。

(2)代授法:用配方奶或兽乳替代一次母乳量,为代授法。母乳喂养婴儿准备断离母乳开始引入配方奶或兽乳时宜采用代授法。即在某一次母乳哺喂时,有意减少哺喂母乳量,增加配方奶量或兽乳,逐渐替代此次母乳量。依此类推直到完全替代所有的母乳。

由于各种原因不能进行母乳喂养时,完全采用配方奶或其他兽乳喂哺婴儿,称为人工喂养。配方奶粉是以牛乳为基础的改造奶制品,使宏量营养素成分尽量"接近"于人乳,使之适合于婴儿的消化能力和肾功能,如降低其酪蛋白、无机盐的含量等;添加一些重要的营养素,如乳清蛋白、不饱和脂肪酸、乳糖。在不能进行母乳喂养时,配方奶应作为优先选择的乳类来源。

(二)添加辅食

按时添加辅助食品是满足婴儿生长发育需求的必要过程,并使婴儿脾胃功能逐渐增强,逐步适应普通食品的摄入。辅食添加时期正是婴儿快速生长发育的关键时期,易出现营养缺乏和过剩,这一时期接触到新鲜的食物、口味和饮食经历,不仅影响智力发育、体格生长和免疫功能,而且会影响日后的饮食习惯和行为。

中国营养学会在《中国婴幼儿喂养指南(2022)》中,建议在6个月添加辅食。此时纯母乳喂养已无法再提供足够的能量和营养素,同时,这一时期婴儿对食物的微小变化很敏感,是习惯不同味道的关键阶段,因此须在继续保证母乳喂养的基础上,引入各种营养丰富的食物。少数婴儿可能由于疾病等各种特殊情况而需要提前或推迟添加辅食。这些婴儿必须在医师的指导下选择辅食添加时间,但不能早于4个月,且在6个月后尽快添加。

1.辅食添加原则

应按照"循序渐进"的原则,即由少到多、由稀到稠、由细到粗、由一种到多种。首先选择能满足生长需要、易于吸收、不易产生过敏的谷类食物,最好为强化铁的米粉;其次引入的食物是茎类蔬菜、水果,主要目的是训练婴儿的味觉;逐渐引入肉类、蛋类、鱼类等动物性食物和豆制品。

2. 添加辅食顺序列举

6个月左右是添加辅食的开始阶段,应选择满足幼儿营养需求且易消化的半流质食物。常添加的食物有:米糊、稀粥、蛋黄、豆腐、鱼泥、动物血、水果泥和菜泥等。7~9个月,婴儿逐步适应了其他食物的摄入,婴幼儿可以进一步食用固体食物,但仍要遵循营养易吸收原则。常添加的辅食有:粥、烂面条、烤馒头片、饼干、全蛋、鱼、肝泥、肉末等。10~12个月,这阶段婴儿添加的辅食种类和质地逐步向成人过渡,但要掌握量的适当性。常添加的辅食有:稠粥、软饭、面条、馒头、碎肉、碎菜、豆制品等。一周岁以后,辅食的种类基本如正常成人。早期添加的辅食中应尽量避免加入过量的盐,以保护婴儿未完全发育成熟的肾脏,降低将来高血压的风险。同时也应少加或不加糖,以免养成嗜糖的习惯。

四、幼儿和学龄前儿童营养

(一)幼儿营养与饮食

幼儿的生长发育速度较婴儿期缓慢,但仍处于快速生长发育的时期,且活动量较前增多,仍需保证充足的膳食营养。此时幼儿的脾胃运化功能尚不完善,但食量增大,自己喂哺的意识增强,可逐步使用简单的餐具,有接受和拒绝食物的行为。

1. 饮食选择

主食应选择谷类为宜,适当佐以玉米、黑米等杂粮与大米、小麦搭配;选择时令新鲜水果和蔬菜,合理适量选择肉、鱼、蛋作为补充;中国婴幼儿膳食指南建议幼儿每日需水量1 250~2 000 mL,其中约1/2来自水、果汁,开水是幼儿最好的饮料。

2. 食物制备与进食

幼儿膳食质地较成人食物软,但不宜过碎煮烂.易于幼儿咀嚼、吞咽和消化。采用蒸、煮、炖、煨等烹调方式,以清淡为宜。少用或不用含味精或鸡精、色素的调味品,注意食物多样化和色香味更换。少食高脂食物、快餐食品、碳酸饮料;控制过多含糖饮料的摄入,以免影响食欲和过多能量的摄入。

幼儿进餐应有规律,包括定时、定点、适量进餐,以每日4~5餐为宜,即早、中、晚正餐、点心1~2次,进餐时间20~25分钟/次为宜。培养儿童自我进食技能的发展,不规定进食方法(手抓、勺、筷),不强迫进食,2岁后应自我、自由进食。进餐环境宜轻松、愉悦,有适宜的餐具;餐前洗手,学习用餐礼仪;避免餐前过度兴奋、餐时边吃边玩。

(二)学龄前期儿童营养

1. 饮食选择

学龄前儿童生长发育趋于平稳,口腔功能较成熟,消化功能渐接近成人,已可进食家庭成人食物。应选择富有营养的食物,如新鲜水果、蔬菜、低脂奶制品、瘦肉类(鸡、鸭、鱼、牛、猪、羊肉)、全谷类。正餐少用汤类代替炒菜、稀饭代替米饭。尽量避免纯能量食物,如白糖、粉丝、凉粉等,少吃零食,饮用清淡饮料。品种多样,膳食平衡,膳食多样化,以满足儿童对各种营养成分的需要,如荤素菜的合理搭配,粗粮、细粮的交替使用,保证蛋白质、脂肪、碳水化合物之间的比例,以及足够的维生素、矿物质摄入。学龄前儿童功能性便秘发生率较高,需适量的膳食纤维,全麦面包、麦片粥、蔬菜是膳食纤维的主要来源。

2.食物制备与进食

学龄前儿童饮食与成人相同,但口味仍以清淡为主,少油煎、油炸,避免刺多的鱼骨。自主进食,养成良好习惯,学习进餐礼仪。在零食选择方面,2018年由中国疾病预防控制中心营养与健康所、中国营养学会共同编制的《中国儿童青少年零食消费指南(2018)》,将零食分为"可经常食用""适当食用"和"限制食用"三种(表3-1),从营养与健康角度强调儿童青少年应该以正餐为主。如需选择零食,建议家长参照零食分类消费指南选择。

表 3-1 零食分类

分类	肉蛋	谷类	豆类	果蔬	乳类	坚果	薯类	饮料	糖果、冷饮
可经常食用	鸡蛋、鱼虾等	玉米、低糖麦片、全粮面包	豆浆、豆腐、豆花	新鲜水果	全脂奶、鲜奶、酸奶	花生米、榛子、瓜子	蒸、煮红薯、土豆、山药	新鲜无糖果汁	—
适当食用	瘦肉、卤蛋、牛肉干	月饼、蛋糕	炒豆、豆干、粉皮	果蔬干、水果罐头	奶酪、奶片、黄油、炼乳	鱼皮花生、糖炒坚果类	土豆泥、地瓜干	含糖果蔬饮料、含乳饮料	巧克力、以鲜奶或水果为主的冰淇淋
限制食用	汉堡、炸鸡类	方便面、奶油蛋糕	—	腌制果脯	—	—	炸薯片(条)	糖浓度高的饮料汽水、可乐	棉花糖、奶糖、水果糖

五、学龄儿童和青少年营养

学龄儿童体格仍维持稳步的增长,除生殖系统外的其他器官系统,包括脑的形态发育接近成人水平,肌肉发育较好。乳牙脱落,恒牙萌出,口腔咀嚼吞咽功能发育成熟,消化吸收能力基本达成人水平。学龄儿童学习任务重、体育活动量大,但发育的性别、活动强度存在差异,能量摄入量需满足生长速度、体育活动需要,保证优质蛋白质供给,各种矿物质如钙、铁、锌和维生素的需要较前增加。青少年出现第二生长高峰,生长加速,能量和蛋白质的需要量明显增加,易发生营养不良或过剩。在饮食安排方面与成人相同,根据体质、季节的不同,做到搭配合理。

常见食物的保健应用举例:

粳 米

【别名】大米、硬米、白米。

【性味】味甘,性平。

【归经】脾、胃、肺经。

【功效】补气健脾,除烦渴,止泻痢。

【应用】

(1)用于脾虚诸证。粳米益气健脾,如《寿世青编》的茯苓粥,用粳米 100 g、茯苓末 10 g 一起煮粥,煮至米熟烂后食用。治疗不思饮食、神疲乏力、身体瘦弱或大便溏泻等症。

(2)用于热病烦渴。本品具有除烦止渴之功,单用煮汤或煮粥即可。

【用法】宜制为粥、米饭、米糕等。

粟 米

【别名】小米、粟谷、谷子、黄粟。

【性味】味甘、咸,性凉。

【归经】脾、胃、肾经。

【功效】益气和中,益肾,除热,解毒。

【应用】

(1)用于脾胃虚弱证。粟米味甘补脾以助水谷运化。如《食医心镜》粟米丸,用粟米 120 g 研粉,水和为丸,如梧子大,温水吞服。治疗脾胃气弱,消化不良,呕吐,饮食不下。

(2)用于产后调养。粟米益气,为产后常用食物之一。如《太平圣惠方》粟米粥。

（3）本品性凉，经常服用可以解热毒。

【用法】宜制为粥、米饭等。

【注意】不宜去净糠皮。脾胃虚寒者不宜食用。

薏苡仁

【别名】薏米、苡米。

【性味】味甘、淡，性微寒。

【归经】脾、胃、肺经。

【功效】利湿健脾，舒筋除痹，清热排脓。

【应用】

（1）用于脾胃虚弱证。薏苡仁味甘，健脾益气，宜炒用。可与大枣配伍，以增强健脾益气之功。

（2）用于水肿，小便不利。本品味甘能健脾助运，输布水液；其淡味能渗湿利水。可与赤小豆配伍。

（3）用于风湿痹痛。本品味甘淡，甘则缓急止痛，淡则渗除水湿，舒筋除痹。如《食医心镜》所载，薏苡仁捣为末，与粳米煮粥，空腹食用，治筋脉拘挛、风湿痹证。

（4）用于肺痈或肠痈。本品性凉，生用清热排脓效佳。

【用法】可以制成粥或饭。

【注意】脾胃虚寒慎食；小便多者不宜服用；健脾益气宜炒用，渗湿利水、祛风湿及排脓消痈宜生用。

荞　麦

【别名】乌麦、荞子、三角麦。

【性味】味甘、微酸，性寒。

【归经】脾、胃、大肠经。

【功效】健脾消积，下气宽肠，解毒敛疮。

【应用】

（1）用于胃肠积滞。荞麦味甘，健脾以助运化，下气宽肠以消积滞。如《简便方》用荞麦面做饭食之，治胃肠积滞、慢性泄泻。

（2）用于白浊带下。本品味甘，益气固摄以止带。可配伍鸡子白作丸服。

（3）用于痈肿疮疡、瘰疬及烫伤、火伤等。本品性寒，清热毒以消痈肿。如《日用本草》引《兵部手集方》用荞麦面醋调敷之，治小儿火丹赤肿。

【用法】多用面粉制成各种食品。《备急千金要方》《食疗本草》等都提出"食之难消",可见荞麦不易消化吸收,因此小儿在食用时可将其做成荞麦面等易于消化的食品。

【注意】本品性寒,脾胃虚寒者慎食。

赤小豆

【别名】赤豆、红豆、红小豆。

【性味】味甘,性平。

【归经】脾、胃、肺经。

【功效】利水消肿退黄,清热解毒消痈。

【应用】

(1)用于水肿或黄疸。赤小豆性寒清热,利水消肿,退黄疸。如《本草纲目》黄鸡赤豆汤以黄雌鸡一只,去除鸡杂,与赤小豆200 g同煮,饮汤食肉,分次食,可治脾虚水肿。

(2)用于湿疮痒疹、痈疽肿毒。本品内服外用均可。如《本草纲目》用赤小豆、荆芥穗各等量,研末,鸡蛋清调服,用治皮肤湿疹作痒。《备急千金要方》中讲到用赤小豆来治疗小儿舌重和小儿天火丹。

【用法】宜熬汤、煮粥,或制成各种食品。

【注意】脾胃虚寒者慎用,阴虚而无湿热者,以及小便清长者宜忌食。

大 蒜

【别名】胡蒜、葫。

【性味】味辛,性温。

【归经】脾、胃、肺、大肠。

【功效】温中行滞,解毒,杀虫。

【应用】

(1)用于脾胃虚寒所致的脘腹冷痛。大蒜辛温,散寒止痛。如《食物本草会纂》取独头大蒜三四枚,捣泥与麻油和匀,厚涂肿处,干则再换,肿毒可消。

(2)用于顿咳或肺痨咯血等。本品味辛,开宣肺气以止咳嗽。如《贵州中医验方》用大蒜15 g、红糖6 g、生姜少许,水煎服,每日数次,治小儿百日咳。

(3)用于痢疾泄泻、大便赤白或肠风下血。本品解毒杀虫止痢。例如《普济方》用大蒜两颗、鸡子二枚,先将蒜放铛中,取鸡子打破,沃蒜上,以盏子盖,候蒜熟,空腹食之,下过再服,治休息痢。

(4)用于疖疮痈肿或钩虫、蛲虫病及带下阴痒等。《中药学》(五版)用大蒜配伍槟榔,可治蛔虫证。

【用法】宜佐餐食用或充当佐料。

【注意】不宜空腹食。阴虚火旺、肺胃有热、气血虚以及目、舌、口齿有疾患时,应忌食。

大 葱

【别名】葱,白茎为葱白。

【性味】味辛,性温。

【归经】肺、胃经。

【功效】发表,通阳,解毒,杀虫。

【应用】

(1)用于风寒外感导致的发热恶寒,无汗,头身疼痛,脉浮紧等。大葱味辛发汗,性温散寒,故能发汗解表。宜与淡豆豉配伍,如《补缺肘后方》之葱豉汤,用葱白头与豆豉合煎,治风寒感冒。

(2)用于阴寒内盛、迫阳于外所致的面色苍白,冷汗淋漓,四肢厥逆,脉微欲绝。大葱辛温,散寒通阳。《伤寒论》之白通汤,用葱白四茎、干姜 30 g、附子 1 枚,以水煮去渣取汁,饮服。

(3)用于疔疮痈肿。本品辛散温通,解毒消肿止痛。单用捣烂外敷或与蜂蜜调涂。如《外科精义》之乌金散,用葱白 30 g、米粉 120 g,同炒黑色,捣为细末,醋调,敷患处,以消为度,治痈疖肿硬无头。

【用法】生食或用为作料。

【注意】表虚多汗、湿热者慎食。

莲 藕

【性味】味甘,性寒。

【归经】心、肝、脾、胃经。

【功效】生用:清热生津,凉血,散瘀,止血。熟用:健脾,开胃。

【应用】

(1)用于热病烦渴或消渴。藕之性味甘寒,清热生津止渴。例如《温病条辨》之五汁饮,用藕汁、梨汁、荸荠汁、鲜苇根汁、麦冬汁,和匀凉服,不甚喜凉者,重汤炖温服,治太阴温病口渴甚、吐白沫黏滞不快者。

(2)用于血热或血瘀引起的出血证。本品性寒,清热、凉血、止血、散瘀。将藕节烧成炭,止血效果更佳。

(3)用于脾胃虚弱。一般炖煮,或与粳米煮粥。

【用法】宜生食或制熟食用。

【注意】由于藕性偏凉,故不宜过多食用。藕可能会造成婴儿过敏。

生 姜

【性味】味辛,性温。

【归经】肺、胃、脾经。

【功效】散寒解表,降逆止呕,化痰止咳。

【应用】

(1)用于外感风寒引起的恶寒、发热无汗、头身疼痛等。生姜性温散寒,味辛发汗,能发散风寒解表。例如《本草汇言》用生姜 6 g、紫苏叶 30 g,水煎服,可用红糖调味,治风寒感冒。

(2)用于脾胃虚寒引起的恶心呕吐。本品善于温中散寒而止呕,被誉为"呕家圣药",单味口含、咀嚼或配伍红糖皆有良效。

(3)用于痰饮咳喘。本品味辛性温,开宣肺气,温化痰饮,止咳喘。

(4)谚语"冬吃萝卜夏吃姜,不需医生开药方"中的姜,便是生姜,《伤寒论》中有这样的论述:"五月之时,阳气在表,胃中虚冷,以阳气内微,不能胜冷,故欲著复衣。"大体意思是,夏季阳气蒸蒸,向上向外散发,与此同时,在里的阳热反而虚少,因而容易生冷生寒,故胃中虚冷,吃生姜可以起到温胃健脾的作用。同时夏季易贪食生凉,脾胃阳气易损,因此常食生姜大有裨益。

【用法】宜生食、捣汁饮、充佐料等。

【注意】热盛、阴虚火旺、目赤内热者禁食。

山 楂

【别名】酸查、红果、大山楂、山里红果。

【性味】味酸、甘,性微温。

【归经】脾、胃、肝经。

【功效】消食积,散瘀滞。

【应用】

(1)用于饮食积滞,脘腹胀满。山楂温胃气助其腐熟水谷,味甘益脾助其运化,长于消肉食、油腻食积。如《丹溪心法》用山楂 120 g、白术 120 g、神曲 60 g 为末,蒸饼为丸,梧子大,服七十丸,白汤下,治一切食积。

(2)用于产后血瘀引起的恶露不尽、少腹疼痛等。本品温通血脉,味甘则缓急止痛。如《日用本草》引朱丹溪用山楂百十个,打碎煎汤,加入砂糖少许,空腹温服,治产妇恶露不尽、腹中疼痛,或儿枕作痛。

(3)用于泄泻痢疾。本品味甘,入脾胃经,助运化以治其本,酸则涩肠止泻治其标。如《新中医》用鲜山楂(去皮核)、山药各等分,加适量白糖,调匀后蒸熟,压制成山楂饼,用治小儿脾虚久泻。

(4)用于疝气或睾丸肿痛。本品性温散寒,甘则缓急止小腹痛。常煎汤饮用。

【用法】生食、浸泡饮、制片、作膏、水煎皆可。

【注意】泛酸者慎食。

冬 瓜

【性味】味甘、淡,性微寒。

【归经】肺、大肠、小肠、膀胱经。

【功效】利尿,清热,化痰,生津,解毒。

【应用】

(1)用于水肿、淋证或脚气。冬瓜味甘淡,功能渗利水湿而消肿。如《圣济总录》所载冬瓜瓤汤,用冬瓜瓤250 g,水煎服,可用治水肿烦渴、小便少。

(2)用于热病烦躁或消渴。本品性凉清热,生津止渴。如《食物与治病》用冬瓜500 g,煮汤600 mL,每次服200 mL,每日3次,用治暑热。

(3)用于疮疡痈肿及瘰疬等。本品性凉能清解热毒而消肿止痛。如《袖珍方》中用冬瓜煎汤洗之,治痔疮肿痛。

【用法】宜炒食或煮汤食用。

【注意】脾胃虚寒者不宜多服。

山 药

【性味】味甘,性平。

【归经】脾、肺、肾经。

【功效】补脾,养肺,固肾,益精。

【应用】

(1)用于脾虚食少,大便溏泄。山药味甘,善于健脾益气,增强脾胃运化功能。

(2)用于肺虚咳喘,少气懒言,语声低微。本品入肺,有养肺之功。如《简便单方》用山药100 g,捣烂,加甘蔗汁100 mL,和匀,温热饮之,可用于虚劳咳嗽。

(3)用于肾虚尿频遗尿、滑精遗精以及带下。本品入肾,味涩,故能益肾固精止遗。例如《儒门事亲》用干山药(焙黄)、茯苓各等分,研细末,米汁调服,用治小便多、滑精不止。

【用法】宜煮食或炖汤。

【注意】湿盛腹满者慎食,便秘者不宜食用。

木 耳

【别名】黑木耳、木菌、云耳。

【性味】味甘,性平。

【归经】肺、脾、大肠、肝经。

【功效】补气养血,润肺止咳,止血,降压,抗癌。

【应用】

(1)用于体倦乏力,面色萎黄或产后虚弱。

(2)用于衄血、便血、血痢及崩漏等。本品散瘀止血又能养血。如《太平圣惠方》用木耳30 g,泡发,加水煮熟,加盐与醋调味食用,用治血痢日夜不止、腹中疼痛、心神烦闷。

(3)用于高血压病人和癌症病人。据研究,木耳还有抗癌作用,可以经常炒食。

【用法】宜凉拌或炒食,煮汤或做羹食。

【注意】非血瘀出血者慎用。

胡桃仁

【别名】核桃仁、胡桃、核桃。

【性味】味甘、涩,性温。

【归经】肾、肝、肺经。

【功效】补肾益精,温肺定喘,润肠通便。

【应用】

(1)用于肺肾亏虚,咳嗽喘息。胡桃仁益肺气,补肾气。单用生、熟食之数粒,日久效显。

(2)用于肾虚尿频遗尿、滑精带下等。本品甘温,善补肾气而增强固摄,涩精止遗。如《本草纲目》中用胡桃煨熟,卧时嚼之,温酒送下,可治小便频数。

(3)用于肠燥便秘。本品富含油脂,能润肠通便。若配伍蜂蜜,效果更佳。

(4)经常食用本品,可有润肤、乌发、益智之效。

【用法】宜生食,或炒食、煎汤。

【注意】素有火热或便溏者禁食。

海 参

【性味】味甘、咸,性平。

【归经】肾、肺经。

【功效】补肾益精,养血润燥,止血。

【应用】

(1)用于肾虚阳痿,小便频数。本品填肾精,温肾阳。本品可以同羊肉煮汤服食。

(2)用于精血虚亏,消瘦乏力,或经闭。本品益精养血,可同火腿或猪、羊瘦肉,调以佐料,煨汤服食。

(3)用于阴血虚亏,肠燥便结。本品养血润燥,可治虚火所致的大便燥结。

(4)用于虚劳咳嗽、咯血。本品滋养肺肾,兼有止血之功。如《调疾饮食辨》海参老鸭汤,即本品与老鸭同煮服食。

【用法】宜煎汤、炒食或烧制。

【注意】脾虚湿盛不宜食用。

海 带

【性味】味咸,性寒。

【归经】肾、脾经。

【功效】清热化痰,止咳,平肝。

【应用】

(1)用于瘿瘤、瘰疬等证。本品味咸,能软坚散结。例如《医学衷中参西录》中海带煮汤食,用于治疗瘰疬。或以醋烹制海带,也有一定效果。

(2)用于水肿。本品性寒,能清热利水,可将海带煮汤食之。

【用法】宜煮汤、凉拌或炒食。

【注意】脾胃虚弱、消化不良者不宜服用。

花 椒

【别名】秦椒、川椒、蜀椒。

【性味】味辛,性温。

【归经】脾、肺、肝、肾、心、心包经。

【功效】温中止痛,除湿止泻,杀虫止痒。

【应用】

(1)用于胃气上逆,呃噫不止。本品可温中开胃,解郁结。如《秘传经验方》治胃寒呃逆者,用川椒炒后,研末糊丸,以醋汤送服。

(2)用于牙痛。本品味辛而麻,局部使用,有杀虫止痛之功。《食疗本草》蜀椒醋,以本品与醋煎取汁,牙痛时含漱。

(3)用于脘腹冷痛。本品入胃可温中止痛,善温散中焦寒邪以治寒凝腹痛。如《寿域神方》用本品炒至出汗后,用酒浇淋,取酒饮用,主治"冷虫心痛"。

【用法】宜煎汤,或丸、散。

【注意】阴虚火旺体质者慎用。

茶 叶

【性味】味苦、甘,性凉。

【归经】心、肺、胃、肝、脾、肾经。

【功效】清头目,除烦渴,消食,化痰,利尿,解毒。

【应用】

(1)用于风热上犯,头目昏痛,或多睡好眠。本品清头目、醒精神,可单用本品泡服,或与粳米做粥食,如《保生集要》茶叶粥,主治暑热轻证。

(2)用于嗜睡,精神不振。本品清头目,爽神志,可提神醒脑,单用冲泡即可,亦可用作散剂。

(3)于饮食积滞。本品消食行痰,释滞消壅,可清涤肠胃,单用本品冲泡浓服,或同山楂煎汤服。

(4)用于小便短赤不利,或赤白痢疾等热证。本品有清热解毒、利尿之功。治热淋可单用本品;治赤白痢,可用《方症会要》茶煎汤,以本品与生姜同煎服。

【用法】宜煎汤、泡茶或入丸、散。

蜂 蜜

【性味】味甘,性平。

【归经】脾、胃、肺、大肠经。

【功效】调补脾胃,缓急止痛,润肺止咳,润肠通便,润肤生肌,解毒。

【应用】

(1)用于肺虚久咳、燥咳。本品可滋养五脏,润利三焦,尤擅润肺止咳,对于肺阴不足之久咳、燥咳,温水兑服,单用有效。如《药品化义》单用老蜜,日服30 g左右,治肺虚咳嗽不止。

（2）用于慢性便秘。蜂蜜生用,可通利大肠,肠道津枯之便秘。可单用,睡前冲服;亦可将芝麻蒸熟捣如泥,搅入蜂蜜,用时以热开水冲化服食。

（3）用于风疹、风癣、疔疮肿毒。本品可润肤生肌,生用还可清热解毒。如《本草纲目》所载蜜酒,取本品同糯米饭、面曲酿酒,内服外涂,主治风疹、风癣。

（4）用于气血虚弱之皮肤枯槁、毛发不荣等症。本品能润泽皮肤,如《本草纲目》酥蜜粥,即以本品同酥油、粳米共熬为粥服食。

【用法】宜冲调,或入丸剂、膏剂。

【注意】痰湿内蕴、中满痞胀及大便不实者慎食。

常用中医保健医疗食品举例:

姜糖苏叶饮(《本草汇言》)

【组成】苏叶、生姜各 3 g,红糖 15 g。

【制作】将生姜、苏叶切成细丝,放入瓷杯内,再加入红糖,沸水冲泡,温浸 10 分钟即可。

【用法】徐徐饮服。

【功效】发汗解表,祛寒健胃。

【按语】适用于风寒感冒;对同时患有恶心、呕吐、胃痛、腹胀等症的胃肠型感冒,则更为适宜。

当归生姜羊肉汤(《金匮要略》)

【组成】当归 10 g,生姜 20 g,羊肉 500 g。

【制作】当归、生姜洗净切片。羊肉剔去筋膜,放入沸水锅内焯去血水后,过清水洗净,斩成小块。瓦煲加入清水适量,旺火煮沸,加入当归片、生姜片、羊肉块、料酒,加盖,用文火煲 3~4 小时后,酌加盐调味。

【用法】温热食之,分次食之。

【功效】温中补虚,祛寒止痛。

【按语】本方证是以血虚内寒为主要病机的病证。症见腹中绵绵作痛,喜温喜按,或有胁痛里急,面白无华,唇舌淡白,脉虚缓或沉细等。用于虚寒体质的肥胖、寒疝等,形体消瘦属气血虚弱之人可常服。

鲤鱼赤小豆汤(《外台秘要》)

【组成】鲜鲤鱼 1 条(约重 1 000 g),赤小豆 150 g。

【制作】鲤鱼去鳞及内脏,再去除头、尾及骨,冲洗干净备用。赤小豆洗净,放入锅中,加清水,旺火烧开后改用小火,煮至半熟时,加鲤鱼,煮至熟烂即成。

【用法】不加调料淡食,温热食之。

【功效】利水消肿。

【按语】原用于"水病身肿,大腹水肿"。三焦气化失常,水湿泛滥于肌肤,则为水肿。方中鲤鱼味甘、性平,可健脾和胃、利水下气;赤小豆味甘、性平,可利水除湿。二者相配,增强了利水消肿之力,服之水湿可去、水肿可消。

本方可用于水肿、脚气、营养不良性水肿、肝硬化腹水等。

薏苡仁粥(《老老恒言》)

【组成】薏苡仁 50 g,粳米 80 g。

【制作】上二味,加水 300 mL,文火煮食。

【用法】温热食之。

【功效】利湿、清热。可作为水痘患儿的辅助治疗。

姜醋煮鲤鱼(《食医心镜》)

【组成】鲜鲤鱼一条(约重 1 000 g),生姜 20 g,食醋少许。

【制作】鲤鱼去鳞及内脏,锅烧热放入鲤鱼、生姜。加清水煮至将熟时,再加食盐、醋,略煮即成。

【用法】温热食之。

【功效】有下气止咳功效。适用于气逆咳嗽,胸膈满闷。

第二节　起居运动保健

一、概论

(一)起居保健

起居保健,就是在中医理论指导下,通过调节人体的日常生活作息,使之符合自然界和人体的生理规律的一种养生方法。早在《黄帝内经》中就有"起居有常,不妄作劳"的论述,历代养生家无不奉为圭臬。"起居"包含有行动、寝兴、居址和二便等含义,是指生活作息,包括日常对各种生活细节的安排。

起居保健主要包括居住环境、作息、劳逸、睡眠等方面内容。

1. 住宅环境

(1)住宅环境的选择:住宅环境是指围绕在居住场所周边的自然环境。《千金翼方·退居》曰:"山林深远,固是佳境,独往则多阻,数人则喧杂。必在人野相近,心远地偏,背山临水,气候高爽,土地良沃,泉水清美,如此得十亩平坦处,便可构居……若得左右映带,岗阜形胜,最为上地,地势好,亦居者安。"说明选择良好的住宅环境,是中国传统建筑在选择基址与规划时首先考虑的问题。人一生大约有一半以上时间是在住宅环境中度过的,小儿在住宅中所处时间相对成人更久,因此,选择一个科学合理、舒适清静的住宅环境,对保障儿童身心健康非常重要。

①住宅宜选空气清新之处:外部通风条件好很重要,它直接影响了住宅环境的空气质量。在现实生活中,有很多住宅小区,因为楼宇之间空隙狭窄,阻挡或影响了采光与通风,小区内住房多阴而少阳,小儿为稚阳之体,长期居住其中,易感寒为病。现代空气污染程度日益加重,室内空气污染程度甚至较室外更为严重,加之冬春季节呼吸道传染病多发,而小儿脏腑娇嫩,肺常不足,易患呼吸系统疾病,所以,住宅选择时,更要优先考虑房屋外部的通风条件和空气质量。

②住宅环境宜选地势较高之处:《素问·太阴阳明论》曰:"伤于湿者,下先受之。"中医认为居处潮湿是湿邪伤人的主要原因和途径,这主要与居处环境中的湿气由下蒸腾而上有关。地势低洼的地方,特别是雨水、台风较多的地方,更易积水、淹水,土地相对潮湿,会影响到居住者的健康甚或改变其体质。故从健康角度而言,现代高层建筑,第一、二层不适宜首选。住宅也不是越高越好,高巅之上,风邪多至,空气往往较冷,山巅与高层建筑的顶层也不是居住的首选。所以,住宅选址,从高度而言,一般选择半山或都市高层建筑中的中间 1/3 楼层。

③居住环境宜选安静之处:居住环境的安宁是健康的重要因素,正所谓"结庐在人境,而无车马喧"。人类生活在各种各样的声音之中,有的声音对人体有益,如优美的音乐、悦耳的歌声等,这些声音会使人心情愉悦,精神振奋;而各种噪声却给人带来极大的损伤。新生儿出生 37 天听觉已相当良好,对外界声音有较好的感知能力;听觉的发育对小儿语言的发展也有重要影响。因此,环境安静清幽,可以使精神得到放松,有助于缓解紧张情绪,有利于心态平和。

(2)远离环境污染:环境污染直接影响着人类的健康和生命安全,而且这种现象在当代表现得较为严重。因此,住宅环境的选择,除贴近自然因素外,对环境污染要加以了解和避忌。日常起居保健中,需要警惕的环境污染主要有以下四种:

①空气污染:也称大气污染,即空气中含有一种或多种大气污染物,其性质、含量及暴露时间决定了对人体健康的损害程度。空气污染对健康的危害是直接而严重的。首先伤害的是呼吸道,由于呼吸道黏膜与污染物的接触面积大,所以吸收很快,从而引起呼吸系统疾病,甚至全身中毒。其次是消化道,空气中的污染物沉降到水、土壤和食物上,污染了水和食物,从而对消化系统造成危害。此外,污染物还可对皮肤、黏膜直接造成危害。随着工业的发展,空气中混入的致癌物质逐渐增多,如多环芳烃、砷、铅、镍、石棉等,尤其是多环芳烃中的苯并芘是一种强烈的致癌物,能诱发多种癌症。小儿肺脾常不足,空气污染使儿童容易罹患呼吸系统和消化系统疾病。空气污染还有许多间接危害,如大气污染物能吸收太阳辐射、影响阳光强度,特别是紫外线,而阳光中的紫外线具有杀菌作用;皮肤和皮下组织中的麦角固醇和7-脱氢胆固醇在紫外线的作用下可形成维生素 D_2 和 D_3,在肝脏作用下可促进钙的吸收,若空气污染严重影响紫外线强度,有可能导致维生素 D 缺乏性佝偻病的发生。

②噪声污染:声音可分为噪声、语声和乐声。噪声是指人们不需要的声音,凡干扰人们休息、睡眠、工作、学习、思考和交谈等不协调的声音均属噪声。当噪声超过人们的生产、生活活动所能接受的程度,就叫噪声污染。噪声主要来源于交通运输、工业生产、建筑施工、公共活动和社会噪声(集贸市场、高音喇叭、家庭收录机、洗衣机)等,其中汽车、火车、轮船、飞机等交通运输工具中的喇叭、汽笛、刹车、发动机等所产生的噪声占全部噪声来源的70%。噪声污染对人体健康的危害是多方面的。当噪声超过一定分贝,就会干扰人的睡眠,影响人的正常生活。在吵闹的环境中生活易致烦躁、疲劳、记忆力减退、反应迟钝。噪声对听力的损害最为直接,强噪声使人感觉刺耳难受,或感疼痛,使听力下降。若突然暴露在140分贝以上的噪声中,会引起鼓膜破裂,造成耳聋。

③光污染:泛指由于人类的活动对各种光线处置不当,产生过量的光辐射(包括可见光、红外线和紫外线),从而危害人体健康,以及破坏自然生态系统,造成环境质量恶化的现象。光污染分为三类:白亮污染、人工白昼和彩光污染。光污染已经受到越来越多的重视,因其以各种方式对人们的生理和心理进行着无形的危害。比如婴幼儿经常处于光照环境下,会引发睡眠和营养方面的问题;一些人造光源长期照射会诱发电光性眼炎,而且影响正常生活,诱发神经衰弱甚至精神疾病等。

④电磁污染:电磁辐射是指交替变化的电场和磁场在空间中以波动形式传播的能量形式。由于频率、波长等不同,电磁辐射可造成广泛的生物学效应。地质生物学家认为,电流交叉的地方会形成损害人体电磁辐射波。它可使人表现出精神恍惚、烦躁不安、兴奋失眠或惊恐等。因此不要居住在有高压、高电磁、高放射的地方。另外,许多建筑材

料,如石材、砖砂、石灰以及加工后的无釉地砖、彩釉地砖、花岗岩、瓷片、混凝土、水泥等,均含不同程度的放射性物质。对有放射性物质的建筑材料,要涂上密封剂阻隔,不让其继续散发到室内空气中,或选用竹、木等自然、绿色材料。

(3)优化住宅环境:"藏风聚气""背山面水""气乘风则散,界水则止;聚之使不散,行之使有止"等这些古代环境养生理论,在现代社会仍具有现实意义。尽管在城市住宅环境中实现依山傍水是较为困难的,但是,我们在选择住宅环境时,依然要注意"因地制宜",尽可能拥有山(坡度起伏)、水、风、阳光等因素,达到"虽由人作,宛自天开"(《园冶·园说》)的自然效果。或者可以对住宅环境认为加以改造,使之更有利于人的起居作息。

①室外环境美化:植树、栽花、种草等绿化可美化居住环境、改善城市空气、减轻污染,给人以清洁、舒畅、富有生气的感觉,有利于人体健康。生活在绿色的世界里,对人的心理可起到调节、镇静的作用。漫步在绿林之中,可调节精神、忘掉烦恼、消除疲劳。

②阳台窗台的美化:在城市里尤其是高层居民楼应充分利用阳台和窗台。在阳台上可自制花坛养花,种植一年生或多年生草本植物,如天竺葵、牡丹、月季、玫瑰、水竹、万年青等。台上可种植花类和攀缘植物(藤本植物),如茉莉、文竹、牵牛花、蔷薇等。种植花草可帮助孩子开拓知识,陶冶情操。许多花草植物除了美化环境外,还有一定的药用价值,如忍冬藤花能清热解毒,可用开水泡或略煎煮后饮其茶,能祛暑清热,防治风热感冒;兰花祛暑化湿,洗净后煮服,可用于夏季头晕胸闷、恶心厌食;菊花可清热明目平肝,用于感冒发热、头痛目赤及头晕目眩等。种植植物不仅可以丰富儿童的知识,还能锻炼儿童的动手能力,陶冶情操。但要注意的是,在开放的阳台、窗台种植植物时,一定要将花盆固定稳妥,防止因大风突起而引起的高空坠物事故;阳台、窗台要做好排水,花盆做好防水(如在花盆底垫一浅碟),防止浇水时,水漏出阳台、窗台,造成不必要的纠纷;种植植物不宜选择具有毒性或尖锐多刺者,以防儿童意外伤害的发生。

此外,建立良好的公共卫生习惯和生活秩序,搞好环境卫生,也是保护住宅环境的重要措施。教育儿童有良好的公德意识,对于儿童的健康成长十分重要。

2. 室内环境

室内环境,即居室环境,是由屋顶、地面、墙壁、门窗等建筑维护结构从自然环境中分割而成的小环境,也就是建筑物的内环境。室内的小环境直接影响人们的生活与健康,因此,良好的室内环境就显得十分重要。

(1)理想室内环境:居室最佳朝向。就我国的情况而言,居室宜选坐北朝南朝向。古时,所谓房屋的"向",指大门的朝向;房屋的"坐",指房屋所在的位置。因此,"坐北朝南"即指位置在北,门向南开的房屋。而在现代,"坐北朝南"指功能性房间,如客厅、主卧等,其主要采光面在南侧的房屋。坐北朝南的房屋具有"冬暖夏凉"的优点,原因有二:其一,我国地处中低纬度,位于亚洲大陆的东部,濒临太平洋,为大陆性季风气候,冬冷夏热。因此,坐北朝南,冬季可避严寒,夏天可避酷暑。其二,从地理位置上划分,我国处于北半球,太阳位置多偏南。因此,坐北朝南,夏季太阳位置偏高,太阳光与南墙夹角小,可避免房屋室温过高;冬季太阳位置偏低,可避免房屋室温过低。

①居室组成:一般来说,每户住宅应包括主室和辅室。主室为一个起居室和适当数目的卧室;辅室是主室以外的其他房间,包括厨房、卫生间、储藏室、过道和阳台等。主室应与其他房间隔开,尤其是卧室应配置最好的朝向。

②居室容积:居室容积是指每个人在居室中所必需的空气容积,《吕氏春秋·孟春纪·重己》曰:"室大则多阴,台高则多阳。多阴则蹶,多阳则痿,此阴阳不适之患也。"生理学研究证实,在室温 15~20℃,相对湿度为 30%~45%,气流速度 0.1~0.5 m/s 时,一个人如果拥有 30 m^3 的居室容积,其温热感觉及心脏活动是最良好的。

③居室高度:足够的高度可以保证居室有必要的容积,满足居室采光和通风的要求,改善室内的微小气候,减低夏季居室温度,保持室内呼吸的空气清洁,使居住在室内的人有宽敞舒适的感觉,从而有利于体温调节和高级神经活动。居室高度并非越高越好,居室过高,会给人以空旷、寂寥的感觉。通常,居室天花板与人头顶之间距离 1~1.5 cm 最佳,因此,我国大部分地区规定居室高度的最低标准是 2.6~2.8 m。

④居室进深:即外墙外表至对侧内墙内表的距离。居室的进深与采光和通风有关。在进深大的居室中,离外墙较远处的空气停滞不动,换气困难,必须在居室的对面开窗或开门,形成穿堂风,以消除空气的停滞。自然采光在靠近门窗的地方最强,离窗 22.5 m 后,采光明显下降。进深大的居室,远离窗户的一侧,其自然采光系数可大大减少,有时仅相当于窗口处的 1/11~1/13.5。再考虑到室内家具布置的便利,因此,居室进深与居室宽度之比最好是 3:2。

⑤微小气候适宜:室内微小气候,指室内由于维护结构(墙、屋顶、地板、门窗等)的隔断作用,形成的与室外不同的气候,主要由气温、气湿、气流和热辐射四种气象因素组成。这四种气象因素综合作用于人体,直接作用是影响人体的体温调节。一般而言,夏季室内适宜温度为 21~32℃,相对湿度 30%~65%,气流速度 0.2~0.5 m/s,最大气流速度<3 m/s;冬季室内适宜温度为 16~20℃,相对湿度 30%~45%,气流速度 0.1~0.5 m/s。室内微小气候要能保证机体的温热平衡,不使体温调节功能长期处于紧张状态,从而保证居住者有良好的温热感觉。

⑥室内采光通风良好:室内采光包括自然采光与人工采光两种。自然采光优于人工采光,对室内起到杀菌消毒作用,并能提高人体免疫力。《天隐子·安处》曰:"太明即下帘以和其内映,太暗即卷帘以通其外耀。内以安心,外以安目。心目皆安,则身安矣。"指出了调节室内采光的重要养生作用。一般认为,北方较冷的地区,冬季南向居室每天至少应有3小时日照,其他房间日照时间不能低于1小时;夏季则应尽量减少阳光直接照射,防止室温过高,或只接受清晨和傍晚较温和的日光。当自然光线不足时,要利用人工光线照明。

居室的自然通风可保证房间的空气清洁,排除室内的秽浊之气,加强散热,改善人的工作、休息环境。尤其是厨房与厕所更应保持良好通风,或可加装排风换气设备。特别是在夏季炎热之时,应使室内形成穿堂风,减少空调使用,既健康又环保。

(2)不良室内环境:①装修污染。随着国民生活水平的提高,居室装修较为普遍,但随之而带来的室内污染非常严重。室内装修污染最常见、危害最大的是甲醛、苯、挥发性有机物等。各种刨花板、高密度板、胶合板中均含有甲醛。长期居住在甲醛超标的房间,对神经系统、免疫系统、肝脏等都有毒害作用。小儿五脏六腑成而未全,全而未壮,机体各系统的生理功能都不成熟和完善,容易受到装修污染的影响。如果在新装修的家中居住时,无明显诱因出现疲劳、恶心、咽干、皮肤干燥、瘙痒等不适症状,多考虑甲醛超标所致。室内装修所用的油漆、涂料等含有苯系化合物。苯是致癌物质,吸入或经皮肤吸收一定量会引起中毒。慢性苯中毒主要使骨髓造血功能发生障碍,严重者引起白血病等。室内所有的装饰材料中都有挥发性有机物。居室装修后半年内,必须彻底通风一段时间再入住。

②潮湿阴暗:长期居住在寒冷潮湿房间内,易患感冒、冻疮、风湿病和心血管系统疾病;反之,居室环境高温多湿,易感到闷热难耐,疲倦无力,工作效率低下,中暑甚至死亡;居室光线阴暗,视力调节紧张,易患近视;居室长期紫外线照射不足,儿童发育迟缓,易患佝偻病。

此外,室内空气污染往往比室外空气污染严重。就一天时间而言,早晚更甚,尤其冬天,因紧闭门窗,室内空气污染非常严重;就超标幅度而言,平房室内空气污染往往最严重,其次是楼房,办公室较轻。室内空气污染易导致呼吸道疾病,严重时可致肺癌。

(3)优化室内环境:①改良结构。潮湿阴暗的居室环境主要是由于房屋结构不合理产生的,需由专业的建筑机构规划及施工,从而改良不合理的房屋结构。个人出于喜好,也可以通过增减家具的方式进行结构改良,如常见的客厅长度过大,有部分空间浪费,可以在适当位置放置水族箱、屏风等,或简单以布帘隔断,从而使空间利用更加合理化。但是,进行居室环境改良时不宜选择过于复杂的布置,以防儿童磕碰等意外伤害的发生,并且尽量不要自己动手对墙体结构进行改动,防止损害建筑稳定性。

②通风换气:室内空气污染闭室外更复杂、更严重,通风换气是很好的应对措施。通风换气除了可以改善房间空气质量、增加空气负离子外,还可使房间直接接受阳光照射,杀灭各种细菌。因此,通风换气对保证家居健康有重要意义。自然通风比空调、电风扇通风效果好,风速柔和,人体易适应。因此,每天要保证定时开窗通风,夏季宜在清晨及傍晚时,冬季宜在中午左右。不论任何季节,睡前应至少通风半小时,以保证睡眠时的空气质量。

③科学装潢:居室装修不能因图表面豪华、富丽堂皇而使用对人体有害的装饰材料。为了减少室内装修污染,应建立环保装修概念,提倡科学适度的装修,在建材选购、装饰设计和施工工艺等多个环节把好关。室内装修要选择少污染甚至无污染的装饰材料,如木、竹、瓷等天然和绿色材料。装潢好后的新房不要急于入住,最好空置半年以上,在此期间经常打开门窗通风换气,让室内污染空气挥发排出,浓度逐渐降低,必要时可以请环境监测部门进行监测,在确认合格后再入住。

④种植抗污染植物:据报道,我国有的家庭室内所含的有害化学物质比 WHO 规定标准超过 2~3 倍,多的可达 20~30 倍。针对这种情况,在新装修的房间内如果发现异味较重,除了保持通风以外,可养殖一些绿色植物来吸收有害气体,或者散放一些活性炭颗粒吸附有害气体。仙人掌、吊兰、芦荟、常春藤、菊花、八角金盘、花叶芋、冷水花等绿色植物除了具有美化功能外,还可有效降低空气中有害物质的浓度,并将其转化为自己的养料,通过光合作用释放出氧气,消除甲醛,同时还可调节室内的湿度,防止干燥。绿色植物的净化功能除了通过光合作用进行外,其盆栽土壤中的微生物也具有吸收有害化学物质的功能。因此,在 10 m^2 的居室中放一盆抗污染的绿色植物,足以保证空气净化,并带来雅洁的环境。

3. 作息规律

"作息"即指劳作和休息。汉代王充在《论衡·偶会》中指出:"作与日相应,息与夜相得也。"强调作息应该顺应自然节律。养生的作息常规,强调日常的作息应"因天之序",作息时间顺应自然规律和人体的生理节律,循序而动。

人体脏腑组织器官的生命活动都要保持一定的节律,才能发挥最佳的功能状态,有利于生物节律的形成和稳定,从而有益于身心健康;相反,作息无常度则会扰乱人体固有的生物节律,使脏腑组织耗伤,危害生命健康。

自古以来,我国人民就对规律的作息十分重视,《素问·上古天真论》云:"食饮有节,起居有常,不妄作劳,故能形与神俱,而尽终其天年,度百岁乃去。""起居有常",主要指起卧作息和日常生活的各个方面有一定的规律,并合乎自然界和人体的生理常度。这说明起居有常是规律作息的重要法则。

规律的作息,关键是要培养规律的生活习惯,把生活安排得井井有条,使人生机勃勃,精神饱满地工作、学习。因此,培养规律的作息习惯,每日应定时休息、定时工作学习、定时用餐、定时锻炼、定时洗澡、定时排便等,一切皆按规律而行,并持之以恒,才能增进健康。

首先,遵循天人相应规律。建立规律的作息习惯,应注意起卧休息应与自然界阴阳消长的变化规律相适应。中医养生学认为,人体生命活动是与外界相应的,形成了一定的固有节律。常人应遵循其规律来安排作息,方可养护正气,规避邪气,有益身心。例如,一年之内,自然界有春生、夏长、秋收、冬藏,人的日常作息也应相应形成春夏晚卧早起、冬季早卧晚起的习惯。一日之内,平旦之时阳气从阴始生,到日中之时,则阳气最盛,午后则阳气渐弱而阴气渐长,深夜时分则阴气最为隆盛。相应地,人们应在白昼阳气隆盛之时从事日常活动,而到夜晚阳气衰微的时候,就要安卧休息。《素问·生气通天论》所谓:"暮而收拒,无扰筋骨,无见雾露,反此三时,形乃困薄。"总之,人体的规律作息习惯要符合"日出而作,日落而息"的道理。

其次,遵循生物钟规律。建立规律的作息习惯,人体要注意遵循自身生物钟运转规律。只有根据机体自身的阴阳体质状态来调整建立相应的作息规律,才能保证体内生物钟的正常运转,才能建立有节律的条件反射。规律作息习惯的建立,可使体内各种功能活动更加协调统一,更好地与外界环境相适应、提高人体的健康水平,使人体各组织器官的生理活动功能长时间维持正常状态。

4. 劳逸适度

劳逸适度,即指工作学习和休闲娱乐应量力而行、交替进行、相互调节,从而保证二者均不超过人体的承受能力,使健康得以长久维持。《备急千金要方·养性》曰:"养性之道,常欲小劳,但莫大疲及强所不能堪耳。"即劳和逸的标准是"中和",有常有节,不偏不过。只有劳逸适度,才能保持生命活力的旺盛。劳和逸均包括形体与精神两方面,劳和逸之间具有一种相互对立、相互协调的辩证统一关系,二者都是人体的生理需要。劳逸适度不仅能增强人的体质,使精力充沛,而且能使精神振奋,工作积极。

5. 睡眠调摄

睡眠,古人称"眠食",其重要性不言而喻。马王堆出土的医书《十问》曰:"一日不卧,百日不复。"人一生中,约有三分之一以上的时间是在睡眠中度过的。小儿年龄越小,睡眠时间越长。因此,睡眠对人的健康具有极为重要的意义。睡眠由人体昼夜节律控制,是人体的一种生理需要。在睡眠状态下人体的组织器官大多处于休整状态,从而大大降低了气血的消耗,使其得到必要的补充与修复。高质量的睡眠是消除疲劳、恢复精力的最佳方法,并能达到防病治病、强身健体的目的。

(1)睡前调摄:睡前调摄即做好睡眠前的各种准备工作,这是保证高质量睡眠的前提。

①宜调摄精神:《景岳全书·不寐》曰:"心为事扰则神动,神动则不静,是以不寐也。"所以睡前应防止情绪的过激,保持安静平和的心态。睡前调摄的重点是调摄精神。调摄精神有操、纵二法,是从两个极端调节精神。"操法"即收视返听,断其杂想,驾驭思维,使阳藏于阴,形成平静的睡眠意识环境;"纵法"是自由联想,意念远驰,逐渐减弱影响睡眠的自主意识,使人体对睡眠的生理需求占主导地位而渐入睡。操纵结合,有利于陶冶心境,恬静入睡。儿童睡前应避免观看情节紧张的电视节目,以防失眠或多梦易惊。

②需稍事活动:睡前可在家中缓缓散步,单调的散步活动能增强睡意,并消耗一些体力,使入睡更加容易。但是,睡前活动不可过量,否则阳气浮动,神不归脏,难于安卧。傍晚,特别是夜晚,忌进行剧烈运动,以锻炼为目的的运动最好在睡前 6 小时完成。晚上只做按摩或柔软体操,用来帮助肌肉放松,而非健身。尤其在睡前 1 小时,除了诸如慢步等帮助入睡的活动外,尽量减少做影响气血平静的活动,包括聊天、看手机等。

③宜濯足,按摩涌泉穴:坚持每晚用热水濯足和按摩涌泉穴,对帮助入睡大有益处,而且历代养生家都把每晚临睡前用热水濯足作为养生却病、益寿延年的一项措施。濯足可疏通经脉,促进血液循环,并有利于消除疲劳。濯足时水温不宜过高(保持在 40~45℃为宜),以热而不烫、自觉舒适为度;水量以没踝为宜。浸泡时双脚相互摩擦或用双手按摩足背、足心,并由下至上按摩小腿;时间以 30 分钟左右为度。泡完后用毛巾擦干,继而坐在床上按摩足底。

④不可饮水进食:临睡前 1 小时内不宜饮水进食,以防夜尿频多而影响睡眠,或增加胃肠负担而转侧难眠,正所谓"胃不和则卧不安"。睡前饮水过多会使膀胱充盈,排尿次数增多,影响休息。睡前饮用茶类、可乐、咖啡,进食巧克力、可可等刺激性食物及肥甘油腻之品等也是影响睡眠质量的原因之一。正如《景岳全书·不寐》云:"浓茶以阴寒之性,大制元阳,阳为阴抑,则神索不安,是以不寐也。"儿童不要含着糖块入睡,以防异物吸入及龋齿的发生。

⑤做好清洁:注重个人卫生,做好全身清洁也有助于睡眠,否则身体污垢不仅污染被褥、睡衣,更会使人周身瘙痒不适而辗转难眠。坚持早晚刷牙漱口,是睡眠卫生的重要内

容之一,也是保护牙齿最根本的方法。临睡前刷牙漱口能尽去一日饮食残渣,否则,这些存留在口腔内的残渣,经过一夜的时间,会对牙齿和口腔造成危害,引起口臭、龋齿、牙周炎等各种疾病。早晚刷牙不仅能清洁口腔,还能起到按摩牙龈、改善牙周血液循环的作用。

(2)睡时调摄:①睡眠姿势与方位。在睡眠姿势方面,要求"卧如弓",这是一种对人体有益的卧姿。古今医家都认为常人右侧卧是最佳卧姿。右侧卧位,即身体侧向右边,四肢略为屈曲,双上肢略为前置,下肢自然弯曲,躯体呈弓形。根据人体生理结构,右侧卧时心排血量较多,食物的消化和营养物质的代谢能得到加强,人自身感觉也比较舒适。必须指出的是,虽然右侧卧的睡姿有利于养生保健,但入睡后要保持睡姿永远不变是无法做到的,也是不现实的,故《普济方·养性法》曰:"人卧一夜,当作五度反复,常逐更转。"对于婴幼儿来说,应该在大人的帮助下经常地变换体位,一般每隔1至2小时翻一次身。睡眠方位是指睡眠时头足的方向位置。关于睡眠方位,历代养生学家的认识不尽相同。然而多数人认为要避免北向而卧,尽量采取东向或西向的方位。《备急千金要方·养性》曰:"头勿北卧,及墙北亦勿安床。"中医认为,北方属水,为阴中之阴位,主冬主寒,头乃诸阳之会,故北首而卧恐阴寒之气直伤人体元阳,损害元神之府。

②睡眠时间:关于睡眠时间安排,一般来说,小儿年龄越小,睡眠时间越长,睡眠次数越多。子午觉是睡眠养生法之一,即每天子时(夜间23时至1时)和午时(白天11时至13时)入睡。中医养生学认为,日寝夜寐,一昼夜间寐分为二,每日时至午后,阳气渐消,少息以养阳;时至子后,阳气渐长,熟睡所以养阴,阴阳并养,则最有利于神健体康。日寝夜寐以养身心的关键在于日寝。午觉不宜超过1小时,每日中午小睡能使大脑和身体各系统都得到放松与休息,可弥补夜晚睡眠的不足,有益缓解疲劳。子、午两时睡眠的质量和效率都好,坚持"子时大睡,午时小憩"。

③睡眠禁忌:注意睡眠禁忌可以提高睡眠质量,我国古人有"睡眠十忌":"一忌仰卧;二忌忧虑;三忌睡前恼怒;四忌睡前进食;五忌睡卧言语;六忌睡卧对灯光;七忌睡时张口;八忌夜卧覆首;九忌卧处当风;十忌睡卧对炉火。"借鉴古人的经验,应注意睡卧时不可思虑。古人认为"先睡心,后睡眼"是睡眠的重要秘诀。睡时一定要专心安稳思睡,不要思考日间或过去未来的杂事,甚至忧愁焦虑,这样既易致失眠又伤身体。睡卧不可言语,肺为五脏之华盖,主出声音,凡人卧下肺即收敛,睡时言语易耗伤肺气,又易使人兴奋而失眠。睡时不可张口,张口呼吸不仅不卫生,又易使肺脏受冷空气和灰尘等刺激,也易使胃受寒。古代养生家有"暮卧常习闭口"之说。睡时不可掩面,以被覆面既不卫生,更会吸入自己呼出的二氧化碳,导致呼吸困难,对此古人有"夜卧不覆首"的经验。卧不可

对火炉,卧时头对火炉,易受火气蒸犯,令人头重目赤,或患痈肿疮疖,或易感冒。卧处不可当风,风为百病之长,善行而数变,人入睡后,机体对环境的适应能力降低,最易感受风邪而发病。此外,在夏季盛暑时,不可当风露宿,或在室内空调温度极低的情况下睡眠。睡前忌热水浴和冷水浴,沐浴时避免水温过高或过低,只宜冲温水澡。若欲进行热水浴,应提前到睡前2至3小时。睡前忌食太荤和太晚,夜间人体吸收能力增强,过荤容易发胖;夜餐时间过晚,持续时间过长则会破坏正常的生物钟,容易导致失眠。

④睡眠环境:睡眠环境包括卧室环境和卧具,二者均对睡眠质量产生重要影响。良好的卧室环境和舒适的卧具是提高睡眠质量的基本条件之一。

⑤卧室环境:卧室环境重在安静,是帮助入睡的基本条件之一。卧室尽量不要选择临街的房间,以免影响睡眠质量。卧室应保持空气新鲜,无论天气冷热,均应每天定时开窗通风换气,以免潮湿、秽浊之气滞留,但同时要注意忌卧处当风。卧室内色彩宜宁静,窗帘最好根据季节变化更换颜色和厚度,如夏天可用浅绿、浅米色的冷色调,使人感到凉爽;冬天可选橙红等暖色调且质地厚重些的窗帘,使人感到温暖。卧室的家具宜少,以简洁明快、朴素而不失高雅为原则;色调和风格应避免杂乱,尽量一致。卧室面积要适中,一般而言,面积在15 m² 左右为好,太大显得空旷而缺乏安全感,导致入睡困难;太小既使人郁闷又不利于空气流通,降低睡眠质量。卧室应光线幽暗,尽量杜绝光污染。

⑥卧具选择:主要包括床、褥子、杯子、枕头等。床的种类很多,但从养生的角度看,最利于健康的当首推木制平板床,其次是棕床和藤制床。床的高度以略高于就寝者膝盖为宜,一般以45 cm 为好,不仅方便上下床,而且利于膝关节及整理床铺时躯干的活动。床垫要软硬适度,比较标准的软硬度以木板床上铺0.1 m 的棉垫为妥。有适当硬度的床垫对人体的反作用力有利于保持脊柱正常的生理曲度。床铺面积宜大,睡眠时便于自由翻身,有利于筋骨舒展。依照人体工程学的特点,床宽通常为人床垫肩宽的2.5倍至3倍为宜,床长是身高加30 cm 的枕头位置。为了舒适和有利于睡眠质量,床的摆放也有讲究。鉴于隐私,床不宜设在窗下;床头不宜在卧室的门或窗的通风处,以防外邪侵入;床面忌高低不平,避免脊柱变形弯曲;床下不宜堆放杂物,避免卫生死角;床不宜对着梳妆镜,以防夜间受惊产生幻想等。褥子宜厚而松软,随天气冷暖变化加减,一般以10 cm 厚为佳,以利于维持人体脊柱生理曲线。被宜宽大,宜以有利于翻身转侧、舒适为度。被宜稍轻,以防压迫胸部四肢。被宜保暖,被胎宜选棉花、丝绵、羽绒为好,腈纶棉次之,丝棉织物不宜使用超过两年。被里宜柔软,可选细棉布、棉纱、细麻布等,不宜用腈纶、尼龙、的确良等易生静电的化纤品。枕头是睡眠时直接接触颈部和头部的卧具。枕头的高度基本以不超过肩到同侧颈的距离为宜。枕头不宜过宽,以15~20 cm 为度,但稍长无妨,

枕头的长度应够睡觉翻一个身的标准,一般要长于横断位的周长。枕套可根据个人喜好来选择,淡雅与绚丽都不失为美,人的视觉可以调整人的心理,有利于养生。在注重枕套美的同时,也要注意选择枕套的质地,由于枕套与头部或颈部密切接触,所以最好选择透气性和吸水性都比较好的纯棉面料。枕头要软硬适宜略有弹性。枕头过硬,会使头部局部血液循环受阻而致头项麻木,过软则难以维持头的高度使头部过于下陷而影响睡眠。枕芯应选用质地松软之物,最好能散发头部热量,符合"头冷脚热"的睡眠原则。枕头卫生直接影响健康。在睡觉时,头部及颈部皮肤蒸发及体内排泄的污物会大量渗入枕芯,头皮分泌的汗渍、油垢也会不断浸染,使枕头成为藏污纳垢的地方。特别是夏季,由于空气潮湿闷热,利于微生物滋生繁殖。患有呼吸道、消化道或皮肤传染病的患者,可能通过枕头导致家庭成员之间交叉感染。因此,经常晾晒或清洗枕头对保持清洁卫生很有必要。对于不能清洗的枕芯,除多进行晾晒外,能适时更换枕芯更好。睡衣款式宜宽大无领无扣,面料应选择透气性强、质地柔软、棉质的为好,春夏宜薄纱、丝绸,秋冬宜毛巾布、棉绒等。至于睡衣颜色,宜淡雅或自然色,以防过多化学染料引起过敏。总之,睡衣以穿着舒适、吸汗保暖、透气遮风为原则。

（二）运动保健

运动是健康之本。运动与五脏、气血、形体、精神等方面有着密切关系。

1. 运动与五脏

心主血,血行脉中,运动可改善血液循环。经常运动可使心脏耐劳。经常进行适当的运动可以改善心肌的血氧供给,从而有助于预防或控制疾病的发生发展。

肺主气,外合皮毛,运动则肺气强,腠理密。小儿肺常不足,经常运动可使肺内的气体交换进行的充分,血液含氧量增多,从而促进新陈代谢。一般而言,儿童因肺活量小,换气效率低,参加活动容易气喘,而经过运动锻炼的人能用加深呼吸的方式提高换气率。长期运动锻炼,又可增强卫外功能,适应气候变化,从而有助于预防呼吸道疾病。

脾主运化,又主肌肉,经常运动可促进脾胃运化受纳的作用,肌肉结实有力。运动能增强人体内营养物质的消化,运动可使整个机体的代谢增强,从而提高了食欲。运动还能促进胃肠蠕动、消化液分泌,肝脏、胰脏的功能得到改善,整个消化系统的功能因而都能提高。同时,由于经常运动锻炼,可使肌肉结实,控制体重,预防肥胖。

肝藏血,主筋,经常运动可使心血旺盛,营养筋脉,促进人体及四肢屈伸的正常活动。如果血液不足,则血亏肝虚,血不养筋,就会出现头晕、目眩、筋骨酸痛。运动能增进肝脏的健康,提高人的劳动和运动的能力。《素问·六节藏象论》谓肝为"罢极之本",即肝脏是耐受疲劳的根本。因为肝主管肌肉、筋腱、关节,肝功能正常,才能使人耐受疲劳。

肾主骨,生髓,通于脑,经常运动可使人体的生命力更加旺盛,生长发育良好,精力充沛。运动能强筋健骨,预防畸形。肾主水,有主持和调节人体水液代谢的功能,使清者运行脏腑、全身,浊者则下输膀胱而排出体外。经常运动,促进泌尿系统的活动,使人体的代谢产物更好地排除。

2. 运动与气血

"气为血之帅""气行则血行,气滞则血滞",意思是说血液的循环需要气的推动。运动能调摄气血循行,达到"气遍全身无阻滞"的状态,保持精力充沛,浑身舒展,体魄强健。

运动能使气血运行通畅,脏腑功能平衡。因为人体各个脏腑组织得到气的激发,才能各自发挥其不同的作用,特别是元气愈充沛,脏腑组织功能也愈健旺,人体就能保持健康。

3. 运动与形体

理想的形体应该是体格强壮,身体匀称,姿态端正,身体各部分的比例协调。

人体运动主要围绕肩、腰、髋、膝、踝等关节来进行,在每一处关节都分布有若干肌群。人为了维持直立的姿势,在背部、臀部、大腿前面和小腿后面的肌肉都特别发达,这些肌群相互拮抗,前后牵拉,才使人体脊柱、髋、膝关节伸直并保持稳定。经常运动,既消除了脂肪,又增强了肌肉力量。

身高,虽然受遗传因素的影响很大,但有人研究认为,后天因素可占 25%;体重、胸围、臂围及其他的身体功能和素质后天的可塑性占 50%～70%。经常从事体育锻炼可以助长青少年的身高,促进肌肉和脏腑发育强壮,提高人体的生理功能和素质。

4. 运动与精神

运动可以培养青少年的坚强意志和勇敢精神,同时有助于保持乐观的心态。这种积极的精神状态反过来又会促进身体的健康。

二、健康儿童起居运动保健

(一)充足睡眠

足够的睡眠是保证婴幼儿正常生长发育的重要条件之一,年龄越小,睡眠的时间应越长。应让其自然入睡,不要养成抱睡的习惯。入睡前勿逗引玩笑,对较大幼儿,睡前不要给其讲恐怖故事。入睡时衾被避免过厚,以免汗出伤损卫气。

(二)讲究卫生

病从口入,这是引起疾病的重要途径。婴幼儿因饮食引起的疾病就更为多见,常见的肠炎、痢疾、肝炎、婴儿瘫、肠寄生虫症等均与饮食不洁有关。衣服也要勤换勤洗,要勤剪指甲。《本草纲目》谓："虱则暑时裸浴,生者绝少。"平时要养成饭前、便后洗手的习惯,冬末春初少去公共场所,并要注意戴口罩,避免感染呼吸道传染病。较大的幼儿应注意口腔卫生,防止龋齿的发生,要养成饭后漱口和刷牙的习惯,睡前吃糖更要漱口,不能含着糖块入睡。《诸病源候论》指出:"食毕当漱口数过,不尔,使人病龋齿。"

（三）重视数见风日

小儿只要肌腠固密,则不易感受外邪,其中"数见风日"是重要的护卫固表措施。《备急千金要方·初生出腹论》谓:"凡天和暖无风之时,令母将儿于日中嬉戏,数见风日,则血凝气刚,肌肉牢密,堪耐风寒,不致疾病;若常藏在帏帐之中,重衣温暖,譬犹阴地之草木,不见风日,软脆不堪风寒也",强调了数见风日的重要性。

（四）嬉戏应适当

有的父母或亲朋常喜欢将婴儿摇来摇去,甚至将婴儿高高抛起,这些惹小儿喜欢的动作,都有一定的危险性。因小儿神弱胆怯,常因此而引起卧寐不安、惊恐不宁等。惊可伤心,恐可伤肾,心肾伤可影响小儿智力发育,因此,此等戏儿法不宜采用,为父母者宜戒之。对婴儿的逗笑也应适当。适当地笑,会使小儿在笑中健康成长,但过分的逗笑,因婴幼儿缺乏自我控制能力,逗得笑声不绝可伤心,《黄帝内经》所说的"喜伤心""喜则气缓",即有此意。久笑、大笑都会耗散心气,即古人所谓的"乐不可极"。西医学认为大笑久笑会造成瞬间窒息、缺氧,引起暂时性脑缺血,有损大脑的正常发育。另如进食时切勿逗笑,以免食物进入气管。迎风时不要逗笑,以免凉风侵袭腹部。

小儿形气未充,肌肉筋骨都尚未发育完善,故幼儿的活动应适当,嬉戏过度会致筋骨疼痛,有的小儿常常诉说一侧膝关节痛,多发生在下午或跑跳活动后,局部检查又无红肿热痛,也无跛行,经过夜间休息疼痛会自然消失,如能适当控制孩子的活动量,这种现象就会减少。总之,戏儿之法应以赏心悦目、启发智力、陶冶情操、促进健康为目的。

对小儿不要久抱不释,也不要过早训练站立,要多让尚不会走的小儿练习爬行,爬行时头额仰起,胸腹抬高,可使腰背、四肢肌肉得到锻炼。会爬后,婴儿可主动接触自己喜欢的东西,有利于婴儿智力的提高。爬还是一项剧烈的运动,可使消化功能增强,食欲旺盛,促使小儿生长加快。经常怀抱的小儿常常身体软弱,如《寿世保元》所言"看得太娇,放不落手,儿身未得土气,以致肌肉软脆,筋骨薄弱",即是此意。

不满周岁的婴儿,经常有哭声。古人认为"儿哭即儿歌,不哭不俐罗",就是说,婴儿哭是正常现象,是一种本能的活动。哭,既能促进消化,又能增强体魄,不必一哭即抱,一旦养成不能下怀的习惯,易使婴儿患"背偻"之症。

哭声又是婴幼儿表达病痛或有某种要求的一种形式,对这类哭声应予鉴别,并给予适当处理。如饥饿时的哭,常常是左顾右盼,时时伸舌,哺乳后哭声停止;在进食时哭闹明显,可能为口舌生疮;在排尿时哭闹,可能为小儿淋证;两手乱抓皮肤,可能为荨麻疹。此等现象,不可不别,全在父母细心体察。

(五)初生洗浴

初生儿时期,一般指从出生至满月,此期小儿刚离母体,虽然所有器官及系统已具备完成机体生活对外界适应的基本能力,但由于机体柔嫩,对外界刺激的反应性很弱,适应能力较差,易受各种疾病的侵袭。初生洗浴,又称初生沐浴或初生洁肤。由于初生儿皮肤娇嫩,必须谨慎保护,否则易于引起感染。在初生保健中,中医儿科历来重视对初生儿皮肤的防护,提倡初生洗浴,认为初生洗浴不仅可以清洁皮肤,去除污垢,开泄腠理,而且能够"令儿体滑舒畅,血脉通流,及长少病"(《小儿卫生总微论方》),"终生不患疮疥"(《备急千金要方》)。具体的浴儿方法,共有三种,简介如下。

1. 新生浴儿

因初生婴儿皮肤表面附有一层厚薄不匀的胎脂,保留过久,可刺激皮肤,引起糜烂,所以古人认为婴儿初生出腹即可洗浴,旨在洗涤污垢,清洁皮肤。但为避免脐部感染,初生第一次洗浴应在断脐之前。具体做法是,需在小儿降生前,先将浴汤煮好,"以瓶贮顿,临时施暖用之,不犯生水"(《小儿卫生总微论方》),且动作宜轻柔迅速。浴汤常用猪苦胆一枚,取汁,投入温水中,水温冷暖适宜(一般以 36~37℃ 为宜),用干净纱布蘸洗,将胎脂拭净,特别于皮肤皱褶处拭净后,宜涂以消毒后的花生油或鱼肝油,也可撒上扑粉(如爽身粉等)。《外台秘要》还记载:"用虎头骨 150 克,苦参 120 克,白芷 90 克,猪胆汁少许,煮汤适寒温浴儿。"该书谓,用上法浴儿,"主辟恶除恶气,兼令儿不惊,不患诸疮疥"。

2. 三朝浴儿

小儿降生后第三天浴儿,称谓三朝浴儿,也即民间俗称之"洗三"。其方法与新生浴儿同。因已断脐,故须特别注意护脐,勿使浴汤浸渍。《备急千金要方》记载,三朝浴儿用桃根汤,取桃根、梅根、李根各 60 克,水煮去滓,调令温热适宜,用纱布蘸洗儿身。浴毕仍宜用清洁柔软的纱布,拭干周身,并以扑粉抹之。《小儿药证直诀》则用青黛 9 克,天麻 6克,乌梢蛇肉(酒浸焙末)9 克,蝎尾(去毒炒)、朱砂(研)各 1.5 克,白矾 9 克,麝香 3 克,上七味同研,每用 9 克,水三碗,桃枝一把,桃叶 5~7 枚,同煎十沸,温热得所浴之,勿浴背上。《医宗金鉴》则用五枝汤,即桃枝、槐枝、桑枝、梅枝、柳枝各适量,煮水洗浴小儿。该书谓此汤浴儿能"解胎毒,辟疫疬,除邪气,利关节,祛风湿"。《证治准绳》谓:"儿生三日,以桑、槐、榆、桃、柳,各取三指长者二三十节,煎汤看冷热,入猪胆汁二三枚,浴之。"另外,其他方书有用苦参、黄连、猪胆汁、白及、杉叶、柏叶、枫叶煎汤者,有用大麻仁、零陵香、丁香、桑葚、藁本煎汤者,还有单用益母草煎汤者。总之,以防病、护肤为目的者,均可选择应用。

3. 平时浴儿

即指平时不为疗病,只为清洁皮肤的洗浴,浴汤一般不加任何药物,或只加少许食盐煮沸,候温备用。洗浴后,以粉扑之。经常洗浴,可使小儿"既不畏风,又引散诸气"(《外台秘要》)。

在具体做法上,还应注意慎避风寒,正如《奇效良方》所说:"浴水未到,且以棉絮包裹,暖大人怀中……虽浴出,亦当暖之……乍出母腹,不可令冒寒气也"。《证治准绳》亦谓"汤须不冷不热,于无风密室浴之,勿令久",这是首先应当注意的。其次是"勿犯生水",《济阴纲目》谓:"……予煎沸汤,以甑贮之,临时热洗,不犯生水,则儿不生疮。"再次,应注意防止惊吓,因小儿神怯气弱,洗浴易导致卒受惊恐,招致他病。故《小儿卫生总微论方》谓:"凡洗浴时,于背上则微微少用水,余处任意。既不可极淋背,亦不可久坐水中,否则引惊作病,切须慎之。"另如浴后宜拭干身上水滴,涂以扑粉,或以被巾包裹,洗浴时还须动作轻柔,勿以恶言相畏,强迫入水等,都是值得注意的。

三、病儿起居运动保健

疾病之后,处于康复阶段,气血津液不足,身体比较虚弱,为了促进健康,加速恢复,掌握好劳逸调摄,是很重要的。由于疾病性质的不同、病情轻重的差异,人体遭受的损害程度也有区别,应该根据具体情况,进行适当的劳逸调摄。

病后劳逸调摄的原则是:少劳多逸,形动神静。《备急千金要方》说:"新瘥后,当静卧,慎勿早起,梳头洗面。非但体劳,亦不可多言语用心,使意烦劳……虽瘥,尚虚未得复,阳气不足,慎勿劳事。"疾病对于人体来说,既消耗营养物质,又损伤脏腑功能,甚至破坏机体组织,因此,正气衰弱,功能减退,显得消瘦疲乏。当战胜疾病之后,机体亟待休养恢复。少劳,可以保养元气,苏复生生之机;多逸,可以积蓄饮食营养,减少能量消耗。这样,补充者多,消耗者少,自可加速康复。形动,可以防止气机呆滞,血流不畅;神静,可以避免思虑,安定精神。这样,以形调神,以神养形,形神互相促进。总的目的是达到阴平阳秘,气足血充,早日恢复健康。

(一)充分休息,适当活动

患病后要注意病室内的安静、清洁,避免不良刺激,以保证患儿充分休息和睡眠,从而精神振作,有利于疾病恢复,但并不是说患病后就要绝对不动,应根据病儿情况进行适当活动,可促进食欲,流通气血,增强抗病能力,如《后汉书·华佗传》中言:"体有不快,起作一禽之戏,怡而汗出,因以着粉,身体轻便而欲食。"疾病的急性期及重症患儿,应当以静为主,如肺炎喘嗽心阳虚衰、急性肾炎早期等,病儿应卧床休息,甚至于大小便也不能下床,而一般感冒就不要限制太严;哮喘患儿应避免活动过度,防其诱发哮喘。慢性病及恢复期病儿,可适量活动,活动不要过度,要逐渐增加活动量,注意孩子活动后的表现来进行适宜调节,若活动后过分疲劳,食欲减退,睡眠不好,就要减少活动量。动有两种方式:自动和被动。自动是根据病情让孩子自己活动,如散步、做操等;被动是帮助患儿活动,如长期卧床不起病儿,久病则脏腑功能不足,气血虚弱,肌肤筋脉失去濡养,易发生褥疮,定期翻身,改变体位,不但可以避免褥疮,还能预防坠积性肺炎的发生。又如痿病、失聪等失去活动能力的孩子,帮助其肢体活动,或给以按摩等,可活血通络,以助肌力恢复。总之,病儿要在充分休息的前提下,做到动静结合。

(二)阳光充足,空气新鲜

古人早就认识到日光和空气是人类生存不可缺少的条件,认为"呼吸以补其气""数见风日"可预防多汗、背偻、齿迟等证候,如巢元方《诸病源候论》中提道:"数见风日则血凝气刚,肌肉牢密,堪耐风寒,不致疾病。"阳光可以杀死细菌,是良好的消毒剂。健康孩子要多晒太阳,病儿更是如此。保持室内空气新鲜,阳光充足,可使病儿精神爽朗,食欲增加,也可减少空气污染的机会,因此病室内每天要开窗通风,特别是咳喘病患儿,需要更多的氧气,室内空气新鲜,病儿就能呼吸平稳,咳喘减轻;反之,空气不流畅,含氧量少,可使病儿感到头晕、疲倦、食欲减退,呼吸困难加重。又如风寒湿痹患儿,充足的阳光就更为重要。如佝偻病患儿,日光浴是其获得维生素 D、预防维生素 D 缺乏的好方法。慢性病及恢复期病儿,可以适当地进行户外活动,接受阳光照射,呼吸新鲜空气。表虚、里寒及发疹性疾病患儿,要避免直接受冷风刺激。破伤风、痉病病儿,要防止强光线的刺激引起抽搐发作。

(三)不同病种患儿起居保健

1.咳喘病患儿起居保健

慎寒温,避风寒。小儿脏腑娇嫩,卫外力弱,外邪易干,值气候变化之时侵犯人体即发病。必须起居有常,衣着冷暖适宜。常做户外活动,加强体质锻炼,多见阳光,可做吐纳气功保健操,有条件者也可做矿泉水浴疗法。

跑步运动诱发哮喘的患儿,避免跑步,可适当做散步活动。

感冒流行期少串门,少到公共场所。父母亲感冒时应戴口罩,尽量少接触小儿。

体虚易感小儿要注意颈项、天突、百劳、肺俞处的保暖。《小儿卫生总微论方·咳嗽论》云:"是以慎护小儿,须素着夹背心,虽夏日风热时,于单背心上,更添衬一重。盖肺俞在背上,恐风寒伤而为嗽,嗽久不止,亦可生惊。"

保持居室清洁,减少飞尘。哮喘患儿在自己居室中发作严重,离开居室而减轻者,应调换居室,改变环境以减少发作。

避免接触能引起发病的动物,如猫、狗及皮毛衣服、玩具等。居室陈设宜简单,避免存放煤油、香料及能引起小儿哮喘发作的花卉。

2. 呕吐患儿起居保健

室内要保持清洁,空气流通,给患儿以舒适安静的环境。呕吐时应将病儿抱起、轻拍其背部,或令其侧卧,使呕吐物从口角流出,以防进入气管,引起窒息。重症患儿应卧床休息,大孩子呕吐后,要用凉开水漱口,吐湿的衣被要及时更换,并随时擦净呕吐物,以免秽浊之气刺激,继续引起呕吐,并要避免呕吐物流进耳朵。

3. 泄泻患儿起居保健

小儿肌肤娇嫩,腹泻大便刺激性大,应勤换尿布,保持局部皮肤清洁。便后用温水清洗臀部,特别是腹股沟及阴囊下皮肤褶皱处,洗后用软布吸干,扑上滑石粉或甘草粉,防止皮肤湿烂。糜烂部分要在空气中暴露,使局部干燥,然后以麻油调青黛涂敷。室内空气须新鲜流通,避免直接吹风,尤其是衣着解脱不要直接当风。脾虚及风寒泻病儿,更要注意腹部保暖,可戴"护脐兜"等。

4. 疳证患儿起居保健

疳证属慢性病,正气损伤重,抗病能力差,为使患儿能顺利康复,应做到起居有常。当病情有好转时,适当的活动有利于脾胃功能的恢复,但不应嬉戏过度。腹部应注意保暖,尤其在夏季,睡眠时腹部最好带一个"肚兜",避免凉风侵袭腹部而损伤中焦阳气,导致腹泻,加重病情。

5. 佝偻病患儿起居保健

皮肤经紫外线照射后会生成维生素 D,但因受尘埃、煤烟、衣服和普通玻璃的遮挡而影响了日光中紫外线的作用,因此晚春和夏季应加强户外活动,多接触新鲜空气,多晒太阳,不仅可预防佝偻病的发生,并且可治疗佝偻病,增强体质。《备急千金要方·卷五》谓:"凡天和暖无风之时,令母将儿于日中嬉戏,数见风日,则血凝气刚,肌肉牢密,堪耐风寒,不致疾病。"

6. 惊风患儿起居保健

惊风后,一般都有较长时间的恢复期,特别是留有后遗症的患儿,病程则更长。因此,良好的居住环境、定时起居和户外游戏,是康复保健必不可少的。

(1)室内布置:住室内不仅要空气清新,阳光充足,最好配以适当色彩和花香,使居室安静雅致,不仅可养心悦神,又能促进气血通畅,以利疾病恢复。

(2)精心护理:抽搐停止后,往往疲惫懒言,应给以充分休息,避免一切噪音或呼叫,以利患儿恢复正气;慢惊风患儿,若成瘫者,应注意经常改换卧位,帮助其翻身,最好每天用温水擦澡,使气血畅通,防止褥疮;还要注意臀部或腹股沟等皮肤褶皱处的清洁,大小便后用滑石粉或爽身粉扑拭,使其干燥,以防皮肤破溃。

(3)户外游戏:久病体虚的惊风患儿,要根据体质和病情,选择适宜的文娱活动和户外运动,或进行适当的体育锻炼,促进肢体功能恢复,提高抗病能力。

(4)生活起居:惊风康复期,尤要注意培养患儿良好的生活习惯,讲究清洁卫生,寒温适宜,起居有时,保证充足的睡眠等,以扶正强身,防止发生他病。

7. 小儿呼吸道传染病起居保健

(1)室内洁净:病儿室内宜阳光充足,空气新鲜,忌秽浊恶气。因此,要定时开窗,但又要避免直接风吹,以防受凉。如古代医家提出麻疹"三怕":怕风、怕寒、怕烟熏。故室内既要空气清新,又要保持温暖、湿润,切勿太凉而被风寒,又勿过热以防窝疹,影响麻疹的透发,转为逆证。又如顿咳患儿,要多晒太阳,适当活动,呼吸新鲜空气,以利痰涎排出,避免煤烟、灰尘等秽浊之气,以防不良刺激而诱发痉咳。

(2)清洁卫生:病儿要注意清洁卫生,勤换内衣。当汗湿内衣时,要小心更换。水痘患儿尤要保持皮肤清洁,可用温水洗澡,但忌沐浴冷水。皮肤瘙痒时,可用痱子水或炉甘石洗剂外涂。要经常给患儿剪指甲,勿使抓破皮肤,以防继发感染。还要注意眼、口、鼻的清洁,眼眵多时,可用温开水轻轻洗拭。特别是麻疹患儿,勿使眼眵封住眼睛。不要用干布擦拭口腔,以免损伤口黏膜,而致口疮。最好用金银花水或10%冰硼酸液洗拭口鼻。痄腮患儿,经常漱口,保持口腔卫生,可减轻局部疼痛。

(3)休息睡眠:保证充足睡眠,以促早日康复。顿咳患儿,若因痉咳致精神不安,或发作频繁影响睡眠时,可适当给予安神镇静剂。恢复期,亦要注意充分休息。患儿病瘥后,余邪未尽,正气未复,若过分玩耍,或睡眠不足,可引起复发,谓之"劳复"。如《诸病源候论·热病候》记载:"夫热病新瘥,津液未复,劳则生热,热气乘虚还入经络,故复病也。"因此,病后要起居有时,保证休息,方愈而不发,又可防止变证的发生。

第三节 精神保健

一、中医健康观

传统中医保健学对健康状态的认识相当深刻,一言以蔽之,健康就是"形与神俱",即形体强健而无病,精神健旺而心态平和,同时,精神与形体之间和谐相济,配合正常。具体则有四个维度,即《素问·上古天真论》之"志闲而少欲,心安而不惧,形劳而不倦,气从以顺……美其食,任其服,乐其俗,高下不相慕……嗜欲不能劳其目,淫邪不能惑其心,愚智贤不肖不惧于物"所包含的形体、心理、社会、道德四维健康。

形体健康是健康的基础。中医学认为:"人生有形,不离阴阳"(《素问·宝命全形论》),阴阳是万事万物的根本规律,健康以阴阳为根,所以健康的人应该是"阴阳匀平,以充其形,九候若一"(《素问·调经论》),即阴阳和调,阴平阳秘,机体功能保持正常且稳定、有序、协调。具体而言,人体的脏腑、经络、肌肉筋骨、皮毛官窍等各组织器官都结构完备,发育良好、功能旺盛,经气血津液等生命物质都充足而运行有序,形体强健有力、比例正常,运动和劳作能力强。

健康的第二个维度是心理健康,作为较高层次的要求,不是每个人都能达到的。中医养生保健学历来重视心理健康,强调"志意和"(《灵枢·本脏》),认为精神心理应保持整体和谐的健康状态,智力水平正常,对外界刺激反应灵敏,处置得当;七情应以"恬愉为务"(《灵枢·上古天真论》),"和喜怒而安居处"(《灵枢·本神》),各种情绪皆要适度,任何过激的情绪都会导致疾病的发生;要"内无眷慕之累"(《素问·移精变气论》),嗜求欲望应该适度而不应当为物欲所累,保持"恬淡虚无"则能使体内气机和畅条达而保持健康。

适应社会则是健康更高一层次的维度。个人应当在适应社会环境的过程中,发挥自身能力和特长,融入社会、建设良好的社会环境,并从中获得愉悦和满足,实现自我价值。适应社会这一维度的组成中,首先为个人融入社会的情况。中医养生的健康观,要求个人能主动融入社会,对个人追求、名利及社会情况有客观理性的认知,适应社会风俗习惯,摒弃恶俗,其关键在"和"。《素问·上古天真论》即指出应"美其食,任其服,乐其俗",保持精神行为与社会环境的和谐愉悦。孙思邈则具体要求人们在社会生活中应淡泊名利,"于名于利,若存若亡,于非名非利,亦若存若亡"(《备急千金要方·养性序》)。

其次,为个人的交际能力及交际圈的范围。社会适应良好的人,与人交往能始终保持谦逊态度,诚善待人,宽以待人,"常以深心至诚,恭敬于物,慎勿诈善以悦于人,终生为善""为人所嫌,勿得起恨"(《备急千金要方·道林养性》),从而以平和的心态融入纷繁复杂的社会环境。第三,要维护社会正常秩序,贡献社会的决心和能力。一个健康的人,有维持社会正常秩序的自觉性,敢于与社会不良现象做斗争,能为社会建设和社会的进步做出一定的贡献。中国人历来讲究"天下兴亡匹夫有责",中医也认为"不为良相便为良医"。所以,贡献社会一直是中医健康观的组成部分。

道德健康是中医养生学很早就认识到的另一个高层次的健康维度。春秋时期的孔子就提出"仁者寿""大德必得其寿",指出"君子坦荡荡,小人长戚戚"(《论语·述而》),"仁者不忧"(《论语·子罕》),认为道德高尚的人自然能保持正常的心理,促进健康长寿。唐代孙思邈则在《备急千金要方·养性序》中说:"故养性者,不但饵药餐霞,其在兼于百行,百行周备,虽绝药饵,足以遐年……道德日全,不祈善而有福,不求寿而自延,此养生之大旨也。"明确指出了道德修养对于养生延寿的重要性。个体处于社会之中,若能自觉自愿地按社会道德准则来规范自身,也就自然而然地可使自己日常衣食住行及精神方面合理适度,从而达到养生保健的目的。

中医养生保健的思维健康观是超前的。现代医学对于健康人的认识,自《世界卫生组织宪章》中指出"健康乃是一种生理、心理和社会适应都完满的状态,而不只是没有疾病和虚弱的状态"后,直至 1999 年才将道德健康纳入健康概念之中,形成了现代的"四维健康"概念:"健康不仅是没有疾病,而且包括躯体健康、心理健康、社会适应良好和道德健康。"四个维度都具备的健康状态是近乎完美的,但实际上绝对的健康是不存在的,完美的健康状态是难以达到和具体评价的。

二、精神

精神,主要指人的思想意识、思维、情绪、感知等心理过程。它是高度发达的人体器官——脑的产物,它能动地反映物质,也能动地反作用于物质。

中医学关于精神的含义和运用,有广义和狭义之分。广义的精神,泛指一切生命活动,包括思维、意识、情绪、感知、运动等,即神、魂、魄、意、志五种神志的综合反应。这就是《灵枢·天年》所谓"血气已和,营卫已通,五脏已成,神气舍心,魂魄毕具,乃成为人"的意思。它说明:只有在神、魂、意、魄、志都健全地存在于形体组织之间,这样的生命体才可以称为人。换言之,健康的生命所具备的一切功能活动,都是精神作用的结果,是精神的外在反映。关于魂、神、意、魄、志的含义,一般认为:神,专指精神、思维功能,反映在对外界刺激应答能力的强弱或条理与错乱等方面。如："夫孔窍者,精神之户牖"(《淮南子·精神训》),指出人体五官九窍是精神的窗户,其功能的灵敏程度可以反映人的精神状态。又"神则以视无不见,以听无不闻也"(《淮南子·精神训》),说明人的精力充沛,耳目视听功能灵敏,对外界较微弱的刺激即能感受,并作出适当的反应。魂,指人的全部心灵作用或称心理作用,乃古人认为精神中能"离开"形体而存在的部分,可以理解为当今所说的想象、梦寐、幻想等。魄,古人指人身中依附形体而显现的精神,以区别于魂,如本能的哭泣、痛痒感知及其相应的动作,或与形体相关的精神综合表现,如精力、胆识等。意,是思维过程中的开始阶段,指意念、印象等。志,精神思维的一种形式——记忆。

关于神的产生,中医学一直认为:神由精化生,是阴阳两精相互作用的结果,如"两精相搏谓之神"(《灵枢·本神》),它和心为主导的五脏关系最密切,心是其藏身之地。所以,精神的变化对形体组织功能健全与否影响极大,甚则可以致病或危及生命。历代医家十分重视精神的调节,以保身心和谐,健康长寿。

精神保健是中医保健学的重要内容,贯穿于中医保健之始终。养神得当,则人体七情调和,脏腑协调,气顺血充,阴平阳秘,"形与神俱",福寿绵长。但是,人的精神世界最为隐秘与复杂,精神养生需潜心领悟,持之以恒,道德日全,方可达到"不祈善而有福,不求寿而自延"(《备急千金要方·养性》)的理想境界。

三、中医精神保健与现代心身医学

人的心理活动(精神、情绪变化)与人的躯体之间存在着相互影响的关系。早在春秋战国乃至更早以前,诸子百家就有较精辟的论述,至《黄帝内经》成书及秦汉时期,就形成了比较系统的中医养生学术思想,演绎运用至今不衰,具有领先世界的水平,尽管西方医学在同期内也有类似的认识,但远不及《黄帝内经》的观点系统、完善与深刻,至19世纪以前仍是分散、不成系统的,一直到21世纪初才从哲学和民间传说的背景上突出出来,成为科学研究的对象,直至目前心身医学的研究才不限于情绪因素或心理社会因素紧张刺激对人体生理过程的影响,走向深入细致,把心理、社会、躯体等因素分成许多亚系统进行研究。

以前主要的医学模式是生物—医学模式,即建立在生物科学基础上的医学,用生物学观点认识疾病及其治疗和预防等问题。所以生物—医学模式是现代医学模式的标志和核心。然而社会、科学与医学发展的实践和结果表明,生物—医学模式具有不容忽视的缺陷,即它忽略甚至排斥心理、社会因素对健康与疾病的影响和作用,这就使其面对精神和心理性、功能性疾病有棘手之感,即使对原因明确、病理变化较显著的形体疾病,也并非万举万当。当前人们已经发现生物—医学模式的不足及其对医疗保健事业继续发展的消极作用,并注意到不论从学术发展,还是从医疗保健实践的客观需要方面讲,都迫使人们改变这种生物—医学模式,重新(因为中医学现存最早典籍《黄帝内经》和古希腊的希波克拉底都在两千多年前就有类似认识)转变到生物—心理—社会医学模式上来,即从生物的心理的社会的水平综合考察和认识人类的健康和疾病,并采取综合措施防治疾病,增进健康。

医学模式的转换既是必要的,又是适时和可能实现的。医学模式的转换,突出地反映于心身医学的出现。心身二字的"心",指心理、精神而言;身是身体,中医学常称为形体。现代心身医学就是研究以心理社会因素为主要病因而引起躯体疾病的临床医学。

人,具有生物性的躯体,还有社会属性。就是这社会属性决定其生物属性的躯体会受心理和社会因素的影响,发生功能和器质性异常而成的疾病,即心身疾病。心身疾病的治疗,是强调调动人体自身的抗病积极性,重视以切断和消除致病性心理社会因素为目的的心理治疗。心身疾病的预防主要是从精神卫生(心理卫生)、社会医学等方面采取相应的措施。

精神的产生既有一定的物质基础,精神的表现也必然有一定的形式。各种形式很多,最常见的是喜、怒、忧、思、悲、恐、惊七种情志变化,这是客观事物和现象作用于人的感官所引起的精神反映,也是人们的精神对客观刺激感知的结果,常人都有,不是病态,也不能引起疾病。但是如果刺激作用过强,或刺激骤然发生,或刺激经久不息,或因人的感觉异常,那么,它将破坏人体的健康状态,导致疾病发生。根据这个道理,历代医家总结出"精神内守"是防病抗病、延缓衰老的原则。后世医家在《黄帝内经》的基础上经过不断地实践,提出以保持乐观、调和喜怒、消除忧愁、减少思虑、避免惊恐和四气调神为重点的精神保健方法。人生之路漫漫而坎坷,疾病难免,所以病后精神保健对疾病的预防和疗效至关重要,也属精神保健研究之列。

中医学精神保健的特点是:①从开始就认为形神是统一的,肯定了人的生物属性和特殊的精神活动,认为二者关系密切,形体能生精神,精神能御形体。如"形具而神生""神清意平,百节皆宁""人有五脏化五气,以生喜怒悲忧恐""故贵脱势,虽不中邪,精神内伤,身必败亡"等。②将过度精神创伤,或七情过用作为内伤致病因素,进行重点论述,明确心理社会因素的致病作用。③诊断疾病,探询病史,不能忽视心理社会状况的改变。④开创祝由和以情胜情的精神治疗方法。所谓祝由,是最原始的精神疗法,即通过祝说病由(病因)的方法解除病人的精神负担,达到治愈疾病的目的;以情胜情,是利用情志分属五脏,五脏归属五行,五行之间相互制约,情志亦相应而有的相互制约关系,以此解除情志病因所致的情志病证,如"怒伤肝,悲胜怒""喜伤心,恐胜喜""思伤脾,怒胜思""忧伤肺,喜胜忧""恐伤肾,思胜恐"等。⑤在预防保健医学方面,提倡调养精神,防止邪气侵犯发病,以"精神内守"为预防保健原则。

四、精神保健辑要

中医保健以"因人制宜"为基本原则,注重养生的个体差异,强调在辨识个体差异的基础上,选择适当的养生方法,以达到最佳的保健效果,这就是"因人保健"。当然,每个人从心理到生理都是独一无二的,把个体养生的所有方面进行一一分析并区别对待,是不可能的。因此可以从年龄、性别、体质等差异性较为明显的方面,以人群为对象讨论养生应用。

不同年龄的人,脏腑精气与功能状况均不相同,生长盛衰亦有差异,导致人与人之间在生理、心理等各方面均有差别。即使同一个人,处在人生的不同年龄阶段时,身心状况也有较大变化。因此,必须仔细辨别年龄给人带来的差异性,根据不同年龄的身心特点,有针对性地对各种养生保健方法加以选择和应用,从而使养生更加符合个体特征,此即"因年龄施养"。

儿童的健康成长不仅表现在机体上,也表现在其心理发育上,不仅要关心他们现阶段的生活,更要使其将来能有足够的能力和体力去成功地适应社会的变迁和生活的种种挑战。人一生的能力有相当大的部分在幼时就打下了基础。小儿思想单纯,虽少有七情六欲,但已依据逐步完善的感觉统合建立条件反射,产生心理活动。他们天真活泼,精力旺盛,好奇好动,模仿性强,感情真挚。外界因素对人的刺激,从胚胎期就已开始,出生前后外界的各种刺激,特别是惊吓,极易引起儿童情绪波动,甚至引起疾病。

(一)胎教学说

中医学所提倡的胎教,即是早期精神保健的开始。

有关胎教的内容,细推之有广义和狭义之分。广义的胎教,是指妇人受孕后,为促进胎儿智力和体力的发育,确保母子的身心健康,在精神、饮食、寒温、劳逸等多方面,对母亲和胎儿实行的保健措施。狭义的胎教,主要是指对孕妇在孕、胎、产全过程中,加强精神品德的修养和培养,使之"外象而内感",借以促进胎儿的智力发育。前者即"保卫辅翼"之说,但严格来讲,养胎护胎不同于"胎教"。《黄帝内经》云:"人始生,先成精,精成而脑髓生。"脑为元神之府,是以胎教者,当以养神益智为务。

胎教学说最早见于汉代贾谊《新书·胎教》,其文曰:"周妃后妊成王于身,立而不跛,坐而不差,笑而不喧,独处不倨,虽怒不骂,胎教之谓也。"此后,太史公在《史记·周本纪》

中云:"太任有娠,目不视恶色,耳不听淫声,口不出傲言。"《新书》与《史记》内容虽异,但实为一人一事,此乃文王妻孕育武王时的生活史。如此生活方式对胎儿的影响,《列女传·胎教》中谓"如此则生子形容端正,才过人矣"。胎教亦当择时而行,"妊娠三月名始胎,当此之时,血不流行,形象始化,未有定仪,见物而变,"(《诸病源候论》)。见善则善感,"文王设胎教之法,使孕妇常观良金美玉……山川名画之祥,又听讲诵经史传集,而使秀气入胎,欲其生而知之"(《泰定养生主论·论孕育》);视恶则感恶,"不欲令见伛偻侏儒丑恶形人及猿猴之类"(《诸病源候论》)。授妇人以胎教,尚需精诚相待,不可故弄玄虚,"若无真诚,志思相弃,则徒为矫揉,不若朴素真常"(《泰定养生主论》)。此皆胎教学说较早的记载,后世医家多遵之,使胎教学说日趋详备。继北齐徐之才逐月养胎法之后,至宋代陈自明《妇人良方大全》,还专立一门,名之曰"胎教论"。

考胎教学说之缘由,始于《周易·咸卦》,其《象辞》曰:"咸,感也。柔上而刚下,二气感应而相与,止而说,男下女,是以亨利贞,取女吉也。天地感而万物生,圣人感人心而天下和平,观其所感而天地万物之情见矣。"孔子曰:"化于阴阳,象形而发,谓之生。"隋人巢元方明易礼,寓易于医,创"形象始化,未有定仪,因感而变,外象而内感"理论,为胎教学说奠定了医学理论基础。《黄帝内经》云:"善言化言变者,通神明之理。"古人认为,孕妇的精神状态,直接影响胎儿的智力发育,如果加强对孕妇的品德精神教育,使之具有高尚的情操,可使胎儿未来智力发达,性格端庄。反之,若孕妇怀胎期精神和心理状态异常和失度,可使气血运行失常,影响胎儿的智力发育。胎教的精神实质,就是让孕妇保持良好的精神状态,以期外感而内应。具体内容可包括:①精神务使宁静,亦即《叶氏竹林女科》所说"宁静即是胎教……气调则胎安,气逆则胎病,恼怒则气塞不顺……欲生子好者,必须先养其气,气得其养,则生子性情和顺,无乖戾之习。"②培养高尚的情操,孕妇之性格情操,对胎儿的影响很大。为母必须品德端庄,道德高尚,处事无嫉妒之心,待人应忠诚淳厚,这样生子未来操行高尚。③所见所闻皆为愉快美好事物,避淫邪、行凶、秽臭、噪音、邪念、丑陋等恶刺激。④内视反观,寄希望于未来。把美好的寄托,内视于胎儿,把所见所想之美景都凝思于胎儿,以期外感内应,心旷神怡,使气血和顺,胎元调固。

实践证明,人类在幼儿时期,即大脑发育最佳时期,所受的教育是有着无比生命力的,而胎教则是在胎儿神经系统形成过程中,所采取的培育手段,也是婴儿早期教育的发端。著名科学家巴普洛夫曾说过:"婴儿出生三天后再进行教育,就已经迟了三天。"这不能不说是对胎教学说的正确理解。

（二）情志调护

1. 调怡心神

《庄子·刻意》曰："平易恬淡，则忧虑不能入，邪气不能侵。"《古今医统·无患歌》亦说："意同波浪静，性若镜中天，此子多安吉，何愁患再缠。"以上均强调神情安然，怡心悦神，不受忧虑、惊恐、焦急、恼怒等不良情绪的影响，则肝气条达，心神安定，使小儿健康活泼成长。因此小儿切勿娇惯任性，避免不良精神刺激。要创造和睦、欢快、恬静的生活环境，开展适于各年龄特点的娱乐活动，以恬愉心神，奉性养生，亦是精神调摄的主要内容之一。

2. 节喜控怒

《灵枢·百病始生》载："喜怒不节则伤脏，脏伤则病起于阴也。"《育婴家秘·卷之四·啼哭》载："小儿啼哭，非饥则渴，非痒则痛。为父母者，心诚求之，渴则饮之，饥则哺之，痛则摩之，痒则抓之，其哭止者，中其心也。如哭不止，当以意度。盖儿初生性多执拗，凡有亲狎之人，玩弄之物，一时不在，其心不悦而哭矣，洞之拗哭，急与之，勿便怒伤肝，气生病也。假如又不止，请医视之。"

3. 防惊杜恐

肝藏血主筋，主疏泄，喜调达；心主血，藏神志。因此人的精神活动与心、肝两脏关系较为密切。小儿神气怯弱，邪易深入而引动肝风，或暴受惊恐，亦易动风出现抽搐，或情志失调致肝阳上亢、心火上炎，出现烦躁、易怒、惊惕、夜啼等病变，故有"肝常有余""心火易炽"之说。

《灵枢·百病始生》进一步指出：精神情志的变化，影响着小儿机体的生理变化，强烈持久的精神刺激，如悲、恐、惊等创伤，可大伤精、气、神，使阴阳失调，气血不和而引起肝郁气滞、动风生痰等疾病，或使正气内虚，邪易深入而诱发他病。可见防惊杜恐在小儿保健中的重要性。

（1）惊恐之因：小儿神识未全，易受惊恐。惊恐之因，多因耳闻目见，如《育婴家秘·卷之一·鞠养以慎其疾四》载："耳目之神寄在心，异闻异见易生惊。"

所处环境，也有影响，如《订补幼科折衷·补遗》载："古庙不可入，入之则神惊。狂禽异兽不可戏，戏之则神恐。斗争之处不可近，近之则心偏。枯树大木不可息，防久阴之气触之。"

鬼怪故事，荒诞离奇，令儿恐惧，古有论述，如《女学篇·戒恐吓》载："凡小儿甫有知识，脑筋心血，尚未充足，最须留意。盖耳目最初次之闻见，皆易感入脑筋，致生恐吓。常见为母者，欲止小儿啼哭，故作猫声虎声，使之畏怖，或演神鬼及荒诞不经之说，使之迷信,遂至暮夜不敢独行,索居不能成寝,畏首畏尾,养成一种葸懦之性质,其害良非浅也。"

(2)惊恐之害:惊伤肝、恐伤肾,惊则气乱,恐则气下,惊恐致病,睡眠障碍,惊风癫痫,如,《育婴家秘·卷之一·鞠养以慎其疾四》载:"小儿神气衰弱,忽见非常之物,或见未识之人,或闻鸡鸣犬吠,或见牛马禽兽,嬉戏惊吓,或闻人之叫呼,雷霆铳炮之声,未有不惊动者也,皆成客忤惊痫之病。盖心藏神,惊则伤神,肾藏志,恐则志失,大人皆然,小儿为甚也。凡小儿嬉戏,不可妄指他物,作虫作蛇,小儿啼哭,不可令人装扮欺诈,以止其啼,使神志昏乱,心小胆怯成客忤也,不可不慎。"

①影响睡眠:《诸病源候论·卷四十六·中客忤候》载:"小儿中客忤者,是小儿神气软弱,忽有非常之物,或未经识见之人触之……谓之客忤也,亦名中客,又名中人。其状如下青黄白色,水谷解离,腹痛反倒夭矫,面色易五色,其状似痫,但眼不上摇耳,其脉弦急数者是也。若失时不治,久则难治。"记载了小儿客忤的病因病机及症状预后。

《备急千金要方·卷五上·少小婴孺方》载:"故养小儿,常慎惊,勿令闻大声,抱持之间,当安徐,勿令怖也。又天雷时,当塞儿耳,并作余细声以乱之也。凡养小儿,皆微惊以长血脉,但不预大惊。大惊乃灸惊脉,若五六十日灸者,惊复再甚。生百日后灸惊脉乃善。"介绍了防治小儿受惊的方法。

②促发惊痫:《育婴家秘·卷之一·鞠养以慎其疾四》载:"小儿玩弄嬉戏,常在目前之物,不可去之,但勿使之弄刀剑,衔铜铁,近水火……""初生小儿未与物接,卒有见闻,必惊其神。为父母者,必甚之可也。若失防闲,致成惊痫,为终身之痼疾,有子何益?""疾生气逆因成痫,恨煞终身作废人。"

《温病条辨·解儿难》载:"或见非常之物,听非常之响,或失足落空,跌扑之类……皆因惊吓也。证见发热,面时青时赤,梦中呓语,手足蠕动。"说明暴受惊恐,易引起心神不安或引动肝风,出现精神失调的病证。

《幼幼新书·卷四·夜啼证治》载:"凡夜啼见灯即止者,此为点灯习惯,乃为拗哭,实非病也。夜间切勿燃灯,任彼啼哭,二三夜自定。"

(三)婴童教育

我国历代医家在护胎、养胎、胎教和早期教育等方面,对小儿智能发育规律和开发童蒙积累了丰富的经验。无数事实证明,开发智力的关键在于保护胎儿和早期教育。

1.重早教,开童蒙

小儿生机蓬勃,年龄越小,发育越迅速。因此,自古迄今很重视从早期教育,开发童蒙。《古今医统大全》曰:"凡婴儿六十日后,瞳人将成,而能应和人情",提出早期教育应从婴儿开始。

明代万全总结了幼儿教育的内容和方法,如《育婴家秘·鞠养以慎其疾》记载:"小儿能言,必教之以正言……遇物则教之,使其知也。或教以书目,或教以方隅,或教以岁月、时月之类。如此,则不但无疾,而知识亦早也。"指从幼儿时期,通过在日常生活中看、听、闻、学、想、问等多种多样的方式,循循善诱,依时引教,以培养小儿好奇、探索精神和强烈的求知欲,促进智能发育。

近年来,早期教育在儿童智力开发中的地位,越来越引起人们的普遍重视。国内外学者认为:智能发育在 6 岁之前是很重要的,尤其 3 岁以前更是关键时期,脑神经细胞的发育,大约有 65% 是在这个时期完成的。因此,早期教育的重点应放在 3 岁以内的小儿。

2. 分年龄,别个体

《女学篇·褓褓教育》载:"小儿入学之年不可太早,缘体质尚弱,脑力亦未完全,用心过度,大有碍于发育也。于六七岁时,宜延诚朴耐劳之师以教之。其发蒙也,先识字块以端楷书之,背面必写篆文,盖合体字则可略,独体字非篆不可识也。为师者,不可惮烦,须先就实字逐字解之,不能悟,再解之,旋令其自解,期其有所领悟,即异日读书行文,必能字字还出来历,再以澄衷蒙学堂字课图说、无锡蒙学读本七编,参投之,循序渐进,自能事半而功倍矣。"

《千金翼方·卷十一·小儿》载:"论曰:文王父母有胎教之法,此圣人之道,未及中庸,是以中庸养子,十岁以下,依礼国小,而不得苦精功程,必令儿失心惊惧,及不得苦行杖罚,亦令儿得癫痫。此事大可伤惋。但不得大散大漫,令其志荡。亦不得称扬聪明,尤不得诽毁小儿。十一以上,得渐加严教。此养子之大经也。不依此法,令儿损伤。父母之杀儿也,不得怨天尤人。"记载了如何按不同年龄教育小儿的问题。

《女学篇·褓褓教育》载:"孔子教法,所以横绝千古者,亦曰循循善诱而已。故教幼儿女者,不可躁进,须相其体格强弱,年岁大小,以施其教法。若训诲过度,转滋进锐退速之弊。故为师者,须不恶而严,循循善诱。编订课程,每一小时应改换一课,俾脑力可以互用,不至生厌倦之心。课程完毕,随即放学,万勿加增例外之课,致阻其活泼之生机。斯教育小儿之要诀也。"

3. 规举止,立德行

在早期教育中也要重视思想品德教育,从小就要培养孩子具有真、善、美的高尚品德,培养他们热爱祖国、讲究文明礼貌及良好的卫生、生活习惯。父母和老师更要根据小儿天真活泼、好奇好动、好强好模仿等特点,以身教正确引导,精心培育,使之成为祖国健康聪颖的新一代。

《保赤汇编·锡麟宝训摘要卷四·范竹溪理学备考》对小儿语言、行为、动作之宜禁作了严格的规定，书载："凡人子，行步要安详稳重，不许跳跃奔趋。说话要从容高朗，不要含糊促迫。作揖要深圆，不可浅遽。侍立要庄静，不可跛倚。起拜身手相随，不可失节。衣履要留心爱惜，不可污坏。瞻视要安闲，不可流乱。在坐要端重，不可箕岸。但有违犯，轻则跪，重则责，慎勿姑息。"

《育婴家秘·卷之一·鞠养以慎其疾四》载："小儿能言，必教之以正言，如鄙俚之言，勿语也。能食，则教以恭敬，如亵慢之习，勿作也。能坐、能行，则扶持之，勿使倾跌也。宗族乡党之人，则教以亲疏、尊卑、长幼之分，勿使谍慢也。言语问答，教以诚实，勿使欺妄也。宾客，教以拜揖、迎送，勿使推避而也。衣服器用、五谷六畜之类，遇物则教之，使其知之也。或教以数目，或教以方隅，或教以岁月、时月之类。如此，则不但无疾，而知识亦早也。"万全就怎样教育小儿进行了具体说明。由此可见，作为一个医生不仅要精于医术，而且要重视小儿的思想品德教育和智力开发，保证小儿的身心健康。

凡子弟，须要早起夜眠，凡喧哄争竟之处不可近。无益之事不可为，谓如赌博、笼养、打棍、踢球、放风禽等事。凡相揖必折腰；凡对父母、长上、朋友必称名；凡称呼长上不可以字，必云某丈；凡遇长上必作揖；凡饮食于长上之前，必轻嚼缓咽，不可开饮食之声；凡饮食之物，勿争较多少美恶；凡侍长者之侧，必正立拱手，有所问则诚实对言，不可妄；凡开门揭帘，须徐徐轻手，不可令震惊响；凡众坐必敛身，勿广占坐席；凡侍长者出行，必居路之右；凡如厕下，必浣手；凡夜行，必以灯烛，无烛则止……凡执器皿，必端严，唯恐有失；凡危险不可近；凡道路遇长者，必疾趋而揖；凡夜卧必用枕，勿以寝衣覆首；凡饮食，举匙必置箸，举箸必置匙。（《保赤汇编·锡麟宝训摘要卷四·朱文公童训》）

【按语】古人对儿童的管教十分严格，从饮食起居到礼貌道德，均遵循一定的规矩。如早起夜眠、厕下必浣手，夜卧勿以衣覆首等旨在教育儿童养成良好的生活、卫生习惯。又如"凡称呼长上不可以字，必云某丈""凡侍长者之侧必正立拱手，有所问则必诚实对言，不可妄"等是在教育后人尊敬长者，讲究礼貌。这些对我们现代教育仍有一定的借鉴。

父母教子，当于稍有知识时见生动之物即昆虫草木必教勿伤，以养其仁。尊长亲朋必教恭敬，以养其礼。然诺不爽，言笑不苟，以养其倍。稍有不合，即正言厉色以谕之，不必暴戾鞭扑，以伤于忍。子弟少年，不当以世事分读书，但令以读书通事务。切勿顺其所欲，须要训之谦恭。鲜衣美食当为之禁，淫朋匪友勿令之亲，则志趋自然、朴质、近理。其相貌不论好丑，终日读书静坐，便有一种文雅可亲，即一颦一笑亦觉有致。若恣肆失学，形同市井，列之文墨之地，但觉面目可憎，即自己亦觉置身无地矣。（《保赤汇编·锡麟宝训摘要卷四·史搢臣愿体集》）

【按语】作者就如何培养小儿的仁、礼、信等进行了论述。

养子弟如养芝兰,即积学以培之,更须积善以润之。人之教子,饮食衣服之爱不可不均,长幼尊卑之分不可不严,贤否是非之迹不可不辨。示以均则长无争财之患,责以严则长无悖逆之患,教以分别则长无匪类之患。

语云:有好子孙方是福,无多田地不为贫。好与不好,只争个教与不教,世上哪个生来就是贤人,都是教训成的。每见人家祖父爱子孙,定要好食与他吃,好衣与他穿,独不思吃惯穿惯了好的,便不知撙节,卖田卖地都从这里来。又见人家祖父疼子孙,尽他要的把来与他,尽他恼的替他打骂出气,独不思顺从他惯了,必至自纵自由,闯祸生事,那时节虽悔也迟了。从此一想,子孙如何可以不教?但教训有千方法,未教他作家,先教他做人,教他做好人,先教他存好心,明伦理,顾廉耻,习勤俭,守法度,方是教训。

人家子弟知识稍开,课诵之余,一切家计出人,人情世故须为讲究。即如饮食,使其知稼穑辛勤;衣服,使其知机杼之苦。并田庄望岁时,丰稔经营慨物力维艰,渐渐说至创业守成,防危虑患,多方譬喻,此等言语较之诗书易于入耳,使其平日了然胸中,及长庶几稍知把捉矣。(《保赤汇编·锡麟宝训摘要卷四·史搢臣愿体集》)

【按语】上文强调了早期教育的重要性。

尝见小儿捉蝶捕虫,辄施摧残,于此可见荀子性恶之说之不诬也。为父母者,必切戒之,俾善念油然而生,则本恶之性,自不觉涣然冰释矣。近世博物家谓小儿喜戕动物,乃具解剖实验之性质,毋亦流于惨核少恩者耶。(《女学篇·襁褓教育》)

儿女众多,优劣不能一致。遇有过失者,宜就事训斥,切勿引他儿作比例,致生其嫉妒之心。尝见父母期子之心过切,绳子之法过严,因此儿之恶,辄称彼儿之善,以愧励之。优劣显分,偏爱昭著,为小儿性质所最忌,非但难期迁善,且手足亦因而参商矣。(《女学篇·襁褓教育》)

4. 父与母,第一师

父母是孩子的第一任老师,其一言一行,对儿影响甚大,所以,父母的举止对儿童的教育作用非常重要。

《保赤汇编·锡麟宝训摘要卷四·史搢臣愿体集》载:"吾之一身,尚有少不同壮,壮不同老。吾身之后,焉有子能肖父,孙能肖祖?所可尽者,唯留好样与儿孙耳。胡安国子弟或出宴集,虽夜深,不寝以候其归,验其醉否,且问所集何客,所论何事,有益无益,以是为常。"强调了长辈教育后代不仅要言传,更重要的是身教。

《女学篇·襁褓教育》载:"至男儿入小学堂后,堂中一切自有应守之规则,循序渐进,即可递升至高等学校。为母者,唯须审察寒暑,调理饮食,保养其身体,补助其精神。为父者,须默化其气质,使精神焕发,品行端正,养成益国利民之思想,为国家富强之根本,以期兴邦之兆。"

《女学篇·襁褓教育》载:"小儿稍长,甫能学语,全赖母之提携,养其中和之气,保其固有之天真。一举一动,勿遏其欲,勿纵其骄,随时教导,使其习为善良,俾成智德兼全之品格。所以子女禀性之贤否,恒视母教为转移。谚云:幼时所习,至老不忘。故幼时失教,贻害终身。教子女之道,不可不慎之于始也。"

《女学篇·襁褓教育》载:父母之待儿童,言必有信。常见小儿,当啼哭之时,长者多方哄骗,或许给食物,或许市玩品,迨过时而亦忘之,或随时教以诳语,以博玩笑,皆非所宜。缘小儿自幼习惯如是,将终其身,不以失信为非矣,遂至言而无信。教子者,尚其留意也。

五、现代儿童精神保健

由于小儿情绪的发展和分化迅速,生后数月的婴儿,已能表现喜、怒、哀、乐的情绪变化,2岁时就有好奇、高兴、同情、失望、恐惧、厌恶等二十多种情绪反应。因此,小儿出生后的精神保健应从初生开始。其内容主要有以下几个方面。

(一)智能训练

对婴幼儿要有目的、有计划、有系统地适时进行感知(主要是视、听)能力的教育和行为的培养。早期启蒙教育的意义,不在于提高知识量,而在于引导、挖掘潜能,提高接受外界事物的能力,为日后的智力发育打下良好基础。

小儿智能训练必须切合小儿生理和心理特点,不能超前训练。2岁以内以个别教育为主,2~3岁应参与一定时间的有组织的集体训练。在游戏、模仿、画画、听故事等活动中进行,"遇物则教",寓教于乐,使小儿对大自然产生浓厚的兴趣,增强求知欲望。同时需注意语言和数字的训练,增进小儿与成人及同伴之间的感情交流,使小儿在语言、认知和想象、动手等方面得到均衡发展,为后一阶段更多地认识世界打下基础。

(二)习惯培养

"幼时所习,至老不忘,幼时失教,贻害终身"的古训自古有之。《万氏家藏育婴秘诀·鞠养以慎其疾》谓:"小儿能言,必教之以正言,如鄙俚之言勿语也。能食则教以恭敬,如亵慢之习勿作也。能做能行则扶持之,勿使倾跌也。宗族乡党之人,则教以亲疏尊卑长幼之分,勿使谍慢。言语问答教以诚实,勿使欺妄也。宾客往来教以拜揖迎送,勿使退避也。衣服器用、五谷六畜之类,遇物则教之,使其知之也。如此则不但无疾,而知识亦早矣。"

1. 睡眠习惯

①应从小培养儿童有规律的睡眠习惯;②儿童居室应安静、光线应柔和,睡前避免过度兴奋;③儿童应有相对固定的作息时间;④婴儿可以利用固定乐曲催眠入睡,不拍、不摇、不抱,不可用喂哺催眠;⑤保证充足的睡眠时间;⑥培养独自睡觉。

2. 进食习惯

①按时添加辅食;②进食量根据小儿的自愿,不要强行喂食;③培养定时、定位(位置)、自己用餐;④不偏食、不挑食、不吃零食;⑤饭前洗手;⑥培养用餐礼貌。

3. 排便习惯

东西方文化及传统的差异,对待大小便的训练意见不同。我国多数的家长习惯于及早训练大小便;而西方的家长一切均顺其自然。用尿布不会影响控制大小便能力的培养,但推荐从 1 周岁起逐步培养适合自己孩子的排便习惯。

4. 卫生习惯

从婴儿期就培养良好的卫生习惯,定时洗澡、勤剪指甲、勤换衣裤,不随地大小便。3岁以后逐步培养小儿自己早晚刷牙、饭后漱口、食前便后洗手的习惯,并养成不喝生水、不食掉在地上的食物和未洗净的瓜果、不随地吐痰、不乱扔瓜果纸屑的良好卫生习惯。

(三)社会适应性培养

从小培养良好地适应社会的能力是促进儿童健康成长的重要内容之一。社会适应性行为是各年龄阶段相应神经心理发展的综合表现,与家庭环境、育儿方式、儿童性别、年龄、性格密切相关。

1. 独立能力

应在日常生活中培养婴幼儿的独立能力,如自行进食、控制大小便、独自睡觉、自己穿衣等。年长儿则应培养其独立分析、解决问题的能力。

2. 情绪控制

儿童情绪控制能力与语言、思维发展及父母的教育有关。婴幼儿的生活需要依靠成人的帮助,父母及时应答儿童的需要有助于儿童心理的正常发育。儿童常因要求得不到满足而不能控制自己的情绪,或发脾气,或发生侵犯行为,故成人对儿童的要求与行为应按社会标准或予以满足,或加以约束,或预见性地处理问题,减少儿童产生消极行为的机会。用诱导方法而不用强制方法处理儿童的行为问题可以减少对立情绪。

3. 意志

在日常生活、游戏、学习中应该有意识地培养儿童克服困难的意志,增强其自觉、坚持、果断和自制的能力。

4. 社交能力

从小给予儿童积极愉快的感受,如哺乳时不断抚摸孩子,与孩子对视微笑说话;抱孩子,和其说话唱歌;孩子会走后,常与孩子做游戏、讲故事等,这些都会增强孩子与周围环境和谐一致的生活能力。注意培养儿童之间的互相友爱,鼓励孩子帮助朋友,倡导善良的品德;在游戏中学习遵守规则,团结友爱,互相谦让,学习与人相处。

5. 创造能力

人的创造能力与想象能力密切相关。启发式地向儿童提问题,引导儿童自己去发现问题和探索问题,可促进儿童思维能力的发展。通过游戏、讲故事、绘画、听音乐、表演、自制小玩具等可以培养儿童的想象能力和创造能力。

(四)素质培养

小儿的性格和道德品质培养,在人才形成的过程中,虽属非智力因素,但比知识等智力因素要更为重要。因此,在儿童保健中,应注意培养良好的性格和品德。

1. 性格品质培养

(1)良好的生活习惯:人的性格从小养成,一旦形成就有相对的稳定性。3岁的小儿在性格上已有明显的个体差异,培养良好的性格要从零岁抓起。婴儿期的生活习惯,是影响小儿性格形成的重要因素。而某种习惯的形成,取决于养育的方式。因此,早期的科学养育,应从培养良好的生活习惯着手。

(2)体格锻炼:缺乏锻炼的小儿往往体弱多病,体弱多病往往与性格懦弱之间有着一定的内在联系。良好的性格,是在实际生活的锻炼中形成的,如胆量、意志力、独立性、自信心等,都是在经历危险、挫折和困难的过程中逐步培养的。所以,培养良好的性格,也应从体格锻炼抓起。

2. 道德品质的培养

小儿对周围的一切充满好奇,他们随心所欲地去探索,但不会明辨是非,不知自身的行为对社会是否有益,父母及老师应在鼓励小儿探索的同时,按照社会的道德观规范他们的行为,及早进行道德品质的培养。正如《保赤汇编·锡麟宝训摘要》所言:"未教他做事,先教他做人,教他做好人,先教他存好心、明伦理、顾廉耻、习勤俭、守法度。"

(五)父母和家庭

1. 父母的影响

父母的教养方式和态度、与小儿的亲密程度等与儿童个性的形成和社会适应能力的发展密切相关。《女学篇·褓褓教育》曰:"小儿稍长,甫能学语,全赖母之提携,养其中和之气,保其固有之天真。一举一动,勿呈其欲,勿纵其骄,所以子女秉性之贤否,恒视母教为转移。"从小与父母建立相依感情的儿童,日后会有良好的社交能力和人际关系;父母对婴儿的咿呀学语作出及时的应答可促进儿童的语言和社会性应答能力的发展;婴儿期与父母接触密切的儿童,其语言和智能发育往往较好。父母采取民主方式教育的儿童善于与人交往,机灵、大胆而有分析思考能力;反之,如父母常打骂儿童,则儿童缺乏独立性、任性,而且情绪不稳定。父母是孩子的第一任老师,应提高自身的素质,言行一致,以身作则教育儿童。

2. 身教胜于言传

《保赤汇编·锡麟宝训摘要》说:"吾之一身……所可尽,惟留好样与儿孙耳。"幼儿的思维处于他律状态,即以外在的标准为楷模。父母、老师等周围成人的言行,正是构成这个楷模的主体。幼儿和父母长辈生活在一起,许多品行会在下意识的耳濡目染中形成。因此,父母要处处以身作则,为子女做出良好的榜样。小儿同时还受到所处环境的影响,在身教的同时,还应根据幼儿的特点,进行耐心的言教,以引导小儿健康而全面的成长。

六、青少年精神保健

《素问·上古天真论》认为,女子"二七而天癸至,任脉通,太冲脉盛,月事以时下,故有子",男子"二八,肾气盛,天癸至,精气溢泻,阴阳和,故能有子",结合现代医学对人体的身体状态与年龄特点的认识,12~18岁为青春期。

(一)身心特点

青春期是人生中生长发育的最高峰,又是形体、心理和智力发育的关键时期。肾气旺盛,天癸已至是身心发育的内在核心动力。身体特点是体重迅速增加,第二性征明显发育,生殖系统逐渐成熟,其他脏腑功能逐渐成熟和健全。机体精气充实,气血调和。随着生理方面的迅速发育,心理行为也出现了典型特征,具有精神饱满、记忆力强、思维活跃、充满幻想、追求异性、逆反心理强、感情易激动等特点,个体独立化倾向产生与发展,出现以半成熟、半幼稚及独立性、依赖性交错复杂为特征的现象。此时人生观和世界观尚未定型,还处于"近朱者赤,近墨者黑"的阶段,如果能按照身心发育的自然规律,注意体格的保健锻炼和思想道德的教育,可以为一生的身心健康打下良好的基础。

(二)精神保健要点

1. 培养健康的心理素质

青少年处于心理上的"断奶期",表现为半幼稚、半成熟及独立性与依赖性相交错的复杂现象,具有较大的可塑性。他们热情奔放、积极进取,却好高骛远、不易持久,在各方面会表现出一定的冲动性。他们对周围的视物有一定的观察分析和判断能力,但情绪波动较大,缺乏自制力,看问题偏激,有时不能明辨是非。他们虽然仍需依附于家庭,但与外界的人及环境的接触亦日益增多,其独立愿望日益强烈,不希望父母过多地干涉自己,却又缺乏社会经验,极易受到外界环境的影响。师长如有疏忽,他们可能会误入歧途。针对青少年的心理特征,培养其健康的心理素质极为重要,可从以下四个方面着手。

(1)循循善诱,重在疏导:家长和教师要以身作则,为人师表,给青少年以良好影响,同时又要尊重他们独立意向的发展,保护其自尊心,采用说服教育、积极诱导的方法,与他们交朋友,关心他们的学习与生活,并设法充实和丰富他们的业余生活。有事多与他们商量,尊重他们的正确意见,逐渐给他们更多的独立权利,为他们创造一个愉快的、愿意诉说的环境,以便了解他们的交友情况及周围环境的影响,探知他们的心理活动与情绪变化,从而有的放矢地予以教导和帮助。可以有意识、有针对性地提出问题交给他们讨论,通过辩论以明确是非观念,再向他们提出更高的要求。要从积极方面启发他们的兴趣与爱好,激发他们积极进取、刻苦奋斗的精神,培养良好的个性与习惯。要较他们慎重择友,避免与坏人接触。要向他们推荐优秀书刊,不接触不健康的读物。要鼓励他们积极参加集体活动,培养集体主义思想,逐渐树立正确的世界观和人生观,使他们有远大的理想与追求。对于他们的错误或早恋等问题,不能采取粗暴、压制及命令的方式,而是摆事实,讲道理,耐心细致地说服和劝导。

(2)自我修炼,提高素养:青少年的身体发育虽然逐渐接近成人,可是对环境、生活的适应能力和对事物的综合、处理能力仍然很差。青少年应该在师长的引导协助下,在自己所处的环境中,加强思想意识的锻炼和修养,力求养成独立自觉、坚强稳定、直爽开朗、亲切活泼的个性。遇事冷静,言行适当,文明礼貌,尊老爱幼,切忌恃智好胜,恃强好斗。要有自知之明,正确地对待学业问题,处理好个人与集体的关系,明确自己在不同场合所处的不同位置,善于角色变换,采用不同的处事方法,从而有利于社交活动,促进人事关系的和谐,有益于身心健康。

(3)科学的性教育:贯穿于青春期的最大特征是性发育的开始与完成。正如《素问·上古天真论》谓:"丈夫……二八肾气盛,天癸至,精气溢泻""女子……二七而天癸至,任脉通,太冲脉盛,月事以时下。"其心理方面的最大变化也反映在性心理领域,性意识萌发,处于朦胧状态。由于青年人的情绪易于波动,自制力差,若受社会不良现象的影响,常可使某些青少年滋长不健康的性心理,以致早恋早婚,荒废学业,有的甚至触犯法律,走上犯罪道路。因此,青春期的性教育尤为重要。

青春期的性教育,包括性知识和性道德两个方面。要帮助青少年正确理解正常的生理变化,以解除性成熟造成的好奇、困惑、羞涩、焦虑、紧张的心理。要教育青少年不要染上手淫的习惯,如已染上者,则要树立坚强意志,坚决克服掉。女孩要做好经期卫生保健。要注意隔离和消除可能引起他们不良性行为的语言、书报、影视、网络等环境因素。安排好他们的课余时间,把他们引导到正当的活动中去,鼓励他们积极参加文体活动,把主要精力放在学习上,另外,帮助他们充分了解两性关系中的行为规范,破除性神秘感。教导他们正确区别和重视友谊、恋爱、婚育的关系;提倡晚婚,避免早恋,宣传优生、计划生育以及性病(包括艾滋病)的预防知识。

(4)培养坚强的性格:当前中国的大多数家庭,只有一到两个孩子,因此对其非常宠爱,这就容易导致青少年心理脆弱,意志薄弱,养成依赖心理和养尊处优的不良习惯,表现为交往能力和适应能力较差,一旦遇到挫折,就会惊恐万状,茫然无措,甚至容易因绝望而轻生。培养孩子坚强的性格对他们以后的人生道路有着重要的影响。著名科学家爱迪生曾经说过:"失败也是我需要的,它和成功一样有价值。"所以,要培养孩子坚毅的性格,顽强的品质,自立的意识;要培养孩子的自我监控能力,使孩子养成自我教育的习惯,形成自我教育、自我管理的能力;要培养孩子的忍耐力和持久力,使他们勇于接受挑战,具有持之以恒、坚忍不拔的精神;进而培养沉着、果断、勇敢的积极心态。要让他们享受成功的同时也品尝失败的滋味。因为人生不可能总是一帆风顺的,人生的道路上总会有许多的坎坷。所以,对孩子要进行失败教育和挫折教育,使他们充分认识到,任何时候,任何条件下,挫折总是难以避免的,培养他们正确认识与对待挫折,然后认真、冷静、客观地分析,为下一次的冲刺,为另一个成功的到来打下良好的基础。

2. 良好生活习惯的培养

青少年不应自恃体壮、精力旺盛而过劳。应根据具体情况科学地安排作息时间,做到"起居有常,不妄作劳"。既要专心专心致志地学习、工作,又要有适当的户外活动和正当的娱乐休息,保证充足的睡眠。如此方能保证精力充沛,提高学习、工作效率,有利于身心健康。

要养成良好的卫生习惯,注意口腔卫生。读书、写字、站立时应保持正确姿势,以促进正常发育,预防疾病的发生。变声期要特别注意保护嗓子,避免沾染吸烟、酗酒等恶习,吸烟、酗酒不仅危害身体,而且影响心理健康。如吸烟可使青少年注意力涣散,记忆力减退,学习效率降低。

青少年的衣着宜宽松、朴素、大方。女青年不可束胸紧腰,以免影响预防发育和肾脏功能;男青年不要穿紧身裤,以免影响睾丸正常的生理功能。夏秋两季男女青年穿紧身裤,容易引起腹股沟癣、湿疹等皮肤疾病。

3. 积极参加体育锻炼

持之以恒的体育锻炼,是促进青少年生长发育,提高身体素质的关键因素。要注意身体的全面锻炼,选择项目时,要同时兼顾力量、速度、耐力灵敏度等各项素质的发展。偏重力量的锻炼项目有短跑,举杠铃等;偏重耐力的锻炼项目有长跑、游泳等;偏重灵敏的锻炼项目有跳远、跳高、球类运动等。可根据个体情况,选择锻炼。

青少年参加体育锻炼,要根据自己的体质强弱和健康状况来安排锻炼时间、内容和强度。要注意循序渐进,一般一天锻炼 1~2 次,可安排在清晨和晚饭前 1 小时,每次 1 小时左右。锻炼前要做准备活动,要讲究运动卫生,注意运动安全。

第四节　内治保健

伴随人类环境因素、行为和生活因素、生物学因素和医疗卫生服务等影响人类身体健康的主要因素的改变,人类对自身健康状态的关注也发生了变化,人们的健康观也从既往的"已病图治"为重点转为"养生保健,未病先防"。中医学强调"整理观念",在诊断和治疗方面有独特优势,其中内治法就是保健重要的干预手段。内治保健是在中医药基础理论指导下,运用内治法防治疾病、强身健体的一种保健方法,是传统中医保健摄生方法的重要组成部分。运用内治法进行保健摄生历史悠久,《素问遗篇·刺法论》有"小金丹方……服十粒,无疫干也"的记载,这是根据人体质的差异,适当应用合适药物,调整机体的阴阳偏颇,防止疾病的发生,这是开创药物预防保健之先例。儿童内治保健服务,是在中医理论指导下采用行之有效的方法如药膳、膏方,对儿童进行健康管理,具有效果显著、副作用小及儿童依从性高等诸多优势,可以提高儿童的健康水平,起到缓解儿童就医压力的作用。

一、儿童内治保健的优势

(一) 治未病:儿童保健固本之道

"治未病"理论始见于《黄帝内经》,是中医基础理论的重要组成部分。一方面强调保健对于维持人体健康的重要性,倡导人们要积极地运用各种保健方法,维持机体健康,预防疾病的产生;另一方面强调治疗的及时性以及准确性对于疾病转归的重要性,同时也强调了疾病痊愈后防止疾病复发的重要性。由于"治未病"思想在防、治疾病方面体现出了巨大的前瞻性,有效提高了人类的健康水平,这也是开展儿童保健的最终目的,是固本之道。

(二)儿童内治保健在慢病保健中的优势

慢病是一组潜伏期长,且难治愈的非传染性疾病,在儿科常见的有支气管哮喘、小儿肥胖、儿童糖尿病、生长发育迟缓等。据 WHO 统计分析,慢病已成为全球疾病的主要负担,呈现出高发病率、高患病率,不仅严重影响个人生活质量,也消耗大量资源,是对卫生事业和经济发展的巨大挑战。因此,慢病的防控已被提到与治疗同等重要的地位上来。与很多发展中国家一样,我国慢病防治形势仍然严峻。中医保健学是以中医治未病理论为指导,将中医理论和方法运用于疾病防控和公共卫生领域的一门新兴学科。中医治未病理论中对未病、欲病、已病、病后的论述,与现代医学疾病的三级预防策略不谋而合,而且中医的整体观念和扶助正气的防病理念,以及丰富多种的方法,使得中医在慢病防控中具有独特的优势。卫生部《中国慢性病防治工作规划(2012—2015 年)》中强调在慢性病防治工作中,坚持中西医并重,充分发挥中医药"简、便、验、廉"和"治未病"的特点。中医保健以其摄生保健、整体预防、"以平为期"、辨证防治及丰富多彩的治疗方法手段等特点,在慢病防控中具有无可替代的优势。

目前,儿童慢性病的治疗与康复一直是临床工作的重点与难点。以儿童支气管哮喘为例,全球约有 3.34 亿人罹患哮喘,全球哮喘的患病率正在逐年提升,预计未来 10 年将新增 1 亿例哮喘病例,总患病人数将超过 4 亿多人。全国儿科哮喘协作组曾三次对我国城市 0~14 岁儿童的哮喘患病率进行调查,1990 年、2000 年、2010 年哮喘累积患病率分别为 1.09%、1.97%、3.02%,呈逐年上升趋势。2004 年中华医学会儿科分会呼吸学组对我国的《儿童支气管哮喘防治常规》进行了修订,更新了哮喘治疗的理念,认为哮喘治疗的目标不只限于尽快控制哮喘急性加剧,而应预防和减少反复发作。这就提示哮喘患儿缓解期的保健及治疗应该引起重视。在患病率不断攀升的情况下,推广中医保健相关适宜技术对减少哮喘发病、减少哮喘复发以提高儿童的生命及生活质量有重要意义。

哮喘是一种异质性疾病,与遗传、环境等多种因素相关。未病先防和既病防变的中医治未病思想与哮喘的发病机制、疾病演变及其病情防控规律非常契合,它强调有较大可能患有哮喘或其他呼吸道疾病的儿童可通过内治保健如膏方进行预防;已经患有哮喘的儿童在缓解期同样可以通过膏方控制病情发作,减少激素用量。研究表明通过膏方治疗能有效控制哮喘发作,改善患儿体质,可降低患儿呼吸道感染概率,提高患儿抗病能力。因此,采用内服保健方法在哮喘缓解期的康复和防控中可发挥显著优势。

(三)儿童中医内治保健依从性较高

儿童内治保健有别于常见内治法治疗,内治保健可采用药膳、膏方的形式,儿童对以上两种形式的依从性较高。药膳是中医学与饮食文化结合的产物,是美味的治疗方法,易于孩子接受;膏方是经过复杂工序加工,体积小,便于携带,是慢病管理的好帮手。

二、儿童内治保健相关内容

(一)药膳保健

药膳是根源于药食同源的思想,在中医辨证配膳理论指导下,把中药与食物结合精制而成的一种既有药物功效、又有食物美味,既能把药物当食物,也可将食物赋予药用,药借食力、食助药威,以达到防病治病、康复保健、强身益寿的特殊食品,药膳既能满足对食物的追求,又具有显著疗效,无毒副作用的特点,变良药苦口为良药可口,更容易接受,是传统中医学与饮食文化相结合的产物,是中华文化史上一个重要的瑰宝,被国际医学界誉为"人类药理学的原始资料"。

药膳,最早见于《后汉书·列女传》,"母亲调药膳思情笃密"。《黄帝内经》记载"凡欲诊病,必问饮食居处""药以祛之,食以随之",《黄帝内经》列有 13 首方子,其中 8 首属于药食并用的方剂。《神农本草经》中记载 365 味药,其中如大枣、五味子、生姜、茯苓等直到今天都是公认药性的食物,常作为调制药膳的原料。汉代张仲景《伤寒杂病论》进一步发展中医理论,在治疗上除了采用中药也大量采用饮食调养的方法配合治疗如十枣汤等。《本草纲目》给中医药膳提供了更丰富的资料,仅谷、菜、果 3 部就收有 300 多种,其中专门列有饮食禁忌。以上可见我国药膳历史悠久,至今以积累丰富的经验。

中医药膳的种类很多,从功能角度分为保健类药膳、预防类的药膳、康复类药膳、治疗类药膳;尤其保健类是现代药膳发展和研究的重要方向,根据不同人体体质,采用不同药膳进行调养,对号入座、对症调理。

1. 偏阴虚质儿童药膳保健

偏阴虚质是儿童由于体内精、血、津液等阴液缺乏,引起的以阴虚、内热及干燥为特征的体质状态,是儿童亚健康状态中较为重要且常见的一种,不适或表现有形体羸瘦、头发枯燥、皮肤偏干、手足心热、性情急躁、好动不静,或有目涩、鼻干痒、易发鼻衄、口咽干燥、渴喜饮冷、纳呆纳差、小便短黄涩滞、大便偏干难解,或有午后发热、两颧潮红、夜间盗汗、睡卧不安,平素嗜食辛辣香燥、煎炒烹炸、烧烤膨化等食物,或饮水、吃菜、吃水果较少,大多耐冬不耐夏,舌体偏瘦、舌质偏红、舌苔少津或有地图舌,指纹稍紫,脉细稍数。

偏阴虚质儿童调理原则为补益阴液、滋阴清热、养阴润燥,即通过养阴生津补液、滋益机体阴液,改善儿童阴液不足及其阴虚内热与内燥的状况,促进机体达到阴平阳秘协调、气血津液和调的状态。

宜食味甘微酸或稍咸,性质平和稍凉,具有补益阴液、滋阴清热、养阴润燥的食物或药食两用物品。食物如小麦、大麦、荞麦、燕麦、玉米、马铃薯、红薯、绿豆、白菜、菠菜、生菜、卷心菜、萝卜、莲藕、黄瓜、冬瓜、丝瓜、番茄、豆芽、豆腐、银耳、金针菇、西瓜、梨子、甘蔗、荸荠、猕猴桃、葡萄、猪肉、鸭肉、淡菜、乳品、动植物油脂等,药食两用物品如山药、百合、蜂蜜、桑椹、黑芝麻、枸杞子、乌梅、玉竹、当归、火麻仁、罗汉果、苦杏仁等。忌食、慎食辛辣、温热类食物,如葱、姜、蒜、韭菜、辣椒、龙眼肉、荔枝、榴梿及牛肉、羊肉、狗肉等食物或药食两用物品。

偏阴虚质药膳调理:

(1)百合二冬羹:

组成:鲜百合30 g,天冬、麦冬各10 g,银耳、枸杞子各少许,白糖、冰糖各适量。

制法用法:先将百合、天冬、麦冬、枸杞子洗净,银耳水发、洗净、撕碎。再将上述各物放入容器内,加白糖、冰糖后,上笼蒸烂即可。食用汤汁。

功效:润肺清燥、益胃生津、清肠通便。

适用人群:适用于偏阴虚质状态儿童,由于阴液亏损,致使肺胃大肠燥热,出现形体偏瘦、口咽干燥、渴喜饮冷、大便干结等不适的调养,或鼻干鼻痒、经常鼻衄,或干咳无痰、咳痰带少许血丝,或食欲不振、胃脘嘈杂,或大便秘结、状如羊屎、排解困难等病证的调治。

(2)秋梨润肺膏:

组成:梨1 500 g,麦冬、百合、川贝母各30 g,款冬花20 g,冰糖100 g。

制法用法:梨洗净切碎,加入麦冬、百合、川贝母和款冬花,用中小火慢炖,加入冰糖末融化。服用汤汁。

功效:补肺阴、清热润肺、止咳宁嗽。

适用人群:适用于偏阴虚质亚健康儿童,由于肺阴虚损,致使肺热肺燥,出现形体羸瘦、鼻干痒、易发鼻衄、时有干咳、咽喉不适、渴喜饮冷、大便偏干、小便短黄等不适的调理。另外,亦可用于上呼吸道感染、气管炎及其各种炎症、传染性疾病康复期间,出现咽喉不适、干咳无痰或痰少黏稠难咳、口干嘈杂、心烦不寐等不适或病症的调治。

2. 偏阳热质药膳保健

偏阳热质体质,是儿童阳气偏盛导致的以机能亢进、出现内热为特点的状态,系小儿亚健康诸种状态中比较重要和多见的一种。常见不适或表现有体格偏壮实、面唇偏红赤、面部易油腻、精力旺盛、喜动不静、性情偏亢奋、易于激动、嬉笑话多、声高气粗、喜凉畏热、易于饥饿、手足心偏热、口干口渴、夜卧不安、易踢被子、大便干结、小便短赤等。肝偏热则急躁易怒、头昏目赤、睡卧易惊、时有鼻衄,心偏热则烦躁不安、面红口渴、夜卧不安、时有疮疖;胃偏热则口气较重或有口臭、口干口苦、大便干结、食欲不振、夜间磨牙;平素不易患病,一旦患病,多为急病、暴病,发病后易化热、化火而形成火热证。检查舌质干红、苔黄较干,指纹偏紫,脉滑数。

偏阳热质儿童调理原则为清热祛火、导滞泄热、养阴保津,即通过祛除过盛阳气、畅通六腑、滋益阴液,使阳热得泻,阴津得护,阴阳平和,内热消除。同时亦应注意适度运动以消耗过盛的阳气,保证充足睡眠以养阴制阳,保持大便通畅以泻除热邪。

宜食味甘微苦、性偏寒凉,具有清热祛火、导滞泄热或兼有滋补阴津作用的食物或药食两用物品,前者瓜果蔬菜如西瓜、香蕉、苹果、秋梨、荸荠、猕猴桃、苦瓜、冬瓜、丝瓜、葫芦、黄瓜、莲藕、萝卜、番茄、芹菜、白菜、青菜、空心菜、绿豆芽等,粮食谷物如小麦、荞麦、绿豆、蚕豆等,其他食材如银耳、黑木耳、绿茶、猪瘦肉、鸭肉等;后者譬如莲子、荷叶、淡竹叶、菊花、夏枯草、金银花、山银花、蒲公英、马齿苋、甘草、火麻仁、决明子等。忌食或少食辛香、辛辣、肥甘及温热的食物,如生姜、大蒜、大葱、洋葱、辣椒、韭菜、香椿、柚子、椰子、榴梿、荔枝、桂圆、各类坚果、鸡肉、羊肉、牛肉、狗肉、鹿肉等。此外,应少食煎炒烹炸、火锅、烧烤等制法的食物,同时不宜饮食过饱。

偏阳虚质药膳调理:

(1)五汁饮:

组成:秋梨100 g,荸荠、莲藕各250 g,鲜苇根50 g,麦冬15 g。

制法用法:秋梨去皮核,荸荠、莲藕去皮,鲜苇根、麦冬洗净,用榨汁机榨取鲜汁。常温服用,不甚喜凉者可隔水炖热温饮。

功效:清热祛火、养阴润燥。

适用人群:适用于偏阳热质状态儿童阳气偏盛出现内热或伤阴致使身体偏热、时有烦躁、咽干口燥、时有咽痛干咳、小便短黄、大便偏干难解、皮肤干燥、时有瘙痒等不适的调养,亦用于感染性疾病、传染性疾病康复期低热不退、咽干口燥、大便偏干等不适的调理。

(2)公英通便茶:

组成:蒲公英30~60 g,蜂蜜适量。

制法用法:蒲公英水煎取汁200 mL左右,加蜂蜜适量调匀,代茶饮服,连用3~5天。

功效:清胃解毒泻热、养阴润肠通便。

适用人群:适用于偏阳热质儿童,因于胃热实火所致口臭口干口苦、大便干结难解、食欲不振、胃脘嘈杂、时有胃痛,或伴有手心发热、夜间磨牙等不适的调理。

3. 偏肺虚质儿童药膳保健

偏肺虚质,属肺的功能活动减弱,或兼夹肺阴不足、虚热内扰,常见表现有面色偏白,声音较低微,气息偏弱,容易出汗或皮肤干燥,鼻孔偏燥或偶有鼻塞流涕,偶有鼻出血,偶有夜眠打鼾,时感咽喉不适或干痒,时有轻咳,易患感冒、咳嗽、鼻衄等病证。偏肺虚质儿童的调理原则,宜补益肺气、养阴清肺,即通过增强肺脏功能,提高儿童机体对外邪的抵抗能力,预防肺系疾病的发生。

宜食味甘性平、具有补气或养阴作用的食物,如粳米、糯米、小米、黄米、马铃薯、大豆、红枣、胡萝卜、鸡肉等;兼夹阴虚内热者,可适当选择味甘性稍凉、养阴清热的食物,如小麦面粉、山药、豆腐、豆芽、百合、鲜藕等。忌食、慎食寒凉食物或冰冷食物,如西瓜、梨、黄瓜、苦瓜、海带、荸荠等。忌大量饮水,尤其忌大量饮用性质寒凉的凉茶或冰镇的饮料。饮食不宜过饱,过补,少食味厚滋腻、不易消化的食物,少食白萝卜、空心菜、柚子、柑橘等耗气的食物。

偏阴虚质的药膳调理:

(1)党参生脉茶:

组成:党参、麦冬、天冬各 5 g,五味子 1~3 g,冰糖或蜂蜜适量。

制法用法:前三物洗净,水煎取汁,代茶饮用;或前三物倍量备齐,洗净烘干,研成粗末,混匀备用,用时每次取粗末 3 g 左右,沸水冲泡,代茶饮用。用时可加适量冰糖或蜂蜜调味。

功效:益气敛汗、养阴生津。

适用人群:适用于偏肺虚体质儿童面色偏白、声音较低微、气息偏弱,容易自汗盗汗,或皮肤干燥、鼻孔偏燥或偶有鼻塞流涕、偶有鼻出血,或有大便秘结、时感咽喉不适或干痒等不适的调理,经常饮用有预防感冒、咳嗽、鼻衄等病证的作用。

(2)生梨贝母羹:

组成:生梨半个,川贝母 1~2 g,橘皮 1 小块,冰糖或蜂蜜适量。

制法用法:生梨连皮切块,根据需要只加川贝母,咳痰较多加橘皮,刺激性咳嗽明显加花椒,洗净,与梨块一起放入锅内,加水炖熟,捡去川贝母、橘皮,加冰糖或蜂蜜,吃梨喝汤,每日 1 剂。

功效:养阴生津润肺、清热化痰止咳。

适用人群:适用于偏肺虚质儿童鼻孔偏燥、时感咽喉不适或干痒、时有轻咳等不适的调理,也适用于儿童秋燥咳嗽或阴虚咳嗽的治疗。

4. 偏肝亢质儿童药膳保健

偏肝亢质体质,是儿童由于肝血偏虚、肝阴不足引起的以肝阳偏亢、肝火偏盛为特点的状态,系儿童亚健康状态中较为常见而且有可能逐年增多的一种,常见表现或不适有性格不稳定或情绪难控制,固执己见,或任性冲动,或暴躁易怒,夜卧不安,或时有哭闹,或有惊惕,口干口苦,面色发青,时有面红目赤,常有食欲欠佳,或大便次数较多、溏泄偏稀,或大便干结、排解不畅,舌质偏暗或有瘀点,舌尖或舌边发红,或舌苔薄黄,指纹青滞,脉弦涩或弦数。

偏肝亢质儿童调理原则宜滋阴养血平肝、清解火热平肝,即滋阴补血以潜阳平肝,或清解火热以泄热平肝,促使肝气条达、疏泄。另外,由于肝强则脾弱,因此亦需疏泄肝阳肝气、补中健脾益胃,由此达到肝阳得平、肝火得泄、脾气得实的平和状态。

宜食味道甘甜,性质平和或稍凉,或质重,具备补肝滋肝、潜阳平肝或清解火热、泄热平肝作用,以及味道甘甜微有辛香、性质平和或稍凉,具备补脾益胃、疏泄肝亢作用的食物或药食两用物品。前者食物如淡菜、鸭肉、猪瘦肉、猪骨、核桃、苹果、荸荠、冬瓜、黄瓜、芹菜、萝卜、绿豆芽、苦瓜、空心菜、绿茶等,药食两用物品有阿胶、山药、黑芝麻、枸杞子、桑椹、蜂蜜、百合、槐花、槐米、荷叶、蒲公英、菊花、决明子等;后者食物如粳米、小麦、黄豆、豆腐、金桔、茉莉花、红茶,药食两用物品有山药、白扁豆、龙眼肉、玫瑰花、白扁豆花、佛手、陈皮等。同时饮食宜清淡、可口、容易消化。忌食或慎食性质温热升阳动火、辛辣香燥助热上火的食物,如狗肉、羊肉、公鸡、虾、生姜、葱、蒜、辣椒、孜然等。同时应注意少吃肥肉、奶油、甜食、动物内脏,适当减少食物的总量,节制炒制、油炸、过油、过甜的膳食或零食。

偏肝亢质的药膳调理:

(1)菊槐绿茶饮:

组成:白菊花、槐花、绿茶各2 g。

制法用法:各物放入茶杯中,用开水冲泡,泡焖3分钟即可,随喝随续水,至味淡色尽。

功效:平肝镇肝、清热明目。

适用人群:适用于偏肝亢质状态小儿,因肝阳偏亢、肝火旺盛,引起性格不稳定、情绪难控制、好动不易静、任性冲动或暴躁易怒、头昏头痛或目胀目赤,以及口干口苦、小便短赤、大便偏干等不适的调理。

(2)百合炒芹菜:

组成:鲜百合50 g,西芹100 g,植物油少许。

制法用法:鲜百合洗净,西芹洗净、切成菱形。将西芹、百合入开水锅,焯水。热锅放入植物油,煸炒原料,翻炒出锅装盘。食用。

功效:养阴清热、平肝安神、通利二便。

适用人群:适用于偏肝亢质状态儿童,因肝阴不足、阳亢火盛,致使脾气暴躁、任性冲动、夜卧不安、时有哭闹或有惊惕,以及大便干结、小便黄赤、排解不畅等不适的调理。

5. 偏脾虚质儿童药膳保健

偏脾虚质,为脾胃机能虚弱,或兼有脾虚湿盛状况,是儿童亚健康体质状态中比较重要而且常见的一种,常见表现有形体瘦弱或稍胖,肌肉松散,好静懒动,经常疲乏,面色无华,口涎较多,食欲较差,食量不大,或有偏食,大便偏稀,唇色、指(趾)甲偏淡,容易罹患泄泻、厌食、积滞等病证。检查舌质偏淡较胖,或舌边有齿印,或有白腻苔,指纹色淡,脉浮缓无力。

偏脾虚质儿童调理原则宜补益脾胃、健脾祛湿,即通过增强脾胃功能,改善食欲,促进饮食水谷的消化与食物精微的吸收,充养人体气血营养,祛除湿邪病理产物,预防脾系疾病的发生。

宜食味甘性质偏温,具有补益脾气、渗湿除湿,或味酸、辛香,具备醒脾开胃、改进食欲、帮助消食作用的食物或药食两用物品,前者如大米、炒大米、锅巴、锅焦、栗子、熟藕、豇豆、胡萝卜、香菇、牛肉、鸡肉,以及大枣、山药、茯苓、莲子、白扁豆、薏苡仁等,后者如西红柿、石榴、葡萄、辛香调味品,以及生山楂、炒山楂、乌梅、生麦芽、陈皮等。此外,根据中医"以脏补脏"的理论,可适度选择食用猪肚、羊肚、鸡胗、鸭胗等动物内脏。忌食或慎食性质偏于寒凉、滋腻黏腻、破气伤胃且易损伤脾气的食物,如苦瓜、冬瓜、黄瓜、空心菜、芹菜、莴苣、黄花菜、柿子、香蕉、秋梨、西瓜、甜瓜、绿豆、猪肉、螃蟹、牛奶、芝麻、荞麦、萝卜等。

偏脾虚质的药膳调理:

(1)党参茯苓粥:

组成:党参、茯苓各 10 g,生姜 2 片,粳米 30 g,精制食盐少许。

制法用法:党参、茯苓、生姜择洗干净,生姜切片,加清水煎取汁液,备用。粳米如常法加清水煮粥,粥稠将成后加入煎汁,再加食盐调味。分 2~3 次随意食用。

功效:健脾益胃、补气温中。

适用人群:适用于偏脾虚质儿童,由于中焦脾胃虚寒、脾胃消化功能不足引起疲乏无力、面色无黄、纳呆纳差、时有轻度干呕、大便偏稀等不适的调理。亦用于儿童脾胃虚寒型胃炎引起胃痞、胃脘痛等病证的调治。

（2）健脾化湿茶

组成：党参20 g，苍术25 g，炙甘草9 g，白扁豆45 g，砂仁12 g，藿香30 g，厚朴20 g，木瓜25 g，半夏45 g，赤茯苓45 g，苦杏仁30 g。

制法用法：以上各物共研粗末、备用，用时每次取3~6 g，沸水冲泡。代茶饮用。

功效：健脾养胃、行气解郁、消食化痰。

适用人群：适用于偏脾虚体质儿童，由于脾胃机能不足、饮食痰湿积滞出现脘腹痞满、纳呆纳差、口涎较多、面色萎黄、形体偏瘦、疲乏乏力等不适的调理，或引起恶心、呕吐、泄泻等病证的调治。

6. 偏脾虚质儿童药膳保健

偏怯弱质体质，是儿童由于体虚所引起的以性格、行为怯弱为特质的亚健康状态，隶属儿童亚健康状态的范畴，常见表现或不适有性格内向郁闷、自信定见缺乏，遇事多疑猜忌、谨慎小心，行事怯弱胆小、优柔寡断，适应社会环境能力较差，不善交友、警觉性较高，常常依赖家人，不能独自安睡，多有睡中易惊、梦中哭闹，面色青黯或鼻周、鼻根部泛青。舌质淡或淡暗、苔白，指纹偏黯或青紫，脉弦细或弦细涩。

偏怯弱质状态儿童的调理原则，宜滋补气血、疏解肝郁、补脾祛怯，即通过健脾益气养血、疏解肝胆郁结，达到心之气血充沛、心神得养，肝胆之气调畅、胆气强盛，由此祛除性格、行为怯弱亚健康状态，提高儿童适应自然、社会的能力。

宜食味甘或味辛、性平稍温，具有健脾益气、补养心之气血，或疏解肝郁、调畅肝胆气机的食物或药食两用物品。前者食物如乳品、蛋类、鱼类、牛肉、鸡肉、猪心、猪肝、羊心、羊肝、鸡心、鸡肝等，药食两用物品如大枣、桂圆、桑椹、当归、阿胶、酸枣仁、枸杞子、黑芝麻、山药等；后者食物如茼蒿、茴香、柑、橘、橙等，药食两用物品像佛手、陈皮、菊花、玫瑰花等。另外，亦可根据需要，适当食用除湿化痰或清解郁热的食物或药食两用物品，譬如小麦、粳米、大豆、香菇、豆腐、豆芽、黄花菜、萝卜及茯苓、莲子、薏苡仁、百合、玉竹、荷叶等。禁忌食物忌食苦寒生冷、挫伤胆气的食物，如绿豆、苦瓜、西瓜、绿茶、冷饮食品等，或辛温助阳、易致阳亢的食物，如辣椒、韭菜、葱、姜、煎炸食品等。

偏怯懦质的药膳调理：

（1）百合莲枣粥：

组成：百合50 g，莲子15 g，大枣8枚，炙甘草3 g，粳米30 g，白糖适量。

制法用法：莲子、大枣先用温水泡软，炙甘草放料物袋内，锅内加水适量，先将泡好的莲子与料物袋同煮，煮至莲子半烂，取出丢弃料物袋，另加大枣、粳米大火煮沸，沸后再加百合小火煮烂即成，粥成后酌加适量白糖。早晚分服，温食。

功效:益气养血、养阴清热、除烦定志。

适用人群:适用于偏怯弱质亚健康儿童,由于心脾气血不足、心肾阴液匮乏,致使心神失养、胆气不足、虚热内扰,出现面色不华、时有潮红、神疲乏力、食欲不振、大便或干或稀、遇事多疑猜忌、谨慎小心、行事怯弱胆小、优柔寡断、心悸不安、精神恍惚、睡中易惊、梦中哭闹等不适的调理。

(2)山药龙眼粳米粥:

组成:淮山药 50 g,粳米 50 g,白糖适量。

制法用法:淮山药切碎,与龙眼、粳米一起置锅内,加清水适量,如常法煮粥,粥成,加糖少许调味。分次温食。

功效:益气补血、健脾养心、温胆强胆。

适用人群:适用于偏怯弱质亚健康儿童,由于心脾气血不足、胆气虚弱,出现面色萎黄、神疲乏力、食欲不振、大便稀溏、手足不温、睡卧不安易惊、梦中哭闹、自信定见缺乏、懦弱胆小、优柔寡断等不适的调理。

7. 偏肾虚质儿童药膳保健

偏肾虚质体质,系肾精不足、肾气偏虚,属儿童亚健康状态体质中比较常见的一种类型,常见表现或不适有体型偏小,身体瘦弱,毛发稀疏,质枯色黄,面色晦暗,缺少光泽,注意力不集中或记忆力较差,气息低怯,声低言微,精神不振,神疲乏力,腰脚偏软,喜抱,少动懒行,尿频质清,尿床遗尿,舌淡胖嫩。

宜食味甘或味咸,性质平和,具有滋益肾精、补脾益气的食物或药食两用物品,食物如糯米、黑米、黑豆、栗子、瘦猪肉、乌鸡、羊肉、黑鱼、牡蛎等,药食两用物品如山药、桑椹、核桃、黑芝麻、枸杞子、益智仁、覆盆子等。此外,亦可根据"以脏补脏"理论,选择食用猪腔骨、羊脊骨、牛骨髓、猪蹄、羊蹄、牛蹄、猪肾、羊肾等食物。禁忌食物忌食或少食性质寒凉伤阳、味辛性温伤精的食物,前者如西瓜、梨、荸荠、柿子、生黄瓜、生萝卜等食物,后者如生姜、辣椒、大葱、洋葱等食物,以及冷冻冷藏与煎炸爆炒的膳食。

偏肾虚质的药膳调理:

(1)阿胶核桃膏:

组成:阿胶 250 g,黑芝麻、核桃、桂圆各 150 g,大枣 500 g,即墨黄酒 500 mL,冰糖 250 g。

制法用法:黑芝麻炒香、碾碎;大枣去核,与核桃、桂圆一起切小粒;阿胶打粉,用黄酒浸泡 2 天,然后与黄酒一起放在陶瓷或玻璃等容器中,加热阿胶完全融化;再将黑芝麻碎与核桃、桂圆、大枣粒放入锅中搅拌均匀,调入冰糖,待冰糖完全融化后立即熄火;趁热倒入事先准备好的涂抹了香油等油脂的冷却盘内,厚度约 0.5 cm,并用铲刀按实压平,1 h左右凝固后,用刀切成约麻将牌大小即可。切好的阿胶糕要放在案板上,待凉透后再装入干净的容器中密封。随意嚼食,每次吃 1~2 块,每日 1~2 次。

功效:益精补肾、养血增智、生养毛发。

适用人群:适用于偏肾虚质亚健康体质儿童,由于精血不足所致注意力不集中或记忆力较差、毛发稀疏、质枯色黄以及腰脚偏软等不适或状态的调养或调理。经常适量食用有防治便秘、增强智力的功效。

(2)枸杞粳米粥:

组成:枸杞子 20 g,粳米 100 g。

制法用法:枸杞子清水泡软;加入粳米煮粥,粥成后。随意食用。

功效:补脾助肾、养血益精、温中暖下。

适用人群:适用于偏肾虚质亚健康体质儿童,因于肾阳不足、精血亏虚引起腰脚乏力、畏寒肢冷、精神不振、身疲乏力、面色青白、尿频质清、尿床遗尿等不适的调理,或脾肾阳虚所致脘腹冷痛、大便稀软、完谷不化等病证的调治。

8.特敏质儿童药膳保健

特敏质体质,是儿童因于先天禀赋较弱或出生后调养失当,经常出现过敏不适或症状的亚健康状态,是儿童亚健康状态中发生率逐年增多、值得重视的一种。常见表现或不适有体质虚羸,身形瘦弱,肢体痿软,面色不荣,纳呆纳差,大便较稀,时有喷嚏,鼻塞流涕,易于感冒,或时有皮肤瘙痒,抓搔即红,且容易出现抓痕,反复皮疹,常发肌衄,时常腹泻或腹痛,表现或不适时轻时重,每因食入、吸入、接触特殊物质则表现或不适加重。

特敏质儿童亚健康体质状态的调理原则,宜滋益肾气、健脾养胃、补助肺卫为主,同时应特别注意防治痰饮、瘀血,以强健体质,消解伏邪,提高小儿的抵抗力、适应力。此外,日常生活中家长还要多注意观察小儿每次出现过敏不适或发作都与哪些固定物质和环境因素有关,或者去专科医院进行变应原测试。若确定有具体的变应原,即应尽量避免与其接触。

宜平衡和调、营养清淡,粗细、荤素应搭配恰当合理。其中尤其宜适度多食味甘、性平,或味甘、偏凉,具有补肾固本、补肺健脾、固表化湿作用,或味辛香、性偏凉,具有通降清解、化瘀作用的食物或药食两用物品,食物如糙米、黑豆、粟米、红薯、花生、栗子、小麦、燕麦、芫荽、芹菜、青菜、丝瓜、空心菜、胡萝卜、木耳、金针菇等,药食两用物品如太子参、薏苡仁、山药、莲子、大枣、枸杞子、荆芥、薄荷、百合、草果、肉豆蔻等。慎食、忌食容易引起痰湿、血瘀与致敏的食物,包括生冷寒凉、油腻黏滞等食物,辣椒、胡椒、浓茶、咖啡等辛辣刺激性食物,以及竹笋、香椿、蚕豆、杧果、牛奶、鸡蛋、鱼虾、螃蟹、猪头肉、鸡鸭脖颈等常见发物即致敏的食物。

特敏质的药膳调理:

(1)黄芪杞菊茶:

组成:黄芪、枸杞子、黄菊花各 8 g,冰糖少许。

制法用法:先将黄芪、枸杞子、黄菊花一同放入茶壶中,加沸水冲泡。冲泡后盖上盖子焖 10 分钟,根据需要放入冰糖调味,代茶饮用。

功效:补脾益肺、养阴补血、清解风邪。

适用人群:适用于特敏质状态亚健康小儿预防鼻炎、感冒之用,亦可用于该类小儿鼻炎、感冒引起头昏头痛、身有微热,或有恶风,或有喷嚏流涕,以及神疲乏力、懒动少语、纳呆纳差等不适的调治。

(2)芫荽发疹饮:

组成:芫荽 30 g,胡萝卜 50 g,荸荠 30 g。

制法用法:各物洗净,切碎,先将后两物放入锅内,加水 1 000 mL,煎至 600 mL,再加芫荽稍煮即可。待温后饮用,连服 3~5 天。

功效:凉透疹、清热生津。

适用人群:适用于特敏质状态儿童皮肤瘙痒,红斑、丘疹初起,出疹不畅,伴有轻度发热、轻微恶风、喉痒喷嚏、口渴等不适的调治。

(二)膏方保健

膏方,又称膏剂、膏滋,是以中医辨证论治原则、治未病思想和天人合一整体观为指导,将单味或多味药物根据配伍组方,经多次滤汁去渣,加热浓缩,再加入辅料,如冰糖、饴糖、蜂蜜、黄酒及阿胶、龟甲胶、鹿角胶等进行收膏而制成的半液体剂型,是具有营养滋补和治疗预防等综合作用的中药内服制剂。膏方有别于汤剂、丸剂、散剂,其大方图治,缓缓图功,它具有补中寓治、治中寓补、补治结合的特点,充分体现了中医"治未病"的思想和理念。朱丹溪云:"与其救疗于有疾之后,不若摄养于无疾之先—是故已病而不治,所以为医家之法;未病而先治,所以明摄生理。夫如是则思患而预防之者,何患之有哉?"如将膏方用于未病先防,要注重辨体与辨证相结合。

1.膏方使用原则

(1)辨识体质,辨证论治:"辨体论治,辨证论治"是膏方处方的基本原则,要辨体与辨证相结合。体质的辨识,早在《黄帝内经》中就有阴阳二十五人等体质分类。体,即体质类型;证,即疾病证型。因人施治,按不同体质特点和症状、体征而化裁,适度调节组方,即"量体裁衣"。如阴虚体质,见自觉内热、手足心热、口干、失眠、大便干结、面红潮热、舌红脉细等症状,可以用养阴填精方药,常用二至丸、六味地黄丸,药用生地、玄参、阿胶、麦冬、石斛等。阳虚体质,见手足怕冷、畏寒、大便稀塘、小便清长、舌淡胖有齿印、脉沉细无力等症状,可以用壮阳补气方,常用右归丸、桂附地黄丸,药用杜仲、肉苁蓉、桑寄生等。气虚体质,见精神疲倦、乏力、气短、容易感冒、自汗活动后加重、舌淡白、脉细弱等,可以用益气方药,常用四君子汤,药用太子参、党参、黄芪等。血虚体质,见面色苍白、唇甲淡白、手足发麻、舌淡白、脉细等,可以用养血生血方,常用四物汤,药用熟地、当归、白芍等。血瘀体质,见皮肤干燥、粗糙、皮肤有紫斑、胸胁刺痛、面色晦暗、肌肤甲错、唇甲青紫、舌有瘀斑等,可以用活血和营方药,常用血府逐瘀汤、失笑散,药用川芎、当归、红花、桃仁等。痰湿体质,见形体肥胖、汗多、肢体困倦沉重、口中黏腻、苔腻、脉滑等,可以用祛痰化湿方,常用二陈汤,药用陈皮、半夏、茯苓、白芥子等。肝郁气滞证则用柴胡疏肝散等。

(2)顾护脾胃,助运消食:《素问·灵兰秘典论》云:"脾胃者,仓廪之官,五味出焉"。人体所需之水谷精微有赖于脾胃的运化。如饮食失节,食滞胃肠,脾虚湿困,胃失和降,影响脾胃之升清降浊,进而影响脾胃的运化吸收功能。金元时医学家李东垣在其著作《脾胃论》中明确提出"内伤脾胃,百病乃生"的观点;《素问·刺法论》中提到"脾为谏议之官,知周出焉",均说明脾胃与人体生命健康密切关联。因而制定膏方时必须顾护脾胃,于众多滋腻补品中加入运脾和胃、行气助运之品。一则甘温补中,药如太子参、黄芪、山药、黄精、扁豆花等,使脾胃健运,杜绝痰湿之源,使气血津液得以输布;二则适量加入健脾理气、化湿消食之品,药如白术、陈皮、茯苓、薏苡仁、焦山楂、神曲等,祛除痰湿食滞,使气机通畅,并可增强药食运化,消除滋补药壅塞之弊;又可起到助吸收的功效,使膏方滋而不腻,收效更宏。重视补益脾胃,并非只补脾胃,若命门火衰不能生土,肾阳不足而致脾阳亦虚,自应补火温土。总之,膏方治疗宜抓住重点,求其病本,唯以辨证论治为要。至于用药,则须虚实兼顾,寒温得宜,升降并调,气血同治,动静结合,以达阴阳平衡的目的。

(3)适应自然,阴阳平衡:"阴阳者,天地之道也",阴阳是一切事物的纲领,是千变万化的起源。平衡阴阳是膏方最根本的治法。根据自然界和人体阴阳消长、五脏盛衰的不同时间特点,用药以轻淡薄味来制作个体化的膏滋,使机体适应自然四时节令、春生夏长秋收冬藏之律,以达抗衰延年养生之效。正如《素问·四气神大论》所云:"夫四时阴阳者,万物之根本也。所以圣人春夏养阳,秋冬养阴,以从其根,故与万物沉浮于生长之门。逆其根,则伐其本,坏其真矣。故阴阳四时者,万物之终始也,死生之本也,逆之则灾害生,从之则苛疾不起,是谓得道。"所以在秋冬季服用膏方,处方可添加补阴之品。但要时时固护"阴阳平衡",故拟方时,在补阴基础上配以益气、健脾、活血之品,擅于阳中求阴,阴中求阳,阴阳互补,以达阴平阳秘。《素问·至真要大论》云:"谨察阴阳所在而调之,以平为期。"善用膏方,使机体处于阴平阳秘的和谐稳态,臻于"正气存内,邪不可干"的境界。

(4)素膏为主,灵活加减:儿童膏方常用冰糖、饴糖或者蜂蜜来收膏,故称之为素膏。用药主张调补,在药物的选择上以平为贵,随病加减、辨证处方。

2. 儿科常用膏方赏析

(1)运脾增食膏:

组成:党参90 g,茯苓120 g,炒白术200 g,陈皮90 g,干姜30 g,炒山药300 g,肉桂20 g,清半夏60 g,枳壳90 g,炒白芍60 g,黄精120 g,炒麦芽150 g,厚朴60 g,柴胡45 g,胡黄连30 g,藿香60 g,焦山楂120 g,黄芪60 g,麦冬120 g,防风90 g,桔梗60 g,砂仁60 g,连翘45 g,白扁豆90 g,神曲150 g,胡黄连30 g,豆蔻90 g,内金150 g,冰糖200 g(饴糖200g)。

功用:健脾益气、和胃助运。

用法用量:上药物均由山东省中医院制剂室加水反复煎煮,去渣取汁,经蒸发浓缩,加蜂蜜或冰糖收膏至600~1 200 mL(两个月的剂量),温开水冲服,每日口服1次,每次20 mL。年龄偏小患儿,酌情减量。

(2)防哮膏

组成:党参90 g,陈皮60 g,灵芝90 g,黄芩90 g,清半夏60 g,甘草30 g,柴胡60 g,五味子30 g,苏子120 g,黄芪60 g,厚朴60 g,桂枝30 g,干姜30 g,炒白芍90 g,防风90 g,桔梗60 g,藿香60 g,淫羊藿45 g,茯苓150 g,白术200 g,黄连30 g,黄精120 g,乌梅45 g,苍术90 g,冰糖200 g。

功用:补肺固卫,健脾益肾。

用法用量:上药物均由山东省中医院制剂室加水反复煎煮,去渣取汁,经蒸发浓缩,加蜂蜜或冰糖收膏至600~1 200 mL(两个月的剂量),温开水冲服,每日口服1次,每次20 mL。年龄偏小患儿,酌情减量。

(3)健肺止遗方

组成:黄芪90 g,茯苓150 g,炒白术300 g,石菖蒲120 g,露蜂房90 g,淫羊藿30 g,清半夏60 g,党参90 g,柴胡45 g,益智仁120 g,黄精90 g,枳壳90 g,厚朴60 g,干姜30 g,五味子45 g,藿香60 g,麻黄30 g,胡黄连45 g,桔梗60 g,陈皮90 g,桂枝60 g,乌梅45 g,桑螵蛸120 g,炒白芍90 g,防风120 g,升麻45 g,冰糖200 g。

功用：培元补肾，健脾益肺。

用法用量：上药物均由山东省中医院制剂室加水反复煎煮，去渣取汁，经蒸发浓缩，加蜂蜜或冰糖收膏至 600~1 200 mL（两个月的剂量），温开水冲服，每日口服 1 次，每次 20 mL。年龄偏小患儿，酌情减量。

第五节　外治保健

外治保健是运用外治法达到预防保健作用的方法。外治的概念一般分为广义外治和狭义外治。广义外治泛指除口服及注射给药以外施于体表皮肤（黏膜）或从体外进行治疗的方法，如音乐疗法、体育疗法等；狭义外治则指用药物、手法或器械施于体表皮肤（黏膜）或从体外进行治疗的方法。现在儿科临床外治以狭义外治法为主。

中医外治保健历史悠久，作用迅速，疗效独特，具有简、便、验、廉的特点，与内治法相比，具有"殊途同归，异曲同工"之妙。

中医保健治疗有增强体质、未病先防的作用，而且在疾病发生的过程中能增加疗效，促进恢复，缩短病程，保健与治疗相辅相成，共同守护儿童健康，促进发育。

一、历史沿革

中医外治萌芽于原始社会，奠基于先秦，发展于汉唐，丰富于宋金元，成熟于明清，提高于现代。儿童外治保健的源流可以上溯至秦汉时期，《黄帝内经》记载的外治保健技术有砭石、九针、火焫、导引、按摩、灸、熨、渍、浴、蒸、涂、嚏等，并开创了膏药的先河。其后，《伤寒论》创用了塞鼻、灌耳、舌下含药、润导、粉身等法；孙思邈《备急千金要方》所用外治技术，共有 27 种之多，"变汤药为外治，实开后人无限法门"；《太平圣惠方》记载有淋渫、贴、膏摩等法。明清时外治保健技术趋于成熟也趋于泛化，特别是清代吴师机著《理瀹骈文》，集《黄帝内经》至清外治技术之大成，对外治方药进行了系统的整理和理论探讨，完善了外治理论，认为"草木之菁英，煮为汤液，取其味乎？实取其气而已……变汤液为薄贴，由其外及其内，亦取其气而已"。并且第一次明确提出"外治之理，亦即内治之理；内病外取，须分三焦论治"，提出了三部应三法的外治体系，即"上用嚏，中用填，下用坐"，"凡汤丸之有效者，皆可熬膏，膏药用药，必得气味俱厚者方能得力"，为外治理论的系统化和完善作出了贡献。

二、常用方法

根据治疗途径不同,儿童外治保健方法主要可分为整体治疗,皮肤官窍黏膜治疗,经络腧穴治疗三类。

(一)根据治疗途径分类

1. 整体治疗

以人整体为对象进行治疗,主要有导引、体育疗法、音乐疗法等,其中导引、体育等疗法可归属于运动保健,音乐疗法可归属于精神保健,本章不再赘述。

2. 皮肤官窍黏膜保健

指药物通过皮肤官窍黏膜吸收进入局部或者机体起治疗、保健作用的方法,如敷贴疗法、熏洗疗法等。现代药物制剂学中的中药经皮给药系统(或称经皮治疗系统)属于此类治疗。

3. 经络腧穴保健

指药物、手法、器械从外施与经络、腧穴起效的治疗方法。如推拿、艾灸、脐疗、足心疗法等。

上述分类方法并非独立存在,彼此之间互相交叉,这种交叉是外治保健法分类的一个重要特征。本节主要讲述皮肤官窍黏膜治疗,经络腧穴治疗,根据是否采用药物,又可分为药物外治保健法和非药物外治保健法两类。

(二)根据是否采用药物分类

1. 药物外治保健法

药物外治保健法是将药物应用于患儿肤表,借药物之性能,随着营卫循行,或随经络传导达到病所,或直接作用于体表病位,以发挥治疗效能,达到理气活血、疏通经脉等目的。药物外治保然遵循整体观念与辨证施治的原则,有包、敷、贴、涂(搽)、熏、洗、熨、拭、鞭、导、灌、吹、滴、扑等法。其中常用的有以下几种方法:

(1)药浴法:药浴亦称"水疗""渐浴",系药物加水煎煮,取药液进行全身或局部熏洗、浸渍,以促进经络疏通、气血调和,从而达到防病治病、强身健体目的的外治保健方法。早在《礼记·曲礼》中就有"头有疮则沐,身有疡则浴"的记载。《本草纲目》亦云:"用汤多浴,汗出即愈"。药浴法可以分为全身浴和局部浴。

全身浴系指采用药液或温水进行全身沐浴的一种方法,该法主要是借助浴水的温热之力和药物本身的功效,促进全身腠理疏通、毛窍开放,起到发汗退热、祛风止痒、温经通络、调和气血、消肿止痛、祛瘀生新等作用。全身沐浴需注意:水温适当,防止烫伤;浴毕注意避风,预防外感;空腹或饱食后不宜;注意适当饮水,防止脱水;高热大汗及合并心、脑、肾等疾病患儿不宜。

局部浴系指药液作用于患病局部,通过药物及药浴热力的综合作用,达到祛湿杀虫、解毒消肿、活血行气、软化角质、祛腐生肌等作用。根据药物部位的不同,可以分为头面浴、目浴、手足浴、躯干浴、坐浴等。

①全身浴:初生洗浴保健:初生洗浴不仅可以清洁皮肤,去除污垢,开泄腠理,而且能"令儿体滑舒畅,血脉通流,及长少病"。《医宗金鉴》用五枝汤,桃枝、槐枝、桑枝、梅枝、柳枝各适量煮水洗浴小儿,能解胎毒、辟疫疠、除邪气、利关节、祛风湿。另外有记载用苦参、黄连、猪胆汁、白及、杉叶、柏叶、枫叶煎汤洗浴。

胎黄保健:生后2~3天,可用中药药浴,有利于排除胎毒,减轻皮肤黄染,预防病理性黄疸。通常采用茵陈、栀子、金钱草、虎杖、桑枝等利湿退黄中药加水煎煮后进行药浴,时间不宜过长,每次10~15分钟左右即可。

夏季祛暑保健:鲜藿香、大青叶、淡竹叶、鲜荷叶适量加水2 000~2 500 mL,煮沸即可,去除药渣,置沐浴盆中,水温冷却至40℃左右泡浴,每次10~15分钟左右,每天可1~2次,有祛暑清热预防小儿夏季热及中暑之功。

②局部浴:足浴保健可用于预防流感,选青蒿、荆芥、香薷、淡竹叶适量,鲜者佳,煎煮后去药渣,适度水温泡脚,在流感流行期有预防作用。冬季可用生姜、艾叶煮水后足浴,有温经散寒之功,对脾肾阳虚,手足不温小儿适用。取适量桑白皮煎煮后,用药液洗目,有预防眼疮的作用。

(2)熏法:熏法是利用中药的药液蒸汽及中药燃烧取烟,熏导患儿外表,以促进腠理疏通,气血流畅,达到消肿止痛、祛风止痒的治法。熏法出自《五十二病方》,可以分为香熏法、热气熏法和烟熏法三种:香熏系指采用芳香类的中药材,如艾叶、藿香、薄荷、山柰、川芎、当归、苍术、白芷等,通过佩戴或嗅闻达到防病治病的目的;热气熏系药水煎沸于小口锅中,使患处直接对准锅口熏之;烟熏法是将药研为细末,以棉纸裹药搓捻,或以油浸之,用时燃点烟熏患处。使用时要注意避免造成皮肤灼伤。

在秋冬季节,小儿呼吸系统疾病高发,可于室内点燃艾炷数条,燃尽后开窗通风,可祛除病邪,预防疾病经呼吸道传播。

(3)涂敷法:涂敷法是将药物捣烂,或将药物研末加入水或饴糖、蜜、油、酒、醋、鲜药汁、凡士林等赋形剂制成散剂、油剂或膏剂,涂敷于患部皮肤、黏膜或病变部位或穴位的一种外治法。使用时,按患处部位,把敷药摊在大小适宜的纱布或医用敷贴上,根据患儿体质特点、气候特点决定用药及剂型。一般情况下,皮肤破损者不宜。此外还要防敷药发酵发霉,并注意观察涂敷局部皮肤瘙痒、潮红出疹等过敏现象。

如腮腺炎可用大青膏外敷腮部以加速腮肿消退;吴茱萸粉醋调敷于足底涌泉穴治疗滞颐、口疮等;五倍子研粉后,用醋调成糊状,临睡时敷于脐部治疗盗汗等。

脾虚肝旺,平素易积食及脾气急躁小儿,可选用胡黄连、栀子、蝉蜕等共研细末,以清水调成糊状,涂于神阙,每日更换,5~7 天为 1 个疗程。

(4)贴敷法:贴敷法是将药物研成细末,用醋、姜汁、温水或酒等调和后贴敷于穴位来调整机体阴阳平衡,增强免疫力的方法。该法使用简便,易被患儿家长接受。

在夏季三伏天,用延胡索、白芥子、甘遂、细辛等研末,以生姜汁、面粉做成药饼,敷于肺俞、膏肓、大椎、膻中等穴位,冬病夏治,起到预防保健的作用。并可以根据不同疾病选用不同组方,预防及减少疾病的发生。

过敏性鼻炎:在上方基础上酌加辛夷、白芷、防风等。

反复呼吸道感染:在上方基础上酌加党参、黄芪、当归等。

遗尿:上方基础上酌加肉桂、益智仁、石菖蒲等。

厌食:上方基础上酌加苍术、厚朴、内金等。

(5)热熨法:热熨法是将药物炒热后,以熨肌表的外治法。它可借助温热之力,将药性由表达里,通过皮毛腠理,循经运行,内达脏腑,疏通经络,温中散寒,畅通气机,镇痛消肿,调整脏腑阴阳,从而达到防病保健的目的。

预防寒哮:白芥子、苏子、莱菔子各 40 g,生姜 5 片,食盐 250 g,研成细末,装袋后加热,于两侧肺区及胁肋区来回按摩,每日 1 次,每次 10 分钟,在秋冬季节使用,预防及减少发作次数。

脾胃虚寒:将艾叶、桂枝、细辛、香附等中药碾碎,用醋浸泡,后放入微波炉加热至一定温度,装入布袋置于胃脘及腹部来回移动,以不烫伤皮肤为宜,每日 1~2 次,每次 10 分钟,适合脾胃虚寒体质儿。

功能性腹痛:吴茱萸、艾叶、细辛、王不留行、延胡索等药物研为药粉,加粗盐用粗棉布小包装包裹,加热,后取出灸熨腹部直至冷却,每日 1 次,有良好的预防腹痛的作用。

(6)直肠给药:直肠黏膜血液循环丰富,吸收力强,效果好,根据不同体质辨证给药可以调整脏腑功能,增强机体免疫力。如长期便秘患儿,可通过灌肠通便;胃肠功能紊乱的儿童可以通过直肠给药,既能克服口服药困难,又能调整肠道的功能,缓解不适症状。

操作方法:根据儿童不同体质选择药物,经煎煮后浓缩至一定剂量。操作时根据不同年龄选择不同规格的肛管,外涂液状石蜡润滑,插入肛门,一般在 10~30 cm 之间,缓慢注入药物。

注意灌肠时动作轻柔,避免损伤肠黏膜,同时保留一定时间,有利于充分吸收,另外灌肠液在 40~42℃为宜。

药物选择可根据小儿体质不同,参照内治保健法组方。

(7)脐疗法:脐疗法是将药物敷置于脐部,通过脐部吸收,发挥作用的一种外治法。脐与五脏六腑、经络有着密切联系,早在《难经·十六难》中就对五脏在脐部的对应部位有了明确记载:"假令得肝脉,其外证洁、面青、善怒;其内证脐左有动气,按之牢若痛";"假令得脾脉,其外证面黄、善噫、善思、善味;其内证当脐有动气,按之牢若痛";心"其内证脐上有动气,按之牢若痛";肾"其内证脐下有动气,按之牢若痛";肺"其内证脐右有动气,按之牢若痛"。吴师机所著《理瀹骈文》总结历代脐疗方法,进行分类整理,记载了涂脐法、敷脐法、贴脐法、纳脐法、填脐法、熏脐法、灸脐法及熨脐法等,可治疗并预防内、外、妇、儿、皮肤和五官科等疾病。《理瀹骈文·续增略言》:"中焦之病以药切粗末炒香,布包缚脐上为第一捷法""炒香则气易透且鼻亦可兼嗅",如古方"治风寒用葱姜豉盐炒热,布包掩脐上,治霍乱用炒盐,布包置脐上,以碗覆之,腹痛即止;治痢用平胃散炒热缚脐上,冷则易之;治疟用常山饮炒热缚脐上,其发必轻,再发再捆,数次必愈是也;此法无论何病,无论何方,皆可照用……又有熏脐、蒸脐、填脐法(太乙熏脐法、附子填脐法)及布包轮熨等法"。在临床实践中也发现脐部存在一个微针系统,可以诊治全身的疾病。加之脐部角质层皮肤最薄弱,分布有丰富的血管网,药物由经络直达病所。脐下腹膜布有丰富的静脉网,连接于门静脉,从而使药物快速到达肝脏,能提高药物的利用度,还能避免消化道及其他脏器的不良反应及肝肾功能受损的影响。

敷脐法:敷脐法是将药物研为细末或调和成糊状贴敷脐窝的脐疗法。在临床上用脐疗的敷脐贴脐法防治哮喘、疳积、腹泻、汗证等各种疾病应用广泛。

如用五倍子研细末,加醋或水调敷脐部,预防和治疗盗汗。

小儿泄泻,可用吴茱萸、丁香、肉桂,醋或蜂蜜调和敷脐,有止泻的作用;另可选择醋、藿香正气液、姜汁等为赋形剂,配以中药苍术、五倍子等,可增强止泻的作用。

功能性腹痛(虚寒型)的预防:按照 1:1:1:1 的比例将干姜、肉桂、吴茱萸、小茴香研磨混合,并用黄酒和开,制成药饼。用面粉制作面圈,置于药饼外,直径约为 4 cm,厚度 2 cm。患儿仰卧位,常规消毒脐部后将药饼放置于神阙穴,再放置艾炷并点燃,连续灸 10 壮,每天 1 次。

脐部艾灸疗法:取适量艾绒和(或)其他药物放置在神阙穴窝内,通过烧灼,熨烫传递温热,借火和温和热力提升药物的药效,带动脐部经络的传导,起到温通经络、气血,祛邪补阳,驱寒扶正的保健目的。

（8）含漱法：含漱法是用药液含漱口腔，清洁患部，达到清热解毒除秽的目的。

漱口方：用金银花、菊花、黄连煮水后漱口可预防口腔溃疡。

初生婴儿用黄连煮水拭口去除胎毒保健：

甘草法：甘草 3 g，浓煎去渣，以消毒纱布卷蘸药汁，令儿频频吸吮。

黄连法：黄连 1.5~3 g，打碎，水浸出汁，滴入口中，以解下胎粪为止。

豆豉法：淡豆豉 9 g，浓煎取汁，频频服用，清热解毒除烦。

（9）佩戴法：佩戴法是将某些芳香性药物研成细末，装入布袋，佩戴于患者胸前，或做成香囊、药枕、肚兜等，用以防治疾病的外治法。如用苍术、菖蒲、白芷、薄荷研成细末佩带，可预防感冒。

香囊常用于预防呼吸道感染，辟秽解毒，芳香醒神开窍，如苍术、冰片、白芷、藁本、甘松等做成防感香囊，有预防感冒及降低反复发作的功用。

用茴香、艾叶、甘松、肉桂、丁香等研末成粉，制成肚兜，在近脐处缝制小兜，将药粉纳入，可减少脾胃虚寒患儿的腹痛、腹泻、呕吐等疾病发生。

另外可制成中药口罩、中药保健背心、保健帽等起到预防疾病，增强体质的作用。

2. 非药物外治保健法

（1）推拿疗法：推拿疗法是医者用手在患儿的某些部位进行推拿，以疏通经络，达到驱邪保健治病目的的一种疗法。小儿推拿保健穴位，除运用十四经穴及经外奇穴外，本身有许多特定穴，以两手为多，故有"小儿百脉汇于两掌"之说。常用于保健及泄泻、腹痛、厌食、积滞、斜颈、痿证、脑病后遗症等疾病。小儿推拿手法与成人相似，但小儿脏腑娇嫩，肌肤柔弱，手法应轻快柔和。每次推拿的次数，应根据年龄大小、病情轻重而定。常用手法有按法、摩法、推法、拿法、掐法、揉法等。

小儿常用保健推拿法有：

①脾胃保健推拿法：补脾经、摩腹各 5 分钟，揉足三里 50~100 次，捏脊 3~5 次。健脾和胃，增进食欲，增强体质。

②保肺推拿法：清肺、平肝、补脾、清天河水各 5 分钟。清热宣肺，宽胸理气，扶正祛邪。

③安神保健法：清肝经、补肝经、清天河水各 5 分钟，捣小天心 50 次，揉摩双手十指面 2 分钟。宁心安神镇静。

④益智保健法：揉二马 30 分钟至 1 小时。补肾益精，健脑益智。

⑤眼睛保健法：揉攒竹、闭目揉睛明、揉四白、揉太阳、拿风池。增进视力，缓解疲劳。

⑥捏脊：是儿科常用的推拿保健疗法，通过对督脉和膀胱经的按摩，调和阴阳，梳理

经脉,行气活血,恢复脏腑功能以强身健体。

操作方法:患儿取俯卧位,术者站立于患儿左侧,双手拇指抵住腰骶部长强穴附近脊柱两侧皮肤,食、中二指指腹与拇指相对合力将皮肤捏起,做翻转和捻捏递送动作,同时双手不断向头侧方向缓缓移动,自下而上提捏皮肤至大椎穴。其中第 3 遍起,每向前移动 3 次,双手在水平方向呈 90°角用力将皮肤向上押拉抖动一下,以皮下椎节有响声为度,即"三捏一提法",共行 5~8 遍。然后用双手拇指指腹按于脊柱两旁的膀胱经各腧穴自上而下按揉 3 遍。最后沿脊柱上下轻轻行擦法 10~15 次。

注意事项:

操作时要注意保暖,室内温度不低于 20℃,捏脊施术者手不能太凉,以免小儿着凉感冒或哭闹。

捏脊前应用温热毛巾擦背,在捏脊部位涂上滑石粉或爽身粉,以减轻捏脊时手对皮肤的摩擦,并用双手轻轻按摩几遍,使肌肉放松并可减少患儿惧怕心理。

捏脊后用大拇指按揉脊柱两旁及行擦法时,动作要轻柔和缓,切不可用力过猛。

⑦揉足:揉捏儿童十个足趾,帮助其明目健脑。由于心肺的反射部位在前脚掌,所以横刮前脚掌几遍,清肺热治便秘,加强其生理功能。脚底两侧是肠胃反射区,按压此处可帮助儿童排便,消除腹胀,治疗消化不良等。脚跟处是肾及生殖器的反射区,多按压几遍,有助于提高先天之本的气化能力,但要注意对儿童要按压轻柔。

除了按压脚底反射区,还可以按压穴位来固本培元。劳宫穴过心包经,涌泉穴过肾经,按劳宫穴和涌泉穴,可使心肾得以交通。足三里具有健脾益气,调理中焦脾胃的作用。

保健穴位按摩举例:

①百会:头顶中央,拇指按揉 50~100 次,有镇惊安神,升阳举陷之功,对中气下陷,诸阳不振的病证皆有保健作用,如脱肛、遗尿、惊风等证。

②膻中:两乳中间,以中指揉 50~100 次,有开胸理气,止咳化痰,宽中定喘之功。常用于各种原因引起的胸闷咳嗽、吐逆痰喘、乳食不化证。

③神阙:即肚脐,掌心按在肚脐旋转运摩,200~400 次,温阳散寒,补益气血,健脾和胃之功,可回阳救急,祛除寒湿,肠鸣腹痛,泻痢不止,气虚脱肛等证,有保健作用。

④丹田:脐下二寸至三寸之间,揉、摩,有壮肾固本、温补下元之功,对于小儿先天不足,中气下陷,脱肛遗尿、腹痛腹泻有保健作用。

⑤肺俞:第三椎旁开 1.5 寸,拇指揉按 50~100 次,推 100~200 次,宣肺理气,止咳化痰,对肺气虚损咳嗽等症均有保健作用。

⑥脾俞:第十一椎旁开 1.5 寸,揉法和推法,50~100 次,健脾胃,助运化,利水湿,对脾胃虚弱,消化不良,四肢乏力证有保健作用。

⑦七节骨:第二腰椎至尾椎骨端成一直线,用食中二指指面,自上向下或自下而上成直推,100~200 次,补法,温阳止泻,清法,泻热通便。

⑧足三里:膝眼下三寸两筋间,拇指端按揉 50~100 次,健脾和胃,理气调中,导滞通络,用于消化系统疾病,如泄泻,呕吐等证,是儿科常用保健要穴。

⑨涌泉:足掌心前正中陷中,推、揉均 50~80 次,引火归原,退虚热。用于五心烦热,烦躁不安,呕吐泄泻等证。

(2)针灸疗法:针法是以针刺某一穴位,施行捻转补泻手法,或用三棱针放血,包括体针、头针、耳针等。小儿因不易配合,不宜深刺或留针,一般采用浅刺、速刺的方法。灸法是以艾绒、雄黄、麝香等制成艾炷或灸条,在某一穴位上施行着肤灸或悬灸的一种治疗方法,小儿灸法常用艾条间接灸法,与皮肤有适当距离,以皮肤微红微热为宜,同时要注意预防皮肤灼伤。

四缝是经外奇穴,它的位置在食指、中指、无名指及小指四指中节横纹中点,是手三阴经所经过之处。针刺四缝可清热除烦、调和脏腑等,常用于小儿厌食、疳证的预防和治疗。针刺四缝穴能够改善患儿的食欲,同时能提高血红蛋白、血清胰岛素样生长因子 I(IGF-I)和前白蛋白(PA)水平,有促进生长和调节气血的作用。操作方法:取双手第 2、第 3、第 4、第 5 指掌面,近端指横纹中点,皮肤局部消毒后,用三棱针点刺穴位,深约 0.5 mm,刺后用手挤出少许淡黄色或透明黏液,然后用消毒干棉球拭干,按压片刻即可。

灸法作为一种小儿防病保健的重要方法,取得较好效果。如《养生一言草》中有小儿的防病保健身柱灸的记载:“小儿每月灸身柱、天枢,可保无病。”身柱穴既能温通,又兼具温补之功,能调摄阳气增强身体机能,可预防感冒及消化系统等疾病。

反复易感儿,艾灸“身柱、风门、脾俞、胃俞、中脘、天枢、足三里”等穴,施灸的方法为:开始隔日灸 1 次,连续灸 10 次后,改为每周 1 次或每月 1~2 次,可连续施灸数月。阳虚体质的女孩初潮前预灸关元穴和三阴交穴预防原发性痛经。

古今医家认为某些穴位确有强壮功能,并列为强壮穴位。足三里、关元、气海、肾俞等均为强壮穴位。窦材在《扁鹊心书》中云灸关元于无病时可预防保健,既病后可防病传变;并提及关元保健灸应随年龄的增长而逐渐增加施灸的壮数,以延缓机体衰老的进程。

(3)穴位指压法:是常用的一种简易方法,多用于减轻疼痛和急救。临床上常用穴位如内关、合谷、足三里、下关、颧髎、四白、大迎、颊车、迎香、承浆、人中等。手法有按法、压法、揉法。手法由轻到重,达到酸麻胀等感觉,有止痛效果,临床上还可用于晕车、胃痛、晕厥等。

足三里、迎香穴点按保健可以调整机体的免疫机能,能明显改善消化功能和防止呼吸道感染的反复发生。可于每日早晚各点按 100~200 次,注意力度适中,不可戳伤皮肤。

(4)拔罐疗法:拔罐疗法是运用罐具,造成罐内负压,使之吸附于患处或穴位上,产生局部充血,从而达到治病与保健目的的疗法,有促进气血流畅,营卫运行,舒筋止痛的作用。儿科拔罐常用口径较小的竹罐或玻璃罐,留罐时间要短,取罐时要注意按压罐边皮肤,使空气进入罐内,火罐自行脱落,不可垂直用力硬拔。有高热惊风、严重消瘦、皮肤过敏、皮肤感染的小儿,不可使用此法。

(5)耳穴压豆:耳穴压豆是将王不留行籽贴压及刺激耳廓上的穴位或反应点,予以适度地揉、按、捏、压,使其产生酸、麻、胀、痛等刺激感应,通过经络传导,达到通经活络、调节气血的外治疗法。可选择不同穴位预防呼吸系统、消化系统、过敏性疾病。

过敏性鼻炎预防:主穴:内鼻、外鼻、肺、肾上腺、风溪、内分泌、神门。每 3 天更换 1 次,两耳交替进行,在过敏性鼻炎发作前进行,减轻发作时疾病病情。

儿童弱视的预防保健:取耳尖、胃、肾、脾、肝、内分泌、神门等穴位,贴敷 3 天后更换 1 次。每日按压数次,可起到很好的治疗效果。

特应性皮炎脾虚心火型:取神门、心、脾、内分泌、风溪等穴。每天上、下午及晚睡前分别捏压上述各穴 1 遍,每穴捏压数次,3 天后换对侧耳穴,每周休息 1 天,连续治疗 4 周为 1 个疗程。

(6)刮痧疗法:用边缘光滑的器具,蘸食用油或清水在体表部位进行由上而下、由内而外反复刮拭,有活血化瘀,调整阴阳,舒经活络,排除毒素,增强机体免疫力等作用,既可以保健,又可以治病。

操作方法:小儿取舒适体位,充分暴露施治部位,清洁干净。根据不同情况选取部位,每一部位可刮 2~4 条血痕,每条 6~9 cm,可呈直条或弧形。

未病之人常做刮痧(如取背俞穴、督脉、足三里等)可增强卫气,卫气强则护表能力强,外邪不易侵表,达到保健养生的目的。

总之,儿童外治保健,无论用药与否,必须因时、因地、因人制宜,辨证论治。临床时可多法合参,灵活运用。

【参考文献】

[1]翁维键.高等医药院校试用教材:中医饮食营养学[M].上海:上海科学技术出版社,1992.

[2]周俭.高等中医药院校创新教材:中医营养学[M].北京:中国中医药出版社,2012.

[3]侯钦銮.漫谈孕妇饮食保健[J].浙江中医学院学报,1995(3):48.

[4]刘喜红.母乳喂养与儿童健康[J].中国儿童保健杂志,2016,24(7):675-677.

[5]Kim HS,Kim YH,Kim MJ,et al. Effect of breast feeding on lung function in asthmatic children [J]. Allergy Asthma Proc,2015,36(2):116-122.

[6]沈晓桦,夏杰,胡丽,等.纯母乳喂养现状与影响因素研究进展[J].中国实用护理杂志,2017,33(3):223-226.

[7]王卫平,孙锟,常立文.儿科学[M],9版.北京:人民卫生出版社,2018.

[8]马融.中医儿科学[M].北京:中国中医药出版社,2016.

[9]杨月欣,苏宜香,汪之顼,等.7-24月龄婴幼儿喂养指南[J].临床儿科杂志,2016,34(5):381-387.

[10]李琳琳.试论宝宝添加辅食要点[J].临床医药文献电子杂志.2020,7(22),190.

[11]黎海芪.实用儿童保健学[M].北京:中国医药科技出版社,2016.

[12]中国疾病预防控制中心营养与健康所,中国营养学会.中国儿童青少年零食消费指南2018[M].北京:人民卫生出版社,2018.

[13]王一然,王奇金.慢性病防治的重点和难点:《中国防治慢性病中长期规划(2017—2025年)》解读[J].第二军医大学学报,2017,38(7):828-831.

[14]夏晨.陈意运用《内经》阴阳学说进补膏方的经验[J].中华中医药学刊,2007(12):2454-2455.

[15]刘浩,段红梅.儿童中医保健优势及其适宜疗法[J].中国生育健康杂志,2019,30(5):498-500.

[16]许红燕,李倩.基于医联体及互联网+的儿童支气管哮喘慢性管理探索法[J].上海护理,2020,20(4):15-18.

[17]任海燕,田露,郝征,孙晓霞.《素问·四气调神大论篇》"治未病"思想的发生及内涵探究[J/OL].辽宁中医杂志,2020(03):94-96.

[18]吴夏秋,周俭.论《本草纲目》的食物养生保健思想[J].辽宁中医杂志,2010,37(05):839-841.

[19]白华,陈静,赵凯.浅谈我国药膳的现状及发展对策[J].广东化工,2020,47(1):98-99.

[20]王著础.浅谈祖国医学的摄生保健[J].福建中医药,1981(5):33-34.

[21]刘超,魏祎.浅析中医养生与慢性病防治[J].心理月刊,2019,14(8):196.

[22]葛辛,彭玉清,杨凯,等.试论中医预防保健学在慢病防控的策略和方法[J].中医临床研究,2014,6(27):20-22.

[23]郑军,李敏,丹丹.温振英论小儿中医预防保健与辨证论治[J].中医儿科杂志,2010,6(2):3-4.

[24]翟云云.吴鞠通药食同源应用规律研究[D].济南:山东中医药大学,2014.

[25]金美玲.支气管哮喘慢病管理:个体化治疗策略[J].中国实用内科杂志,2016,36(8):641-643.

[26]邓宗奎,龚润秀.中医"治未病"与预防[J].中国辽养医学,2010,19(9):799-801.

[27]白华,陈静,赵凯.浅谈我国药膳的现状及发展对策[J].广东化工,2020,47(411):98-100.

[28]徐荣谦,曹淼,程宁.人体体态与儿童体质[J].中医儿科杂志,2017,13(1):27-30.

[29]邓沂,宋媛媛.偏阴虚质儿童亚健康状态的食疗药膳调理[J].中医儿科杂志,2019,15(02):85-87.

[30]邓沂,宋媛媛.偏阳热质儿童亚健康状态的食疗药膳调理[J].中医儿科杂志,2019,15(01):83-85.

[31]邓沂,宋媛媛.偏怯弱质儿童亚健康状态的食疗药膳调理[J].中医儿科杂志,2018,14(06):88-90.

[32]邓沂,宋媛媛.偏肝亢质儿童亚健康状态的食疗药膳调理[J].中医儿科杂志,2018,14(05):76-78.

[33]邓沂.特敏质儿童亚健康状态的食疗药膳调理[J].中医儿科杂志,2018,14(4):59-62.

[34]邓沂.偏肾虚质儿童亚健康状态的食疗药膳调理[J].中医儿科杂志,2018,14(3):88-90.

[35]邓沂.偏脾虚质儿童亚健康状态的食疗药膳调理[J].中医儿科杂志,2018,14(2):76-78.

[36]邓沂.偏肺虚质儿童亚健康状态的食疗药膳调理[J].中医儿科杂志,2018,14(1):76-78.

[37]陈朝霞,蒋喜凤.中药外敷热熨法佐治小儿支气管肺炎临床观察[J].广西中医药,2005(5):29.

[38]高树中,马玉侠,王秀英.中医外治学的理论基础研究进展[J].中医外治杂志,2008(4):3-4.

[39]马江琼.中药热熨治疗胃脘痛的护理体会[J].云南中医中药杂志,2014,35(3):74 -75.

[40]李琳苹,赵犇微,金城钟.脐灸结合推拿治疗小儿脾胃虚寒型腹痛40例疗效观察 [J].浙江中医杂志,2020,55(11):827-828.

[41]赵鉴秋.小儿保健推拿法[J].按摩与导引,1991(4):46-48.

[42]张奇文.实用中医保健学[M].北京:中国医药科技出版社,2016.

[43]付美鸳,胡国华,周向锋,等.针刺四缝穴对厌食症患儿食欲调节因子的影响[J].中 国针灸,2013,33(2):117-120.

[44]徐秋月,顾思梦,陆林玉,等.初探情绪对任督二脉之气的影响[J].时珍国医国药, 2020,31(2):390-394.

[45]胡先明.艾灸法在儿童防病保健中的体会[J].针灸临床杂志,2005(4):41-42.

[46]王洪彬.针灸治未病思想在儿科疾病预防中的应用[J].针灸临床杂志,2013,29 (10):55-56.

[47]潘佩光,徐俐平,周俊亮,等.足三里、迎香穴在儿童体质保健中的作用[J].广州中医 药大学学报,2011,28(05):554-557.

[48]李立群,隋慧娟.耳穴压豆法治疗儿童弱视的疗效观察[J].国际中医中药杂志, 2013,35(07):638-639.

第四章
儿童常见病中医保健

第一节　新生儿疾病

　　《医学正传·小儿科》曰："夫小儿之初生,血气未足,阴阳未和,脏腑未实,骨骼未全。"小儿初生,脏腑娇嫩、形气未充这一生理特点表现最为突出,如嫩草之芽,气血未充,脏腑柔弱,胃气始生,所处环境发生根本性变化,其适应及调节能力常不足,抵抗力弱,全赖悉心调护。若稍有疏忽,易致患病,甚至夭折。新生儿期患病率和死亡率均为一生的最高峰,因此,新生儿期的疾病保健尤为重要。

一、中医体质辨证

（一）体质特征

　　体质不仅与疾病的发生与否有关,也决定患病后的性质及预后转归。新生儿因其处于体质发展的最初阶段,基本由先天禀赋所决定,几乎不受后天环境因素影响,可塑性极大。由于新生儿初出母体,临床表现相对单纯,且尚未受到后天因素的影响,可供临床辨识的特点并不多,因此在临床中要特别注意辨识新生儿的中医体质类型。新生儿中医体质类型主要有以下两种分类方法。

　　根据阴阳偏盛的不同,首先可将新生儿中医体质分为平和质、阴盛质、阳盛质。主要根据新生儿的肌肤颜色、肢端温度、呼吸快慢、吸吮力度、觉醒度、睡眠时间、红斑、肛周潮红、面色、唇色、舌质、头发、眼眵等条目判定。阳盛质的新生儿具有如下特点:面色潮红,其色鲜明;唇色深红或略干;舌质偏红,甚至津液不足或有裂痕;肌肤干燥粗糙,甚至脱皮;肢端较热,易出汗;头发浓密,满布头顶等特质。阴阳平和质的新生儿特点如下:面色红润有光泽,其色含蓄而不外露;唇色红润;舌质淡红濡润;肌肤柔嫩饱满有弹性;肢端温暖;头发较密,可见头皮等特质。阴盛质的新生儿特点如下:面色淡红或偏白;唇色淡红略白;舌质淡白濡润;肌肤弹性欠佳;肢端稍凉;头发稀疏,头皮明显等特质。

根据钱乙小儿五脏辨证体系和"五脏有余不足"的特点,还可以将新生儿体质类型分为平和质和心、肝、脾、肺、肾禀不足质等。"心主惊",偏心气不足质,新生儿可表现为生时毳毛较多,头发细软,面色无华,口唇色淡,皮肤薄嫩,四肢发青,反应一般,时有惊惕等。"肺主喘",偏肺气不足质,新生儿可表现为哭声低弱,呼吸不匀,或有浅促、口中吐沫等。"肾主虚",偏肾气不足质,新生儿可表现为出生时身长偏低,骨骼细软,面色偏暗而欠润,毛发稀疏少泽,耳壳扁平,软而贴头,多啼不安,睡眠欠稳。"脾主困",偏脾气不足质,新生儿可表现为睡眠不安,面色偏黄,毛发欠泽,皮肤少泽,吮乳力弱,食量较少等。"肝主风",偏肝气不足质,新生儿可表现为睡眠不安明显,易惊醒,哭闹不安,哭声响亮,肤色偏青紫,或有腹胀等。

(二)气质特征

气质是小儿出生后最早表现出来的一种较为明显而稳定的人格特征,是儿童行为发育的外在表现。新生儿的体质类型可以分为易养型、中间型、启动缓慢型和难养型。

易养型:易养型新生儿的生物节律性强、有规律、易接受新的刺激、适应性强、反应强度低、情绪积极。难养型:难养型新生儿的生物节律性差或无节律,对新的刺激最初反应为退缩,反应强度高,情绪消极。启动缓慢型:该类型气质新生儿的生物节律尚可,对新刺激的最初反应为退缩,反应强度高,情绪较难养型新生儿积极。中间型:中间型新生儿的生物节律、对新刺激的最初反应、反应强度及情绪介于前三者之间。

早产儿由于过早脱离母体,神经系统发育不成熟,气质类型可受到一定的影响。早产儿气质类型以难养型、中间偏难养型及启动缓慢型比例较大,倾向于活动水平低,生物节律差,回避新刺激、新环境,适应性差,反应强烈,负性情绪为主,坚持度低及注意力分散。

二、病证概述

(一)早产

早产儿是指胎龄满28周至不满37周的新生儿,在属于中医学"胎怯"范畴,又称"胎弱",是指新生儿体重低下,身材矮小,脏腑形气均未充实的一种病症。本病发病与胎龄密切相关,胎龄愈小,体重愈轻,病死率愈高。出生时的低体重不仅对体格发育有很大影响,还将影响小儿的智能发育。目前,国内外对本病的研究重点在预防及对已娩出小儿的护理。近年来,发挥中医扶正补肾健脾,调补先后天等优势,配合对症、支持等措施,可有效防止并发症,降低死亡率。

1. 病因病机

胎儿的生长发育与其在胞宫内所受气血供养密切相关,胎怯是多种原因所致的先天禀赋不足,或成胎之际肾精不充,或胎中脾胃未能充盛而形小气弱,尤以肾精亏虚为多。出生之后,肾精虚无以助脾胃之生化,脾气虚无以助精微之运化,不能充养先天,形成先天肾虚或脾肾两虚,继而脏腑气血津液匮乏,导致五脏虚损之胎怯的发生。病变脏腑主要在肾、脾两脏。

2. 临床表现

新生儿出生时形体瘦小,身材短小,肌肉瘠薄,面色无华,精神萎软,气弱声低,吮乳无力,筋弛肢软等全身各脏腑虚弱的多种临床表现。一般出生体重低于 2 500 g,身长小于 46 cm。

3. 转归和预后

随着现代中西医结合诊疗技术的进展,胎怯的生存率较前大幅度增高,多数患儿经及时给予呼吸、营养支持后,不但可以得以生存,其生长和发育也可追赶式增长,预后一般良好,临床已有体重低于 1 000 g 早产儿存活的病例。但如果胎怯合并其他疾病,如合并严重感染、新生儿窒息、先天性心脏病等,则预后相对较差。

(二)新生儿黄疸

新生儿黄疸分为生理性与病理性两类,属于中医学"胎黄"范畴,胎黄是以婴儿出生后皮肤、面目出现黄疸为特征,因与胎禀有关,故称"胎黄"或"胎疸"。本病相当于西医学中的新生儿黄疸,系胆红素在体内聚集引起的皮肤黏膜或其他器官黄染,包括了新生儿生理性黄疸和血清胆红素增高的一系列疾病,50% ~ 60% 足月儿和 80% 的早产儿会出现生理性黄疸。

1. 病因病机

内因责之于孕母脏气失衡,内蕴湿热之毒或阳虚寒湿,遗于胎儿;外因责之于婴儿在胎产之时或出生之后,感受湿热或寒湿邪毒。湿热郁蒸,蕴结脾胃,肝失疏泄,胆汁外溢皮肤而发黄,热为阳邪,故黄色鲜明,属阳黄;寒湿阻滞,气机不畅,肝失疏泄,胆汁外溢皮肤而发黄,寒为阴邪,故黄色晦暗,属阴黄。临床尤以湿热之阳黄为多见。无论湿热、寒湿,蕴结肝经日久,气血郁阻,可致气滞血瘀,黄色晦暗,而右肋下结成痞块,形成瘀黄。病初如感邪重,正气不足,病情进展快,可致胎黄动风及胎黄虚脱之变证。其病变脏腑涉及肝胆、脾胃。病机关键为胎禀湿蕴。

2. 临床表现

(1)生理性胎黄大多在生后 2 ~ 3 天出现,4 ~ 5 天达高峰,5 ~ 7 天消退,早产儿持续时间较长,除有轻微食欲不振外,一般无其他临床症状。(2)病理性胎黄或出现早(出生24小时内),发展快,黄色明显,或消退后再次出现,或黄疸出现迟,持续不退。可伴见肝脾常见肿大,精神倦怠,不欲吮乳,大便或呈灰白色等症状。

3.转归和预后

一般说来,生理性黄疸预后良好,病理性黄疸依其原发疾病不同而预后各异。从中医角度来讲,阳黄患儿体质相对较实,正气尚足,故病程较短,消退较易。但热盛于湿者,应防其热盛耗伤气血,迁延失治,转为阴黄。阴黄患儿体质相对较虚,正气亏虚,故而病程缠绵,消退较慢。若邪毒炽盛,黄疸进展急迫,此为急黄,为黄疸的重症,属西医"胆红素脑病"范畴,病情重笃,常可危及生命,需及时救治。若黄疸久治不愈,气血瘀滞,则有酿成癥积、鼓胀之可能。总之,黄疸以速退为顺。

(三)新生儿肺炎

新生儿肺炎是新生儿期常见的疾病,临床以不哭、不乳、精神萎靡、口吐白沫、呼吸不规则,甚至皮肤苍白、末梢发绀、抽搐等全身性症状为特征,肺部体征多不典型。根据发病原因,可分为吸入性肺炎和感染性肺炎两大类。新生儿肺炎的发病率高,病情多危重,其病死率居国内新生儿死因的首位。

本病属于中医学中的"初生不乳""乳嗽""胎嗽""百晬嗽"范畴。

1.病因病机

外因责之于感受风邪,吸入秽浊或胎毒内传;内因责之于先天禀赋薄弱,形气未充,不耐外邪,或因早产难产损脏耗气,或胎期患病,宫内发育不良。病机主要为邪气犯肺,导致肺气不利,肺失清肃。病位主要在肺,但由于新生儿正气不足,发病容易,传变迅速,若邪气炽盛,常可累及他脏,引起变证、危证,尤以心阳虚衰、邪陷厥阴为多见,可危及生命,需早期辨别。

2.临床表现

病初仅表现为反应低下,哭声微弱,或不哭、不乳。多在3天后出现咳嗽气急、喉中痰鸣、面色灰白等症状。严重者黄疸加重、皮肤瘀点、四肢厥冷、屡发喘憋等。中后期可见呼吸浅促,鼻翼煽动,点头呼吸,口吐泡沫,心率加快,肺部可闻及捻发音和细湿啰音。体弱者可体温不升,少数体壮者可有发热。

3.转归和预后

新生儿肺炎早期诊断、早期治疗,可遏制病情的进展,多数新生儿肺炎经过积极有效的救治能够完全治愈,不留后遗症。但少数肺炎,如合并败血症、胎粪吸入、新生儿呼吸窘迫综合征等者,或者长期使用呼吸机支持,则病情较重,容易导致肺脏不可逆的损伤,甚者危及生命,病愈后可能会继发喘息性支气管炎、哮喘等慢性疾病。

三、保健调摄

(一) 情志调治

1. 新生儿出生后就已有了感知觉

在视觉上,出生后对光感已有反应,强光刺激可以闭目、皱眉,能看见色彩鲜艳的玩具。在听觉上,对声音有呼吸节律减慢等反应,并能随声音来源方向而转头。在味觉和嗅觉上,对甜、酸、苦有不同的反应。触觉、痛觉、温度觉和深感觉也很灵敏。在性格上,每当母亲将小儿抱在怀里时,小儿会有积极的探寻母乳的表现。因此,对新生儿应结合日常生活护理,进行心理护理,尽早建立起母婴之间的依恋关系,对新生儿今后的身心发展都有很大的好处。

2. 母子贴身相拥,增强安全感

刚分娩的新生儿,宫内外巨大的变化改变了其赖以生存的外界环境,他们这时需要听听母亲心脏跳动的节奏,听听母亲说话的声音,闻闻母亲身上散发的气味,来自母亲轻轻地抚摸、亲吻,以及温馨的爱和保护,他们幼小的心灵才有在新世界生存的安全感。有了安全感后,他们情绪才会愉快,睡眠才会安稳,心理和生理也才会健康地发育和发展。

3. 坚持触觉沟通

这作为非语言交流,在新生儿感官的发展是最根本的,也是最早被使用的。实施抚触的新生儿,他们往往表现为安静、高兴、快乐的情绪。尤其是中医的小儿捏脊,可以调整阴阳,通理经络,促进气血运行,改善脏腑功能。

4. 优化打包法,改善环境

以往打包法是把新生儿直直地捆扎,这样会限制新生儿感觉器官及运动器官的适应发展,阻碍大脑的发育。优化以往的打包方式,即为新生儿选择宽松柔软的包裹或睡袋,让其活动自由,充分舒展身体的各部位,给新生儿创造一个宽松舒适的外部环境;让他们放开手脚去活动、去体验,使大脑得以发展。

5. 产妇的情志调摄对新生儿也尤为重要

产妇应动静相合,适当运动,以促进经脉通畅,气血流利,有利于母乳的分泌和产后的恢复。产妇应当保持良好的精神状态,心态平和,避免怒、喜、思、悲、恐、惊、忧七情的过度伤害,还可用柔和的音乐来放松心情、陶冶情操。精神内守有益健康,喜怒哀乐适可而止。《备急千金要方》引徐之才逐月养胎法中提到的"寝必安静,无令畏恐""居必静处""端坐清虚"等,和历代所提倡的"戒嗔恚、远七情"等,均是确保母子身心健康的具体内容,这对产妇和新生儿都是有益的。

(二)起居调治

1. 新生浴儿

初生婴儿皮肤表面均附有一层厚薄不匀的胎脂,此胎脂对新生儿皮肤有一定保护作用,但保留过久,可刺激皮肤,引发疾病。所以婴儿初生出腹,即可洗浴,适当清除胎脂污垢,清洁皮肤。具体做法是在小儿降生前,先将浴汤煮好,"以瓶贮顿,临时施暖用之,不犯生水"(《小儿卫生总微论方》),且动作宜轻柔迅速。并可在水中加入少量猪胆汁以祛除污秽,滋润肌肤。水温冷暖适宜(以36~37℃为宜),用干净纱布蘸洗,将污垢拭净,动作应轻柔,特别于皮肤皱褶处拭净后,涂以消毒花生油或鱼肝油,亦可用扑粉(如爽身粉)。勿将小儿没入水中,以免浸湿脐部。

2. 三朝浴儿

降生后第三天浴儿称为"三朝浴儿",民间俗称"洗三"。方法与新生浴儿不同。因已断脐,应特别注意护脐勿使浴汤浸渍。《备急千金要方》记载,三朝浴儿用桃根汤,取桃根、李根、梅根各60 g,水煮去滓,调令温热适宜,用纱布蘸洗儿身。浴毕后用清洁柔软的纱布,拭干周身,并以扑粉扑之。《医宗金鉴》用五枝汤,即桃枝、槐枝、桑枝、梅枝、柳枝各适量,煮水洗浴小儿,谓此汤浴儿能"解胎毒,辟疫疬,除邪气,利关节,祛风湿"。这些方剂以防病、护肤为目的,均可选用。

3. 平时浴儿

即指平时为清洁皮肤的洗浴,浴汤一般不加任何药物,或只加少许食盐煮沸,候温备用。洗浴后,以粉扑之。经常洗浴,可使小儿"即不畏风,又引散诸气"。洗浴时还应注意慎避风寒。《奇效良方》说:"浴水未到,且以棉絮包裹,暖大人怀中……虽浴出,亦当暖之……乍出母腹,不可令冒寒气也。"《证治准绳》也说:"汤须不冷不热,于无风密室浴之,勿令久。"这是首先应当注意的。其次是"勿犯生水"。《济阴纲目》说:"予煎沸汤,以甀贮之,临时热洗,不犯生水,则儿不生疮。"再次,应防止惊吓,因小儿神怯气弱,洗浴时勿使惊恐,招致他病。此外,浴后宜拭干身上水滴,扑以扑粉,或以被中包裹。洗浴时须动作轻柔,勿以恶言相畏,强迫入水等。

4. 注意保暖

新生儿体温调节功能不全,常出现低体温,故应注意保暖,尤其对胎怯儿及寒冷季节,须防冒受风寒。夏季则衣被不能过厚或包裹过严,环境温度不宜过高,以免发生捂热综合征。临产前应将婴儿的衣服晾晒,衣着应尽量选择柔软、浅色、吸水性强的纯棉织物。衣服样式宜简单,容易穿脱,宽松而少接缝,不用纽扣、松紧带等,以免损伤娇嫩的皮肤。《太平圣惠方·小儿初生将护法》说:"凡绵衣不得太厚及用新绵,令儿壮热。"《诸病源候论·小儿杂病诸候》说:"小儿始生,肌肤未成,不可暖衣,暖衣则令筋骨软弱。"

5. 母婴同室

母婴同室是中医历来所倡导的。母亲与其婴儿24小时全天候生活在同一居室,随时可将婴儿抚抱怀中,亲昵、哺乳、轻拍使其安睡,观察婴儿的表现,可及时发现婴儿的异常。《妇人大全良方·产乳集将护婴儿方论》说:"夜间不得令儿枕臂,须作一二豆袋令儿枕,兼左右附之。可近乳母之侧。"古代医籍中关于母婴同室的记载,与今天所倡导的观点是一致的,其科学性已被世界重新认识,并得到肯定和广泛应用。

6. 日常养护

新生儿居室应定时开窗通风,保持室内空气清新。新生儿专用的食具和用具,使用前后要清洁消毒。母亲在哺乳和护理前应先洗手。尽量减少亲友探视和亲吻,避免交叉感染。注意防止因包被蒙头过严、哺乳姿势不当等造成新生儿窒息。

新生儿出生后,啼哭和安睡是其两项主要的生理活动。《幼科指归·小儿下地慎重看养之法》指出:"小儿下地……速令包裹。令其安睡,睡后哭,哭后睡,听其自然,切不可动之。哭则清气生、睡则浊气降、胸腹之间、上下左右气血贯通矣。"同时,几种特殊的生理状态不可被误认为病态。如新生儿上腭中线和齿龈部位的散在黄白色、碎米大小的隆起颗粒,称为"马牙",又名"板口黄""珠子黄",因其状如脆骨、形似马的牙齿而得名,是上皮细胞堆积或黏液腺分泌物积留所致,生后数周至数月可自行消失。新生儿口腔两侧颊部稍硬、呈隆起状的脂肪垫,称为"螳螂子",又名"螳螂嘴",有助于吮乳,可自行消退。女婴生后3~5天,乳房出现蚕豆到鸽蛋大小的隆起,可在2~3周后消退;女婴生后5~7天,阴道可有少量出血,持续1~3天自行停止,为假月经,均不需特殊处理。上述均属新生儿期的特殊生理状态,应加以辨认。

7. 断脐护脐

脐带上连胎盘,下通小儿。在胎孕期间,脐带是孕母供给胎儿营养,并进行物质交换的重要通道,也是胎儿血液循环的重要组成部分。婴儿降生,啼声一发,口鼻气通,百脉流畅。新生儿出生后即需结扎脐带,断脐后,开始独立生存,因此可将断脐作为先天与后天的界限。新生儿娩出1~2分钟后,即需在无菌条件下结扎脐带并剪断,脐带残端要用干法无菌处理,继以无菌敷料覆盖。若在特殊情况下未能保证无菌处理,则应在24小时内重新消毒,处理脐带残端,以防因不洁而致脐患。

新生儿断脐护脐,须特别慎重。脐部要保持清洁、干燥,并注意保暖以防风冷外袭,若护理不当,亦可致感染及脐风。脐带残端在2周内可自然脱落,脱落前沐浴时勿浸湿脐部,注意避免污水、尿液及其他污物污染脐部,以预防脐风、脐湿、脐疮等疾病的发生。宋代医家就已经认识到脐风(即新生儿破伤风)是由断脐不慎引起,如《小儿卫生总微论方·脐风撮口论》在提出断脐不慎为脐风之由,还明确指出:"脐风撮口,亦如大人,因破伤感风,则牙关噤而撮口,不能进食,身硬,四肢厥逆……乃最恶之候也"。《幼科发挥·脐风》也提出:"儿之初生,断脐护脐不可不慎……护脐之法,脐既断矣,用软布缠裹,待干自落,勿使犯去也。三朝浴儿,当护其脐,勿使水渍入也。脐落之后,当换抱裙,勿使尿湿浸及脐中也。如此调护,则无脐风之病。"

初生小儿为稚阴稚阳之体,卫外不固。尤其是胎怯儿,先天禀赋不足,阳气虚弱,则更易感受邪气,特别是寒邪,使气血运行失常,导致"胎寒""五硬"等证。故生后应根据新生儿的体重、发育成熟度及环境温湿度等情况,采取不同的措施进行保暖,避免受凉。特别是出生体重小于 2 000 g 的早产儿,应置于婴儿培养箱中保暖。

(三)饮食调治

"乳贵有时,食贵有节",初生婴儿的喂养以母乳最为适宜。明代万全的《育婴家秘·鞠养以慎其疾》指出:"乳为血化,美如饧",其营养丰富,热量较高,最适合婴儿生长发育的需要,而且清洁简便,温度适宜。喂乳应根据婴儿的饥饱度,适当掌握。在后 6 个月之内的婴儿,均应以乳类为主要食品来源。《万氏家藏育婴秘诀·鞠养以慎其疾四》说:"小儿在腹中,赖血以养之,及其生也,赖乳以养之。"新生儿强调要尽早开乳。生后应尽早开奶,充分利用初乳,以充养后天之本。新生儿娩出后,应将其置于母亲身边,给予爱抚,并尽早使其吸吮母亲乳头,促进母亲泌乳。产后 2~3 天乳汁分泌不多时,应鼓励母亲坚持喂哺,以促使母乳分泌,有利于哺乳成功。胎怯儿脾胃虚弱,免疫力低下,更应首选母乳喂养。此外,胎怯儿后天追赶生长发育快,故生后数天内就可以开始补充维生素 D_3 800~1 000 IU/d,3 个月后改为 400 IU/d,出生后 2~4 周开始补充铁元素 2 mg/(kg·d),并酌情补充钙、磷、维生素 A 等营养素。

乳汁既为母体气血所化,乳母的精神、营养及健康状况则直接影响着乳汁的分泌和质量。《普济方·产后诸疾门》谓:"其或母用性不顺,则气血乱,气血乱则乳汁不和,乳汁不和,令儿见逆。"《古今医统·幼幼汇集》又云:"母食寒则乳寒……儿食其乳,所感立应。"因此,乳母应当保持精神愉快,特别在产后,一定戒恼怒、悲伤等,避免不良的精神刺激,饮食亦应富于营养,多样化,易消化,对于辛辣厚味炙煿之品,皆当慎忌。乳母在哺乳期间,还应慎服药物。因为药物本身为补偏救弊所设,药物可以从乳汁排出,婴儿饮乳后亦可引起阴阳不和,发生诸疾。若乳母有病,需服大寒大热或有毒之品,则应暂时断奶,待乳母病愈后,再给婴儿喂乳。若乳母患有乳疾或全身性传染病,则更应及时断奶。《备急千金要方·择乳母法》指出:"凡乳母……但取不狐臭、瘿瘘、气嗽、痦疥、痴瘙、白秃、疬疡、沈唇、耳聋、齆鼻、癫疾,无此等疾者,便可以饮儿也。"

（四）药物调治

初生祛毒,是古人为免除小儿发生某些疾病而采取的预防性措施。历代医家多认为,孕母恣食辛热甘肥,可以酿成五脏热毒;孕母忧思郁怒太过,可以导致五志化火;父母淫欲之火,也可隐于父精母血,这些积蓄于父母体内的火热邪毒,往往可以通过精血遗于胎儿;此外,古人认为婴儿初生时,口中秽液未及时清除而咽下,亦可引起疾病;父母原有的某些疾病（如梅毒）能传给胎儿,使婴儿也罹患同样的疾病。古人把这类疾病或引起这类病的病因都称谓胎毒。

胎毒重者,出生时常表现为面目红赤、多啼声响、大便秘结等,易于发生丹毒、痈疖、湿疹、胎黄、胎热、口疮等病证,或造成易患热性疾病的体质。对于拭口去毒,促进初生儿胎粪排出方面,历代医家积累了宝贵经验和方法。如小儿初生即给予少量清热解毒的中药,以清除胎毒,减少遗患,对改善小儿热性体质、减少疾病的发生具有积极作用。如《幼幼集成·调燮》指出:"小儿初生……若身面俱红,唇舌紫,亦知其必有胎毒,每日用盐茶,但不可太咸,以帛蘸洗其口,去黏涎,日须五六次。每日洗拭,则毒随涎去。"

祛胎毒常用的方法包括:①黄连法:取黄连 2 g,用水浸泡令汁出,滴汁入儿口中。黄连性寒,辨证属胎禀热毒者可用之,胎禀气弱或疑有蚕豆病者勿用。②淡豆豉法:取淡豆豉 10 g,浓煎取汁,频频饮服。适用于胎毒兼脾虚者。③甘草法:取甘草 2 g、金银花 6 g煎汤,拭口,并以少量喂服。对胎毒轻者尤宜。④大黄法:大黄 2~3 g,沸水适量浸泡或略煮,取汁滴儿口中,胎粪通下后停服,脾虚气弱者勿用。初生祛毒,虽方法不一,但都离不开辨证论治,必须根据母亲和婴儿的体质情况,予以不同的处理,中病即止。

新生儿中药外洗祛除黄疸:药物通过穴位皮肤吸收,清除新生儿体内胎毒,对减轻黄疸,清除黄疸,有较好的效果。常用退黄洗液:大黄、茵陈、柴胡、黄芩、枳壳、麦芽、栀子、鸡内金等组成,煎煮 500 mL 汤液,加入 10 L 温水中,调节水温至 38~40℃,患儿身体浸没在溶液中 15~20 分钟,每天 1 次,连用 3 天。可根据黄疸消退情况决定疗程。

灌肠疗法去黄疸:选取清热利湿退黄药物,如茵陈、栀子、大黄、黄芩、薏苡仁、郁金等,水煎浓缩过滤至 25 mL,直肠滴入,日 1 剂,适用于胎黄湿热熏蒸证。

新生儿肺炎穴位贴敷:①肺炎外敷散:用天花粉、黄柏、黄芩、乳香、没药、生大黄、桃仁、山栀、白芷等各等分,研细粉,取上药约 20 g,以醋调糊,外敷胸或背部,每日 1 次,每次10 分钟。用于新生儿肺炎痰热闭肺证。②温肺化痰散:用白芥子、延胡索、肉桂等,研细粉,取上药约 20 g,与面粉 1∶5 比例混匀,温水调糊,至消毒纱布上,外敷背部,每天 1 次,每次 5 分钟。用于新生儿肺炎痰湿闭肺证。新生儿皮肤娇嫩,容易发生接触性皮炎等皮肤刺激情况,故贴敷时间不要太长,需动态关注皮肤情况,以皮肤发红为度,避免损伤患儿皮肤,造成感染。

（五）针灸调治

新生儿针灸因年龄的特殊性,配合性差,相对较大儿童困难。因此在给新生儿施治时,请家属或护理人员抱住患儿,采用灸法或快速针刺法,尽量不置针,避免哭闹。要做好解释工作,解释针刺时所用的针是很细的,并不疼痛,只感觉到有一种酸、麻、胀的感觉,尽力争取患儿家属合作。早产儿或者低出生体重儿体质虚弱者,刺激不宜过强,并尽可能采取卧位。新生儿囟门过大时,头顶部腧穴不宜针刺。需要避开血管针刺,防止出血。常有自发性出血或损伤后出血不止的新生儿不宜针刺。防止刺伤新生儿的重要脏器。《素部·诊要经终论》云:"凡刺胸腹,必避五脏。"选用灸法时,应注意安全,防止艾绒脱落,烧损新生儿皮肤或衣物。凡实证、热证及阴虚发热,一般不宜用灸法。颜面五官和大血管的部位不宜施瘢痕灸。

新生儿缺氧缺血性脑病及胆红素脑病后遗症患儿可配合针刺疗法,每天 1 次,补法为主,捻转提插后不留针。3 个月为 1 个疗程。取穴如下:百会、风池、四神聪、通里,用于智力低下;哑门、廉泉、涌泉、神门,用于语言障碍;肩髃、曲池、外关、合谷,用于上肢瘫痪;环跳、足三里、解溪、昆仑,用于下肢瘫痪;手三里、支正,用于肘关节拘急;合谷透后溪,用于指关节屈伸不利;大椎、间使、手三里、阳陵泉,用于手足抽动。

新生儿之脐风及风邪在表所引起的惊搐、闭证,或疳证之肚腹胀大、青筋暴露者,可应用灯火燋法。灯火燋法,古人又称它为"神火灸",是治疗初生儿疾病常用的一种火灸方法。方法:将灯心(或用棉纱芯代替)蘸麻油(生油、菜油亦可)燃点,迅速点灼特定的火部位。手法要迅速,一触及皮肤即提起灯心,一般可闻及"啪啪"的轻微火爆声,皮肤上同时出现一个小小的烧伤水泡,每一穴位只燋点一次。应用此法应当注意,小儿当火后,如出现水泡,应保持清洁,切勿感染而成燋伤。一般两天左右即可结痂,但痂落后遗留永不消退的瘢痕,故非不得已时尽量不用火法。脐风选用穴位:百会 1、印堂 1、人中 1、承浆 1、少商 2、席中 1、脐周 6(十三点);镇惊选用穴位:百会 1、劳宫 2、涌泉 2(五点)。对实热证和邪已深入的重证,或素体肝热及久病体弱虚极患儿则应禁用。

初生儿出现鹅口疮,取足三里、合谷、地仓、三阴交、涌泉等穴。灸法:①艾条温和灸:每次选用 2~3 穴,用艾条悬灸,每穴 5~10 分钟,每天灸 1~2 次。②吴茱萸敷贴:将吴茱萸研为细末,装瓶备用。取 10 g,加入醋适量,调成糊状,分别敷于双侧涌泉穴,包扎固定。每次敷灸 12~24 小时,每天 1 次。③天南星敷贴:取天南星一个,去皮为末,用米醋调成糊,贴足心,胶布固定,3 天后取下,温水洗净。

新生儿夜啼属心热者:取通里、中冲、劳宫穴,用艾条雀啄灸:以细支艾条,每穴灸 5 分钟,临睡前施灸一次。属脾寒者,取中脘、神阙、公孙穴,艾条悬灸法。新生儿受惊者,取百会、劳宫、涌泉穴,用艾炷隔姜灸,每次 1~3 壮,艾炷如麦粒大小。

(六)推拿调治

新生儿推拿疗法是专以手法对新生儿疾病治疗的方法。其特点是不用服药,不需要器械和特殊设备,仅凭医生的双手,根据不同的病情,运用不同的手法,在新生儿体表的穴位或选定的部位上操作,产生物理性刺激,从而激发新生儿机体自身的调节作用,疏通经络,调和气血,扶正祛邪,调整脏腑功能,增强免疫力和抗病能力,促进初生儿的生长发育,以达到防病治病的目的。

小儿推拿可广泛应用于新生儿常见病的防治,并在急重症抢救过程中发挥一定的作用,对早产儿、新生儿黄疸、新生儿腹泻、呕吐、便秘、惊风、夜啼、肌性斜颈、新生儿脑病等多种疾病的治疗,有显著疗效。

若早产儿出现呕吐、腹胀、体重不增、胎粪排出延迟者,可补脾经 30 次,掐揉四横纹 3~5 遍后再用指腹按揉之,运水入土法 15~30 次,按揉足三里穴 15 次,肝前、脾俞、胃俞处按揉 3~5 次,捏脊 3~5 遍,手法轻柔。可以起到消食导滞、健脾和胃、镇静安神之功效。

新生儿黄疸,可选用三字经推拿手法。胎黄之湿热发黄(阳黄):清补脾,平肝,清胃,清天河水。清补脾、清胃,健脾助运,清化湿热;平肝,疏肝利胆退黄;清天河水,清湿热由小便而出。胎黄之寒湿发黄(阴黄):揉外劳宫,清补脾,平肝,揉二马。揉外劳宫、揉二马温中健脾,补火生土以助脾运;清补脾,健脾化湿退黄,平肝疏肝,利胆退黄。

新生儿肺炎,可选用清肺经、按天突、按肺俞、补脾土推拿手法。病因偏于寒者,加揉二扇门;偏于热者,加清天河水、推脊。

新生儿缺氧缺血性脑病及胆红素脑病(核黄疸)后遗症见肢体瘫痪,肌肉萎缩者,可用推拿疗法,每日或隔日 1 次。方法:在瘫痪肢体上以法来回滚 5~10 分钟,按揉松弛关节 3~5 分钟,局部可用搓法搓热,并在相应的脊柱部位搓搽 5~10 分钟。

新生儿硬肿症可用万花油推拿法:万花油含红花、独活、三棱等 20 味药,功效为消肿散瘀,舒筋活络。抚法、摩法、搓法可理气和中,舒筋活血,散寒化瘀,兴奋皮肤末梢神经,扩张毛细血管,使血液向周身流动,改善皮肤温度。其中,双下肢硬肿明显者,用抚、摩法;整个双下肢似硬橡皮状伴有水肿者,用抚、搓两法。

第二节 肺系疾病

肺为华盖之脏,其位最高,外合皮毛,儿童肌肤薄,藩篱疏,肺常不足,卫外不固,易感外邪,《难经·四十九难》说:"形寒饮冷则伤肺",外感六淫或内生五邪均可伤肺,从口鼻皮毛入侵,首先犯肺,引发肺系疾病。《育婴家秘·五脏证治总论》:"肺亦不足者,肺为娇脏,难调而易伤也……天地之寒热,伤人也,感则肺先受之。"肺主气,司呼吸,《素问·五脏生成论》说:"诸气者皆属于肺。"肺可调节全身气机,维持呼吸功能,一旦受邪,可引起气机逆乱、呼吸失常的表现,如《小儿药证直诀·五脏所主》所言:"肺主喘,实则闷乱喘促……虚则哽气,长出气。"肺主行水,《医方集解·理血之剂》称"肺为水之上源",肺气行水功能失常,水液代谢不利,可引起痰饮、水肿等病证。"肺为贮痰之器",痰饮留伏于肺,阻塞气道,轻则咳嗽咯痰,重则呼吸困难,喘息不得卧。《素问·灵兰秘典论》说:"肺者,相傅之官,治节出焉。"肺朝百脉,主治节,可助心行血,若肺气虚弱或郁滞,可导致心血运行不畅,血脉瘀滞,出现心悸胸闷、唇甲青紫等症,重症肺炎喘嗽和哮喘患儿常见类似表现。肺可宣发卫气于体表,以"温分肉、充皮肤、肥腠理、司开阖",发挥抵御外邪、保护机体的作用,若肺气虚,宣发失常,卫外失固,可致腠理疏松,多汗易感。

本节主要讨论感冒、咳嗽、肺炎喘嗽、哮喘、反复呼吸道感染等肺系疾病,对应西医学呼吸系统疾病。

一、中医体质辨证

(一)体质特征

体质是由先天禀赋和后天调护共同作用所形成的相对稳定的特性,是个体脏腑阴阳气血盛衰的一种具体反映。儿童体质的差异会直接影响疾病的发生、发展及转归,虽然肺系疾病主要由感受外邪引起,但体质偏颇常为发病内因,因而体质辨识对于防治肺系疾病有重要意义。

容易罹患感冒、咳嗽、肺炎喘嗽及反复呼吸道感染的体质可归纳为虚证体质(气虚质、阳虚质、阴虚质)和实证体质(湿热质、痰湿质)。气虚质以面白少华、少气懒言、神疲乏力、动则汗出、舌淡苔白、脉细软弱为特征,卫外不固,易感受风寒之邪,发热不甚、畏寒,迁延反复,病程较长。阳虚质以面色㿠白、畏寒喜温、手足不温、大便溏薄、舌质淡胖、苔白滑、脉沉迟无力为特征,较气虚质寒象尤甚,病程迁延,耐夏不耐冬。阴虚质以形体消瘦、颧赤盗汗、五心烦热、口干、咽干、舌红少苔、脉细数为特征,易在热证伤阴后出现或加重,阴虚生内热,出现虚火上炎之象。湿热质以面红口臭、口舌生疮、汗多而黏、急躁易怒、大便黏滞或便干、舌质红、苔黄厚腻、脉滑数为特征,感邪之后易从阳化热,出现壮热口渴、咽红肿痛等症,常高热不退。痰湿质以咳嗽痰多、头昏嗜睡、肠胃不适、身重乏力、形体虚胖、胸闷纳呆、舌质淡胖、苔白腻、脉滑为特征,常兼有气虚质或阳虚质的表现,呈虚实夹杂之证。

特禀质与禀赋遗传因素有密切关系,多有过敏性鼻炎、湿疹、荨麻疹、血管神经性水肿等过敏性疾病史及家族特应性体质史,对外界环境适应性差,在季节交替、气候异常、接触异物异味、饮食不当时易诱发,鼻痒、目痒、喷嚏、流涕、皮肤瘙痒、水斑、水环等症状反复发作。特禀质容易罹患咳嗽变异性哮喘、鼻鼽、哮喘。

(二)气质特征

儿童气质特征对其发生肺系疾病影响较小,主要表现在活动水平对肺部功能的影响上。平易型气质儿童生物活动有规律,对新刺激的反应是积极接近的,对外界环境的变化改变适应较快,因此不易受外界环境变化影响;发动缓慢型儿童对外界环境偏温和型,生活规律仅有轻度紊乱,活动水平低,心境消极,感受外邪袭肺的机会较小;麻烦型气质儿童也称"困难型",这类儿童生活无规律,对新刺激的情绪反应强烈,可导致各种临床疾病的发病率增加,儿科之圣北宋钱乙观察到儿童"脏腑柔弱,易虚易实,易寒易热",寒暖不知自调,易感外邪,饮食不知自节,易致内伤,常发生各类疾病。此外,当有疾病存在时这种气质特征可影响儿童对疾病的反应进而影响医生对疾病的诊断和治疗。难养型气质儿童饮食不规律、进食时间长、挑食偏食,易损伤脾胃,内生痰饮,上贮于肺,从而引发咳喘等肺系疾病。

二、病证概述

感冒是由感受外邪引起,临床以发热、鼻塞、流涕、喷嚏、咳嗽等为主要特征。对应西医学"急性上呼吸道感染"。发病率居儿科疾病的首位。病因以感受风邪为主,风为百病之长,常兼寒、热、暑、湿、燥邪及时邪疫毒致病。病位主要在肺卫,病机关键为肺卫失宣,亦常累及脾、心、肝等脏,出现夹痰、夹滞、夹惊的兼证。夹痰证咳嗽加剧,喉间痰鸣;夹滞证脘腹胀满,纳差口臭,呕吐酸腐,大便失调,舌苔厚腻;夹惊证睡卧不宁,惊厥抽搐。

咳嗽是以咳嗽、咯痰为主症的肺系病证。有声无痰为咳,有痰无声为嗽,有声有痰谓之咳嗽。对应西医学"气管炎""支气管炎"。一年四季均可发病,冬春季高发。各年龄儿童均可发病,婴幼儿多见。病因包括内因和外因两方面。外因责之于感受外邪,以感受风邪为主;内因责之于肺脾虚弱,痰饮内生。本病病位在肺,常涉及脾,病机关键为肺失宣肃,肺气上逆。外邪从口鼻或皮毛而入,内犯于肺,或脾虚生痰上贮于肺,或久咳不愈耗伤肺气,皆可致肺失宣肃,气逆于上,发生咳嗽。儿童以外感咳嗽更为多见。大多预后良好,若治疗不当,调护失宜,可反复发作,迁延不愈,或发展为肺炎喘嗽。

肺炎喘嗽是儿童时期常见的肺系疾病之一,以发热、咳嗽、痰壅、气促为主要临床特征,甚者可见张口抬肩、呼吸困难、口唇青紫等症状。新生儿常以不乳、口吐白沫、精神萎靡等症状为主,少见上述典型表现。对应西医学"小儿肺炎"。本病一年四季均可发生,多见于冬春季节。各年龄儿童均可发病,年龄越小,发病率越高,病情越重,是婴儿死亡的主要原因。本病病位在肺,常累及脾,重者可内窜心肝。病机关键为肺气郁闭。病初外邪闭肺,有风寒、风热之分;中期痰热内生,有痰热、毒热之别;后期气耗阴伤,有气虚、阴虚之别。痰热既是病理产物,亦是重要的致病因素。若治疗护理及时得当,一般预后良好;年幼体弱者常反复发作,迁延难愈;病情较重者易出现心阳虚衰或邪陷心肝等变证,甚至危及生命。

哮喘以反复发作性的哮鸣气促,呼气延长为特征,重者不能平卧。严重者可出现呼吸困难、不能平卧、张口抬肩、摇身撷肚、唇口青紫等,是儿童时期常见的一种反复发作性的肺系疾病。哮指声响言,喘指气息言,哮必兼喘,故合称哮喘。对应西医学"喘息性支气管炎""支气管哮喘"。本病有明显的遗传倾向,首发年龄在3岁以内者达70%以上。一年四季均可发病,以秋冬季节多发,在气候骤变及季节交替时易于发病,常在清晨或夜间发作或加剧。病程迁延,反复发作,严重影响患儿的身心健康。哮喘的病因错综复杂,归纳起来有内因和外因两方面,内因责之于肺、脾、肾不足,痰饮内伏,为哮喘反复发作的宿根;外因责之于感受外邪、接触异物、饮食不慎、情志失调及劳倦过度等,是哮喘发病的诱发因素。病位主要在肺、脾、肾。发作期以邪实为主,迁延期多为虚实夹杂,缓解期以正虚为主,形成三期邪正虚实演变转化的复杂证候。大多数患儿经治疗可缓解或自行缓解,在正确的治疗和调护下,随着年龄增长,大都可以治愈。但若失于防治,喘息持续,或反复发作,迁延不愈,可延及成年,甚至遗患终身。

反复呼吸道感染是指一年内发生呼吸道感染次数过于频繁,超过一定范围的疾病。根据部位可分为反复上呼吸道感染和反复下呼吸道感染。中医称为"易感儿""复感儿"。发病年龄多为6个月~6岁,尤以1~3岁幼儿发病率最高。小儿先天禀赋不足,或后天喂养不当、调护失宜,或久病药伤,导致正气不足,卫外不固,屡感外邪、邪毒久恋,稍愈又作,反复不已。总属本虚标实之证,病位在肺,常涉及脾肾。本病迁延不愈,常并发咳喘、心悸、水肿、痹证等病证,严重者影响儿童生长发育与身心健康。

三、保健调摄

(一) 情志调治

"悲忧伤肺""悲则气消",儿童长期情志不遂,或压力过大,心情悲伤抑郁可影响肺之主气和卫外功能,易发生肺系疾病,因而要调畅情志,保持心情舒畅。

1. 顺应天性

儿童天性好动,自理能力及安全意识不足,应做好安全护理以防止发生意外,但不可过度拘束,宜顺应其天性,鞠养适度,正如《女学篇·勿拘束》所言:"小儿居恒好动而恶静,乃天然之体育,于卫生最为有益,切不可阻其生机,亦不可拘束过严,使小儿萎靡不振"。

2. 家庭和睦

家庭环境对儿童的心理有着巨大的影响,因而创建良好的家庭环境是儿童身心健康的重要保障。家庭温馨和睦,父母才能给予儿童足够的关爱和陪伴,使其获得积极愉快的感受。

3. 教导有方

对不同的年龄的儿童应采取相应的教育方法,做到循循善诱、因势利导。儿童神气怯弱,易受刺激,父母不可操之过急、期望过高,尤其不能采取恐吓、威胁、打骂等不正确的教育方式,以免引起儿童的自卑、悲观等消极情绪。

4. 病后关怀

儿童患病后,应注意情绪安抚、心理呵护,细心讲明道理,使其顺利接受检查治疗,多加鼓励,树立抗病信心,以利于疾病恢复,切忌暴力强迫,引起儿童的恐惧和逆反心理。

(二) 起居调治

1. 起居有时

《素问·宝命全形论》曰:"人生于地,悬命于天,天地合气,命之曰人。人能应四时者,天地为之父母。"人在自然环境中生存,自然环境的变化无时无刻不在影响着人体,要顺应天时、起居规律,即《素问·上古天真论》所谓"法于阴阳,和于术数",才能保持身体健康,减少疾病发生。

《素问·四气调神大论》曰:"秋三月,此为容平。天气以急,地气以明。早卧早起,与鸡俱兴;使志安宁,以缓秋刑;收敛神气,使秋气平;无外其志,使肺气清,此秋气之应,养收之道也。"四时之中秋为肺令,自然界的阳气趋向收敛,应早睡以顺应阳气的收敛,早起以舒展肺气,防止收敛太过,宁神定志,以使精神内守。

根据子午流注理论,肺经主寅时,即凌晨 3~5 点,此时肺经气血最旺,人体应处于深度睡眠状态,以利于产生宗气,贯心脉以行气血,才能气顺血充,精力充沛。

总之,顺应四时和昼夜节律,培养儿童规律的作息习惯,是十分必要的。

2. 冷暖适度

儿童寒暖不知自调,父母应根据季节、气候、环境、温度的变化,为其增减衣被、调适寒温,对预防肺系疾病发生尤为重要。如《幼幼集成·初生护持》说:"凡寒则加衣,热则减衣,过寒则气滞而血凝涩,过热则汗泄而腠理疏,以致风寒易入,疾病乃生。更忌解脱当风,易于感冒。"

四时更替,衣着要随之增减变化。春季,"此谓发陈",阳气由内藏而渐生发于外,衣着应减,但天气寒暖不定,常乍暖还寒,又多风,不可顿去冬装,待彻底回暖之后,方可渐次减衣。秋季天气渐凉,衣服要渐增,但不能增之过快,适当减慢添衣速度,可以锻炼耐寒能力。此即"春捂秋冻"之意。夏季炎热,宜着浅色单衣,勤换勤洗,不要在烈日下或当风处脱衣。冬季严寒,衣着要轻暖舒适,不可过硬、过重。《活幼心书》中提到"四时欲得小儿安",须"常带三分寒",这是说儿童不能衣着过暖,捂得过热出汗多反而容易着凉,适当保持凉爽刺激有利于提高耐寒抗病能力。南宋陈文中在《小儿病源方论》中提出的"养子十法"包括"要背暖""要肚暖""要足暖""要头凉"等,亦对儿童防病保健具有重要的指导意义。

此外,汗出当风是引起儿童肺系疾病的重要诱因。儿童在玩耍和运动后汗出湿衣,应及时更换,避免当风着凉。

3. 劳逸适当

劳指劳动,包括体力劳动和脑力劳动。体力劳动时躯体四肢不断活动,筋骨肌肉不停伸缩,通过活动可以舒筋活络,使经脉气血通畅,达到一定活动量时应适当休息,解除疲劳,这样可以加强新陈代谢,使机体更具生命活力。儿童在进行体力劳动时需适当,过劳则耗气。因此儿童每日需进行适当的运动锻炼以增强体质,不同年龄段选择不同运动方式,婴儿可进行抬头、翻身、爬行训练,较大儿童可选择散步、慢跑、游泳等形式,哮喘儿童应鼓励适当锻炼身体,可以采取有氧运动的形式。但要注意活动不可过量,以免诱发哮喘或运动后感邪伤风致病。

逸指的是休息,睡眠是最重要的休息方式。充足的睡眠是儿童健康成长的重要保障,不同年龄段的儿童睡眠时间各有所宜,初生儿每天除了吮乳和啼哭等少量活动外,大部分时间都在睡眠,婴儿平均每天睡 12~15 小时,幼儿平均每天睡 11~14 小时,学龄前儿童平均每天睡 10~13 小时,学龄期儿童平均每天睡 9~11 小时,青少年平均每天睡 8~

10 小时。

但若父母过分溺爱,使儿童过度安逸,养尊处优,则容易导致儿童气血凝滞,机体抗邪能力下降而诱发疾病。因此一定要注重劳逸结合,避免过劳和过逸,正如《保婴要言·六·琐语》所言:"小儿不宜过逸,过逸则饱食暖衣,安闲坐卧,气血凝滞而生病矣。亦不宜过劳,过劳则气涌而血溢,而内伤失血之症成矣"。

另外,对于患病期间的儿童,应适当增加休息,减少活动,尤其是病情较重,如持续高热、明显咳喘时,更应当静卧休养。肺系疾病会不同程度的增加机体的消耗,恰当的休息可以养护正气,有利于祛除外邪,促进疾病恢复,临床上应根据疾病的不同、病情的轻重和具体情况决定患儿的休息时间。《临证指南医案·痫痓厥》中指出:"更有豪富之家,延医数人,问候者多人,房中聚集者多人,或互谈病情病状,夜则多燃灯烛以照之,或对之哭泣不已,或信巫不信医,祈祷叠兴,举家纷扰。此非爱之,实以杀之也。"就是说患儿如果得不到充分的休息,对病情恢复是极为不利的。

4. 居处适宜

良好的居住环境,是保持身体和心理健康的重要保障。在安逸、舒适、静谧、整洁的环境中居住,有利于儿童的休息、玩耍、学习和成长,对预防疾病起着十分重要的作用。

居住的环境干净整洁,经常开窗通风,保持空气流通、室内光线充足,可减少肺系疾病的发生,《万有医库·第二十八篇·小儿科》提出"卧处宜向南而通空气,冬则户外风不侵入,夏时凉爽而不潮湿者为宜"。睡眠的环境应安静、舒适,光线宜暗不宜亮,这样有利于提高睡眠质量,使机体得到充分的休息,尤其是患病儿童更要重视这一点,对此《万有医库·第二十八篇·小儿科》也有论述:"病儿睡眠之时,尤须幽静肃穆,宜避去光线,盖室暗则易熟睡。服药之时,适在睡中,可俟其醒后一刻钟服之"。

此外,哮喘患儿的居室应装修简洁,避免使用异味较重的装修材料及家具,室内保持适宜的温度和湿度,不要饲养宠物和种植花草,这对预防哮喘发作有重要意义。

5. 防疫避邪

疫疠之邪,是具有强烈传染性的时行病邪,也是引起肺系疾病的重要病因之一。《素问·刺法论》中说"余闻五疫之至,皆相染易,无问大小,病状相似",指出了疫疠之邪具有传染性强,无论老幼感邪发病症状相似的特点。这种病邪多从口鼻而入,侵犯人体,因此预防的重点在于隔离防护。

在冬春季节、呼吸道病原体流行之时,应少去人流密集的公共场所、少聚会,居室常通风,出门应佩戴口罩,勤洗手,儿童的玩具、餐具常消毒。若与患者发生接触,可酌情进行被动免疫。若发生感染,应及时就诊,一般轻者可居家隔离,重者须至定点医院隔离治疗,对患儿使用过的器具、穿过的衣物均要进行消毒,患儿居室定期通风、消毒,避免交叉感染。儿童发病容易,传变迅速,患病之后病情变化较快,故应密切关注,发生重证、变证及时送医救治。

此外,对于哮喘患儿,空气中的花粉、尘螨、烟雾等现代所称的过敏原也是需要规避的"外邪",具体预防措施包括在春秋季节空气中花粉浓度较高的时候出门佩戴口罩,雾霾较重时减少外出,远离吸烟人群等。

(三)饮食调治

1. 饮食宜忌

(1)谨和五味:《素问·脏气法时论》载:"五谷为养,五果为助,五畜为益,五菜为充,气味合而服之,以补益精气。此五者有辛酸甘苦咸,各有所利,或散或收,或缓或急,或坚或软。四时五脏,病随五味所宜也。"说明饮食丰富,搭配均衡,能够充养正气,有益健康,而且五味有各自不同的作用,在疾病状态下通过调摄五味来调节脏腑功能可以起到一定的治疗作用。如风寒感冒初期的患儿可以适量喝葱姜水,取其味辛发散以达到发汗解表的作用;阴虚久咳的患儿可以酌情食用银耳、百合、甘蔗、黑芝麻等甘味食物以发挥滋阴润肺的功效;一般来说,在患病服药的情况下,饮食之味应以清淡不碍脾运为宜。

如果五味调摄失宜,偏食、挑食,就会损害健康,引发疾病,《医说·卷四·治齁喘》中记载了一个三岁儿童"因食盐虾过多,遂得齁喘之疾"。《幼科释谜·咳嗽哮喘》谓:"大都幼稚多吃咸酸,渗透气腔,一遇风寒,便窒塞道路,气息喘促,故多发于冬初。必须淡饮食,行气化痰为主。"性味偏颇、滋味过重的饮食容易引发机体失衡,诱发喘息,要有所节制。

总之,饮食皆有偏性,宜取性味平和之品为主要饮食,这对养肺防病是十分必要的。

(2)饮食有节:小儿脾常不足,消化功能不完善,加之饮食不知自节,一旦喂养不当,易损伤脾胃,发生伤食积滞等证。《素问·痹论》曰:"饮食自倍,肠胃乃伤。"脾土与肺金为母子之脏,在生理病理上会相互影响。一方面,饮食不当损伤脾胃,脾失健运,痰湿内生,上贮于肺可引发咳喘等肺系病证,如《素问·咳论》所述"脾咳之状,咳则右胁下痛,阴阴引肩背,甚则不可以动,动则咳剧"。另一方面,肺系疾病常影响脾之运化,《伤寒论》中"太阳伤寒证"有"呕逆"之症,"少阳病"会出现"默默不欲饮食""心烦喜呕"等症,小儿感冒常会出现"夹滞"的兼证,患儿轻则食欲不振、腹胀不适,重者可见恶心呕吐、腹痛腹泻等症。因而对于肺系疾病患儿,应根据年龄大小、体质强弱、病情轻重等情况合理控制饮食的质和量。

乳贵有时,食贵有节。儿童的饮食既要考虑营养需要,更要重视儿童的食欲和脾胃运化能力。一方面要每餐有制,即饮食有节制,患病时的食量应适当减少,食物质地要相应地选择软食、半流质饮食、流质饮食等,常提倡的易消化食物包括米粥、面条、馒头、面包、碎菜、肉末等,要禁食生冷、油腻、煎炸等难消化食物。另一方面要餐饮有时,即三餐要有规律,不暴饮暴食,少吃零食及甜食,以防滋腻伤脾,影响脾胃运化。对于肺系疾病迁延不愈的患儿,如易感儿、哮喘患儿,尤其要注意乳食有时有节,以恢复脾之健运功能,杜绝"生痰之源",达到"培土生金"的目的。

(3)冷热适宜:饮食的温度应适中。进食过热可直接损伤消化道黏膜,出现胃痛等症。进食过凉,如冰镇饮料、冰激凌、生冷瓜果等,可损伤脾阳,进而可影响肺之宣肃出现肺系疾病。《灵枢·邪气脏腑病形》中提到"形寒寒饮则伤肺",《素问·咳论》亦指出"其寒饮食入胃,从肺脉上至于肺,则肺寒,肺寒则外内合,邪因而客之,则为肺咳"。由此可见饮食寒凉可以伤肺,引起咳嗽,故饮食应冷热适中,如《灵枢·师传》所谓"食饮者,热无灼灼,寒无沧沧"。

饮食之性亦应寒热适宜,因人、因时、因地不同而选择适宜属性的食物。常见的温热性食物包括:辣椒、生姜、大蒜、韭菜、狗肉、牛肉、羊肉、鳝鱼、菠萝、荔枝、龙眼、樱桃等,阴虚肺热的患儿不宜食用;常见的寒凉性食物包括:螃蟹、田螺、西瓜、梨、甘蔗、苦瓜、丝瓜、冬瓜、芹菜、绿豆等,阳虚咳喘的患儿不宜食用。《素问·六元正纪大论》中说:"用凉远凉,用热远热,用寒远寒,用温远温,食宜同法。"在炎热的季节不宜用温热性药物,在寒冷的季节不宜用寒凉性药物,在饮食调养上也应遵照这个原则。《饮膳正要·卷第二·四时所宜》曰:"春气温,宜食麦以凉之;夏气热,宜食菽以寒之;秋气燥,宜食麻以润其燥;冬气寒,宜食黍以热性治其寒。"同样的,我国西北方地势高而偏寒,饮食多温热之品,南方地势低而偏热,饮食宜清凉之品。

(4)饮食卫生:注意饮食卫生,保证饮食的新鲜和清洁,防止"病从口入"。一方面,食物应经过清洗、消毒、加热、烹调加工后方可食用,食用前做好手卫生,食用后注意清洁口腔。正如孙思邈在《备急千金要方》中提到的"勿食生肉,伤胃""食毕当漱口数过"等,对儿童尤为重要。另一方面,还要避免腐烂变质、病原微生物污染的饮食物。《金匮要略·禽兽鱼虫禁忌并治第二十四》中说:"肉中有朱点者,不可食之""秽饭、馁肉、臭鱼,食之皆伤人""六畜自死,皆疫死,则有毒,不可食之"。《金匮要略·果实菜谷禁忌并治第二十五》载:"生米停留多日,有损处,食之伤人。"若饮食不洁,可引起吐泻、腹痛等脾胃疾病,脾胃受损,气血生化乏源,正气不足,"虚邪贼风"就会乘虚而入,导致各种疾病。

2.食疗方法

(1)葱豉茶:葱白10 g,淡豆豉15 g,生姜3片,红糖适量。诸药同煎5分钟,滤去残渣,加入红糖,分次温服。适用于风寒感冒。

(2)双花饮:金银花 12 g,山楂 10 g,冰糖 9 g。金银花、山楂煎煮 5 分钟,滤去残渣,加入蜂蜜即可。适用于风热感冒。

(3)香仁茶:香薷、藿香、薏苡仁各 10~15 g,山楂 10 g。诸药同煎 5 分钟,滤去残渣,加入加冰糖、食盐各少许。适用于暑邪感冒。

(4)生姜苏梗汤:生姜、苏梗、陈皮、山楂各 6~9 g。诸药同煎 5 分钟,滤去残渣,加入加冰糖、食盐各少许。适用于风寒感冒夹滞。

(5)金蝉神曲饮:金银花 15 g,蝉蜕 5 g,神曲 10 g。诸药同煎 5 分钟,滤去残渣,加少许白糖即可。适用于风热感冒挟滞。

(6)橘红茶:橘红 6 g,绿茶 4~5 g,一起放入杯中,用沸水冲泡,适用于咳嗽、肺炎喘嗽之痰湿证。

(7)雪梨菊花汁:雪梨 1 只,川贝母 3 g,桔梗 3 g,菊花 9 g,冰糖 20 g。梨去核切片,与诸药同煎取汁,加入冰糖即可。适用于咳嗽、肺炎喘嗽之风热证。

(8)瓜蒌麦冬饮:瓜蒌 15 g,麦冬 15 g,芦根 30 g,白茅根 30 g,竹茹 6 g。诸药同煎取汁即可。适用于咳嗽、肺炎喘嗽之痰热证。

(9)山药八宝粥:怀山药、炙黄芪、党参、莲子、麦芽、茯苓、薏苡仁各 10 g,大枣(去核) 5 枚,粳米 100 g。适于用反复呼吸道感染诸证。

(四)药物外治

1.金银花 15 g,桑叶 30 g,菊花 30 g,板蓝根 30 g,柴胡 15 g,薄荷 10 g,荆芥 10 g,防风 10 g,苏叶 10 g。上药水煎 5 分钟,放冷至 38~40℃足浴,适用于感冒、肺炎喘嗽等发热汗出不畅者。

2.取桑白皮、百部、前胡、炙紫菀、炙款冬花、白前各等分,炒苦杏仁用量为前者五分之三份。以上药物研磨成粉末,以醋调和成膏状,用敷贴固定于脐部。每日贴 2 贴,1 次约 6~8 小时,两次用药之间至少间隔 2 小时以上。适用于咳嗽诸证。

3.白芥子末 9 g,红花末 3 g,细辛末 2 g,面粉 15 g。将上药加醋调成糊状,用纱布包后,敷贴背部双侧肺俞穴,每日 1 次,每次 5~10 分钟,以皮肤发红为度,3 日为 1 个疗程,可连用 2 个疗程。用于肺炎喘嗽迁延不愈或痰多,肺部啰音经久不消者。

4.延胡索 20 g,白芥子 20 g,甘遂 10 g,细辛 10 g,取少许研细的肉桂和生姜汁、蜂蜜调拌搅匀制成圆饼。取穴:天突、膻中、足三里、肺俞、膏肓、肾俞,取头伏、二伏、三伏的头天进行穴位贴敷,2~6 小时/次,3 年为 1 个疗程。适用于哮喘恢复期增强体质。

5.白芥子、细辛、延胡索、甘遂、麝香等,主穴选取双侧肺俞、定喘、膏肓。上述药物共研为细末,用鲜姜汁、蜂蜜调成糊状,均匀地涂在纱布上,用胶布固定在穴位上。2~4小时后取下,每年夏天从入伏开始,每伏贴1次,连贴3年为1个疗程。冬季从数九开始,每9日贴1次,连贴3年为1个疗程。适用于复感儿的预防保健。

(五)针灸调治

1. 取大椎、曲池、合谷、外关、天枢,用针刺泻法,每日1~2次。头痛者加太阳,咽痛者加少商、商阳点刺放血。适用于风热袭肺诸证。

2. 取大椎、风门、肺俞,用艾条灸治,每穴灸1~2壮,每穴5~10分钟,每日1~2次。适用于风寒袭肺诸证。

3. 取大椎、肺俞、足三里、肾俞、关元、脾俞,轻刺加灸,每次取3~4穴,隔日1次。适用于反复呼吸道感染及哮喘的预防性治疗。

(六)推拿调治

1. 捏大椎、推攒竹、揉太阳、分阴阳、揉肺俞。风寒感冒加揉外劳宫、拿风池、拿合谷、捏阳池。风热感冒加推天柱、清肺经、清天河水、退六腑。夹滞者,加清补脾胃、摩腹。夹痰者,加揉天突、揉膻中。夹惊者,加清心经、清肝经、掐按人中及五指节。适用于感冒诸证。

2. 揉小天心、补肾水、揉二马、揉板门、逆运内八卦、清肺经、推四横纹、揉小横纹、清天河水。咳喘轻者,每日2次;咳喘重者,每日4~6次。咳喘以夜间为重者,停推四横纹,分推肩胛穴各50次。高热者,揉小天心后加揉一窝风。内伤者,可揉肺俞、膻中,补脾经、肾经,运八卦。适用于咳嗽、肺炎喘嗽诸证。

3. 补肺经、补脾经、补肾经、推三关、按揉脾俞、按揉肾俞、按揉命门,灸定喘穴10分钟,每日1次,10次为1个疗程,适用于哮喘缓解期。

4. 平肝清肺、清补脾经、运内八卦、按揉足三里、捏脊。发热者,加退六腑;恶寒无汗、四肢不温者,加推三关;痰多者,加揉小横纹;积滞者,加清胃经;便秘者,加清大肠;便溏者,加补脾经;五更泄泻者,加补肾经;睡眠不安者,加捣小天心;烦躁加清天河水;多汗加揉肾顶。适用于反复呼吸道感染诸证。

第三节　脾系疾病

《素问·灵兰秘典论》云:"脾胃者,仓廪之官,五味出焉。"脾胃为水谷之海,气血生化之源,为后天之本,儿童脾常不足,脾胃发育未完善,其脾胃之体成而未全,脾胃之气全而未壮,而生长发育迅速,对精血津液等营养物质的需求确比成人多,加之儿童饮食不知自节,冷暖不能调节,疾病及用药不当,易于损伤脾胃,造成受纳、腐熟、精微化生传输方面的异常,产生脾系疾病,如厌食、积滞、泄泻、便秘、腹痛等疾患,并进而造成其他脏腑的濡养不足,衍生出多种相关疾病或使原有疾病发作、加重,脾胃的强弱对疾病的传变、转归和预后有着重要作用。所以时时顾护脾胃是中医儿科保健的重点,脾胃功能强盛,元气充足,才能预防疾病的发生。李东垣《脾胃论·卷上·脾胃虚实传变论》强调:"历观诸篇而参考之,则元气之充足,皆由脾胃之气无所伤,而后能滋养元气。若胃气之本弱,饮食自倍,则脾胃之气既伤,而元气亦不能充,而诸病之所由生也。"《景岳全书·杂证谟·脾胃》云:"是以养生家必当以脾胃为先。"

一、中医体质辨证

(一)体质特征

儿童脾系疾病的体质特征可分为三类:一类是脾常不足为主的脾虚质,脾虚质具体分为脾气虚质、脾阴虚质、脾阳虚质和脾虚肝旺质;一类是脾虚湿盛的湿滞质;一类是脾虚夹积的积滞质。如《古今医鉴·卷之十三·癖疾》云:"儿童脾胃,本自柔脆……食之过多,损伤脾胃,脾胃既伤,则不能消化水谷,水谷不化,则停滞而痰发。发热既久,则损伤元气。"

脾气虚质和脾虚肝旺质易罹患厌食、积滞、泄泻、和功能性便秘。脾气虚质儿童形体虚胖,面色少华,精神不振,懒言少动,肌肉松软,食少纳呆,食后腹胀,动则多汗,大便溏薄或干结,唇淡,舌质淡胖、苔薄白,脉细弱,指纹淡;脾虚肝旺质多形体偏瘦,面色稍黄,脾气急躁,注意力不集中,纳呆,食后饱胀,喜食寒凉,口中气臭,眠欠安,大便干,小便黄,舌质红、苔薄黄,脉弦细,指纹紫滞。

脾阴虚质易患功能性便秘,患儿体型多偏瘦长,面色潮红,平素性情急躁,性格外向,活泼好动,手足心偏热,易盗汗,唇红质干,寐欠安,大便正常或质干,小便短少,舌红少苔,脉细数,指纹紫。

脾阳虚质易罹患再发性腹痛和泄泻,患儿表现为形体虚胖,肌肉松弛,面色㿠白,精神不振,性格内向,多静少动,睡眠偏多,畏寒,手足凉,自汗,纳少,喜热饮,大便多溏,小便清长,舌质淡胖、苔薄白,脉细弱,指纹淡。

湿滞质儿童容易泄泻,患儿形体虚胖,面色萎黄或白,面垢多眵,神疲倦怠,多眠少动,脘腹痞闷,喜揉按,口腻不渴,纳呆,食欲不振,时吐痰涎,大便溏薄,小便浑浊、量少或正常,舌质淡胖、边有齿痕、苔白腻,脉濡缓。

积滞质儿童易患积滞或泄泻,表现为形体日渐羸瘦,面色苍白或萎黄,精神欠佳,急躁易怒,时有哭闹,口臭,嗳气或呕吐酸腐,食欲不振,食量较少,食而不化,腹部胀满,夜寐不安,大便不调或夹有食物残渣,味酸臭,舌质红苔厚腻,脉滑。

(二)气质特征

儿童的气质类型是影响其进食行为的因素之一,指导家长结合儿童气质类型,正确引导儿童的进食行为,对不同气质类型的儿童采取相应的教育方法,使每个儿童与家庭和社会环境建立"良好适应"抚育模式,培养良好的饮食及排便习惯,促进儿童健康成长。

儿童的气质类型主要划分为 5 种:平易型、麻烦型、发动缓慢型、中间偏易型和中间偏麻烦型。平易型特点为生物活动有规律,对新刺激(如陌生人、物、景)的反应是积极接近,对环境的改变适应较快,反应敏捷或适度。情绪反映温和,活泼可爱,情绪良好,看见陌生人常微笑,睡觉前及睡醒后不哭吵,容易安慰,能接受新事物。麻烦型儿童生活节律不规则,饮食、二便、睡眠无规律,对新的刺激反应消极、退缩、回避,环境改变后常不能适应或适应缓慢,情绪反应强烈且常出现消极心境。遇到困难时反应更为强烈,不易接受安慰,情绪不稳定,自控能力差,固执,难与他人相处。发动缓慢型儿童不活泼,胆小怕事,有逃避性,对新的刺激反应不强烈,常反应消极。对事物缺乏兴趣、探索精神和竞争性,适应能力差,活动低水平,适应度缓慢。与麻烦型儿童不同的是其他气质型儿童不论是积极反应还是消极反应都很温和。在日常生活中,纯属某一种气质类型的儿童是少数的,大多数儿童都是某种气质类型为主,兼有其他气质类型的某些特征,因此,就出现了中间偏难养型和中间偏易养型两种气质类型。

麻烦型与中间偏麻烦型气质儿童易发生厌食和积滞,这两种气质儿童偏食、挑食及零食的发生率高,易出现进食行为问题。麻烦型儿童生活规律性较健康儿童差,易发生功能性便秘。

发动缓慢型的儿童对新事物适应慢、反应强度低,出现消极情绪,易患积滞和功能性腹痛。

二、病证概述

厌食是儿童脾胃系统常见病、多发病,临床以较长时期食欲不振,见食不贪,食量减少,甚则食欲消失,厌恶进食、拒食为特征,属于中医学"不思食""不嗜食""不饥不纳""恶食"等的范畴。本病可发生于任何季节,但夏季暑湿当令之时,湿邪容易困脾,可使症状加重。1~6 岁儿童多发,城市儿童发病率较高。胃主受纳腐熟,脾主运化水谷,二者升降相合,燥湿相济,纳运协调,才能将水谷化为精微,进而化生气血津液,供养全身。厌食的病因主要包括先天不足、喂养不当、饮食不节、他病伤脾、情志失调,病位主要在脾胃,病机关键为脾胃失健,纳化失和。本病预后良好,除食欲不振外,一般无其他明显不适。但长期不愈者,可使气血生化乏源,抗病能力低下,易患他病,甚至影响生长发育,转为疳证。

积滞是儿童内伤乳食,停聚中焦,积而不化,气滞不行所形成的一种脾系疾病,以不思乳食,食而不化,脘腹胀满或疼痛,嗳气酸腐或呕吐,大便酸臭溏薄或秘结为临床特征。本病相当于西医学功能性消化不良。儿童各年龄段均可发病,但以婴幼儿最为多见。一年四季均可发病,以夏秋季节暑湿当令之时多见。本病的病因主要是喂养不当、乳食不节或脾胃虚弱,病位在脾胃,乳食停滞,积而不化,气滞不行,运化失调,水湿停聚,或从寒化,或湿郁生热。伤食常为积滞之诱因,"饮食自倍,肠胃乃伤",故《活幼心书》云"四时欲得小儿安,常需一分饥与寒"。食积日久,损伤脾胃,导致脾胃更加虚弱,运纳失常,可因积致虚,形成脾虚夹积、虚中夹实之候。进一步发展,甚至可导致疳证,故云"积为疳之母,无积不成疳"。

泄泻是以大便次数增多,粪质稀薄或如水样为特征的一种儿童常见病。2岁以下儿童发病率高,夏秋季节发病率高。泄泻发生的原因有感受外邪、伤于饮食、脾胃虚弱与脾肾阳虚。其病位主要在脾胃肠,病机关键为脾困湿盛,升降失司,水反为湿,谷反为滞,清浊合而下降,形成泄泻。由于儿童稚阴未充、稚阳未长,重症泄泻,泻下过度,易于伤阴耗气,出现气阴两伤,甚至阴伤及阳,导致阴竭阳脱的危重变证。若久泻不止,脾气虚弱,肝旺而生内风,可成慢惊风;脾虚失运,生化乏源,气血不足以荣养脏腑肌肤,迁延日久,可致疳证。

便秘是指大便秘结不通,以排便次数减少或排便间隔时间延长,或大便艰涩排出不畅为临床特点。便秘是儿童常见病症,可见于任何年龄。西医学将便秘分为器质性便秘和功能性便秘二大类,儿童便秘的发生率为3%~8%,其中90%~95%是功能性便秘。便秘病因包括饮食因素、情志因素、正虚因素及热病伤津,病位在大肠,与脾、肝、肾三脏相关,《素问·灵兰秘典论》曰:"大肠者,传导之官,变化出焉",病机关键是大肠传导功能失常。本病预后良好,日久迁延不愈者,可引起肛裂、脱肛、痔疮等疾病。

腹痛是一个症状,是指胃脘以下、脐之四旁及耻骨以上部位发生的疼痛。西医学认为腹痛包括器质性外科型腹痛及内科功能性腹痛。本节所论主要为功能性腹痛,多发于1~10岁儿童,发病无明显季节性,但气候骤变、冷暖失宜为常见诱发因素。引起儿童腹痛的原因,主要与腹部中寒、乳食积滞、胃肠热结,脾胃虚寒和瘀血内阻等有关。病位主要在脾、胃、大肠和肝,病机关键为脾胃肠腑气滞,不通则痛。

三、保健调摄

(一) 情志调治

1. 以胃喜进补

"喜"为心志,营造和谐愉快的进餐氛围,进食时要精神愉悦,不在餐桌上教育、批评、训斥和责罚孩子,家长积极引导和鼓励,杜绝边吃边玩和看电子产品进食的饮食行为。《临证指南医案·虚劳门》云:"食物自适者,即胃喜为补。"日常生活中可以儿童喜食之物为引,要照顾但不要过分迁就孩子的口味,不挑食、偏食,合理搭配食物,注意家庭烹调食物的色香味形,促进孩子的食欲,饮食有度,不强迫进食。

2. 脾在志为思

思虑过度可伤脾,思则气结,思虑过度,或所思不遂,妨碍脾气的运化功能,致使脾胃之气结滞,脾气不能升清,胃气不能降浊,出现不思饮食、脘腹胀闷、大便不调等症。故而调畅儿童情志,解决舒缓患儿所思所虑,防止思虑焦虑,可促进脾胃之气恢复正常升降纳运。

3. 调肝以健脾

脾虚则肝旺,肝在志为怒,脾系疾病儿童容易肝郁或者肝亢,出现性急易怒的情绪,需要家长学会适当冷处理和情绪转移。排便训练不宜操之过急,要顺其自然,逐渐培养排便习惯,不宜过长时间训练排便。因便秘而出现排便恐惧、抗拒排便的患儿,要缓缓图治,进行心理疏导,多给予安慰、鼓励,营造相对轻松的环境以缓解精神压力。

(二) 起居调治

1. 起居有常

养成良好的睡眠习惯,保证充足且有质量的睡眠。居室空气流通,阳光充足。坚持户外活动,保证充足的日照时间,运动锻炼以有氧运动为主,持之以恒。忌食后即卧,晚饭后宜散步;根据气候环境变化适时调节穿着,避免腹部受凉。选择适宜高度的便器,以双膝水平高于臀部,双足可着地以便用力。养成良好的排便习惯,保持大便通畅。保持皮肤清洁干燥,勤换尿布,每次大便后,用温水清洗臀部。

2. 饮食有节

脾主运,胃主纳,两者纳运协调,维持着饮食物的不断受纳、消化以及精微的不断吸收与转输,以供给人体生长发育和生命活动的正常需要,故脾胃为"后天之本""气血生化之源"。一天当中,辰时(上午7~9点)为足阳明胃经主时,巳时(上午9~11点)为足太阴脾经主时,在脾胃功能旺盛之时,进餐最容易消化和吸收,故儿童早餐和午餐的合理搭配及保证质量非常重要。早餐要吃好,午餐要吃饱,晚餐要吃少,饮食量宜有节制,不可过饱,饱食伤脾。饮食营养应均衡搭配,应包括粗细搭配的碳水化合物类、荤素搭配的禽畜肉蛋奶豆等动物和植物蛋白质类及新鲜蔬菜水果,减少高糖、高盐、高油饮食的摄入,少食肥甘厚味、生冷黏腻等不易消化食物,不吃零食,不喝饮料,控制孩子零食或洋快餐的分量,规律进餐,就餐时间控制在 30 分钟左右。母乳喂养婴儿 4~6 个月内逐步添加辅食,选择合适的转乳食品及儿童食品助儿童顺利渡过转乳期。注意饮食清洁,奶具、餐具定期消毒,每次哺乳用温开水拭净乳头,饭前、便后要洗手。《素问·太阴阳明论》云:"脾者土也,治中央。常以四时长四藏,各十八日寄治,不得独主于时也。脾藏者常著胃土之精也。土者生万物而法天地,故上下至头足,不得主时也。"脾土位于中央,主于四时。脾胃功能正常,气血生化有源,才能充分滋养其余四脏,保证全身正常的生理功能。《金匮要略·脏腑经络先后病脉证治》言:"四季脾旺不受邪。"脾胃健旺,元气充足,病邪不容易侵犯人体。脾胃受损则滋养五脏六腑来源匮乏,内生百病,所以要时时顾护脾胃。

3. 劳逸结合

过劳则气耗,过逸则气滞,适当的锻炼有助于刺激食欲、加强消化和促进营养吸收。要尽可能减少久坐少动和视屏时间,视屏时间每天不超过 2 小时,越少越好。对于患有脾系疾病的儿童,可以选择推拿、按摩、体操、慢跑等项目增强胃肠功能,并且可以采取更多的腹部肌肉强化锻炼来刺激胃蠕动和改善胃肠功能。注意锻炼和进食时间的间隔,饭后 1 小时内不要进行剧烈运动。

4. 衣着养护

南宋陈文中《儿童病源方论》提出的"养子十法"提出"脾胃要温""要肚暖""要足暖",重视温养儿童脾胃,以助生长发育。肚乃胃之所也,胃主受纳腐熟水谷,胃暖则能正常发挥其功能,消谷化食;肚若冷,则物不腐化、肠鸣、腹痛、呕哕、泄泻等疾生焉,故而肚宜暖。《灵枢·大惑论》云:"热气留于胃,胃热则消谷,谷消故善饥。胃气逆上,则胃脘寒,故不嗜食也。"平时要注意给孩子腹部保暖,不要给孩子吃一些吃生冷的食物,以免寒凉败胃。足为阳明胃经之所主,双足受寒容易导致胃经不通,影响胃的受纳腐熟功能,所以双足要注意保暖,避免受凉。

(三)饮食调治

1. 山楂陈皮麦芽粥

山楂、陈皮各 5 g,炒麦芽 30 g,大米 100 g,砂糖适量。做法:将除大米、砂糖外的药物,煮汁去渣,取药液 100~200 mL,与大米共煮粥,粥熟后加入适量砂糖。每日早中晚三餐后食用。功用:运脾健脾,适用于厌食脾失健运证。

2. 山药芡实小米粥

食材:新鲜去皮山药 100 g,芡实 30 g,小米 100 g。做法:共煮成粥。每日 2 次,空腹食用。功用:健脾祛湿,适用于泄泻脾胃虚弱证。

3. 理脾糕

食材:百合、莲子肉、山药、薏苡仁、芡实、白蒺藜末各 60 g,粳米粉 500 g,糯米粉 250 g,砂糖 250 g。做法:将以上各物共拌匀,加水适量,作糕,上笼蒸熟,取出晒干,瓷罐收贮。每日常食,每食适量。功用:柔肝补脾,适用于厌食脾虚肝旺证。

4. 白萝卜粥

食材:白萝卜 15 g,大米 50 g,糖适量。做法:白萝卜洗净切片,先煮 30 分钟,再加大米同煮,加白糖适量。功用:消食和中,适用于积滞乳食内积证。

5. 黄芪芝麻糊

食材:黄芪 5 g,黑芝麻、蜂蜜各 60 g。做法:黑芝麻炒香研末备用,黄芪水煎取汁,调芝麻、蜂蜜饮服。每日 1 剂,连续 3~5 天。功用:益气养血、润肠通便,适用于便秘气阴两虚证。

6. 柏仁芝麻粥

食材:柏子仁 10 g,芝麻 15 g,大米 50 g。做法:将芝麻炒香研末备用,先将柏子仁水煎取汁,加大米煮为稀粥,待熟时调入芝麻,再煮一二沸即可。每日 1 剂,连续服用 3~5 天。功用:适用于便秘肠燥阴虚证。

7. 苹果胡萝卜泥

食材:新鲜苹果、胡萝卜各 1 个,白糖适量。做法:将苹果、胡萝卜切成小块,蒸熟后捣成糊状,加入少许白糖即可食用。功用:止泻,适用于泄泻各种证型。

8. 二参酸梅汤

食材:沙参 10 g,太子参 15 g,石斛 6 g,麦冬 9 g,怀山药 10 g,乌梅 9 g,山楂 9 g,甘草 3 g。做法:上药共煎水 100 mL,加冰糖适量。少量多次饮用。功用:滋脾养胃,适用于厌食脾胃阴虚证。

9. 消食方糕

食材:山楂、神曲、糯米(炒黄)、白糖各 50 g,麦芽 100 g,枳壳 30 g。做法:以上诸药,共研细拌匀,加入少量蜂蜜,压成方块糕。每日 2 次,餐后 30 分钟食用。功用:健脾助运,消食化滞,适用于脾虚夹积证。

10. 糯米固肠粥

食材:糯米 80 g,山药 30 g,胡椒粉、白糖适量。做法:先将糯米炒微黄,山药研成细末,然后把二者放入锅中,加适量水共煮成粥,食时加胡椒粉少许,白糖适量调服。功每日2次,空腹服用。功用:健脾暖胃、温中止泻,适用于泄泻脾胃虚寒证。

11. 生姜苏白饮

食材:生姜丝少许,苏叶3 g,葱白1段,红糖适量。做法:上药同煮水,代茶饮,温服。功用:温中散寒,适用于腹痛腹部中寒证。

(四)药物外治

1. 佩香疗法:苍术、肉桂、艾叶、佩兰、菖蒲、藿香各等分,研成细末装入香囊中,日间将香囊固定于胸前(近膻中穴),夜间不佩戴时置于枕边。适用于脾虚失运证。

2. 苍术、肉桂、木香、胡黄连、吴茱萸、干姜各等分,共研细末,以温水调和,制成含生药量3 g的药饼,敷于神阙、中脘、天枢和适用于穴,每日1次,敷贴时间2~4小时,5日为1个疗程。适用于积滞诸证。

3. 肉桂、干姜、小茴香、丁香各等分,共研磨粉,姜汁调制成糊状,贴敷神阙穴。适用于腹痛腹部中寒证。

4. 木香2 g,苦参10 g,葛根6 g,共研细末,甘油调和,贴敷神阙穴,适用于泄泻湿热证。

5. 丁香、白术、茯苓、苍术、吴茱萸各10 g,肉桂5 g,混合后研粉,每次取药粉5 g,甘油调成糊状,贴敷神阙穴,适用于泄泻脾虚证。

6. 中药足浴:白胡椒15 g,草豆蔻30 g,艾叶30 g,苍术30 g,吴茱萸15 g,加水1 000 mL,加热20分钟左右煮沸后,倒入盆内,待药液不烫手后,将患儿双足浸泡药液中,并用药水洗小腿,每日泡洗1~2次,每次浸洗15~20分钟,7天一疗程,适于泄泻风寒证。

7. 中药直肠滴入:玄参12 g,生地9 g,麦冬12 g,火麻仁9 g,肉苁蓉9 g,党参10 g,枳实10 g,陈皮6 g,莱菔子9 g,芦根30 g,生白术30 g,甘草6 g,每剂煎200 mL,1~3岁50 mL直肠滴入,4~6岁100 mL直肠滴入,7~12岁150 mL直肠滴入,隔日1次,14天为1个疗程。适用于便秘气虚证。

8. 热熨法:用炒热食盐或吴茱萸,以布包裹,从上腹到下腹,反复多次热熨肌肤表面,适用于腹痛腹部中寒证。

(五)针灸调治

1. 艾灸法

艾灸神阙穴、中脘穴、足三里穴,每日1次,每次1个穴位灸15分钟,适用于厌食脾胃气虚证。

2. 神阙穴隔药灸

肉桂、高良姜、小茴香、白芍、木香、香附、厚朴、乌药、甘草等量,碾成细末,将药填平神阙穴,用伤湿止痛膏覆盖固定,艾条灸 15 分钟,每日灸 1 次,适用于腹痛腹部中寒证。

3. 隔盐灸或隔姜灸

3 岁以下儿童取神阙、中脘、天枢,3～7 岁加关元、足三里、适用于、肾俞、大肠俞,适用于泄泻脾虚证和脾肾阳虚证。

4. 体针

(1)取适用于、足三里、阴陵泉、三阴交,用平补平泻法,适用于脾失健运证。

(2)取适用于、胃俞、足三里、三阴交,用补法。适用于脾胃气虚证。

(3)取足三里、三阴交、阴陵泉、中脘、内关,用补法。适用于脾胃阴虚证。

(4)取肝俞,用泻法;适用于、胃俞、足三里,用补法。适用于肝脾不和证。

(5)主穴:支沟和天枢。配穴:合谷,适用于燥热便秘;三阴交,适用于血虚便秘;关元,适用于气虚便秘;太冲,适用于气滞便秘。

(6)主穴:足三里、中脘、梁门,适用于积滞诸证。乳食内积证,加里内庭、天枢;积滞化热者,加曲池、大椎;脾虚夹积证,加四缝、脾俞、胃俞、气海。每次取 3～5 穴,中等刺激,不留针,实证用泻法为主,辅以补法。虚证用补法,辅以泻法。

5. 耳穴压豆

(1)耳穴取脾、胃、肾、神门、皮质下,用胶布粘王不留行籽贴按压于穴位上,隔日 1 次,双侧轮换,适用于厌食诸证。

(2)耳穴取脾大肠、胃、脾、神门、交感,每次选 3～4 穴,用王不留行籽贴压,左右交替,每日按压 3～4 次,适用于积滞诸证。

(3)耳穴取大肠、便秘点,用王不留行籽贴压,左右交替,每日按压 3～5 次。适用于便秘诸证。

(4)耳穴取脾、胃、肠、肝、三焦,用王不留行籽贴压,双耳同时取穴,每日按压 3～5 次,每穴按压 1 分钟左右,隔日 1 次,适用于腹痛诸证。

6. 揿针治疗

埋针天枢、足三里、上巨虚,留针 3 天,每天早、中、晚各按压留针部位 3 分钟。适用于便秘燥热证。

7. 点刺

点刺四缝穴,挤压出黄白色黏液或血少许,适用于乳食内积证。

8.埋线

适用于脾俞、大肠俞、足三里、天枢、上巨虚单侧穴位(交替取穴),每20天埋线1次,2次为1个疗程。适用于便秘气虚证。

(六)推拿调治

1.补脾经200~300次,摩腹3~5分钟,揉中脘100次,揉天枢100次,按揉脾俞、胃俞各100次,捏脊3~5次,按揉足三里100次。功用:健脾益气,适用于脾气虚质。

2.补脾经200~300次,揉二马100次,摩腹3~5分钟,按揉脾俞、肾俞各100次,捏脊3~5次,按揉足三里100次,按揉三阴交100次。功用:滋阴健脾,适用于脾阴虚质。

3.补脾经200~300次,推三关100次,摩腹3~5分钟,揉关元100次,按揉脾俞、肾俞各100次,捏脊3~5次,按揉足三里100次。功用:温阳健脾,适用于脾阳虚质。

4.补脾经200~300次,清肝经100次,摩腹3~5分钟,按揉脾俞、肝俞各100次,捏脊3~5次,按揉足三里100次,按揉太冲100次。功用:揉肝补脾,适用于脾虚肝旺质。

5.补脾经300次,清大肠200次,揉阑门、天枢各100次,顺、逆时针摩腹各200次,揉足三里100次,擦上七节骨30次,按揉龟尾150次,捏脊3遍。适用于伤食泻。

6.选穴

清大肠1~3分钟,退六腑1~3分钟,揉膊阳池1~3分钟,内运八卦1~3分钟,顺时针摩腹3~5分钟,推下七节骨、揉龟尾1~3分钟。加减:清脾经、清胃经各1分钟,清天河水1~3分钟,揉内劳功(1分钟)苍龙摆尾10次,捏挤神阙穴10次,适用于便秘实证;补脾经、补肺经、补肾经各1~3分钟,揉二人上马、点揉足三里各1~3分钟,捏脊3~10遍,适用于便秘虚证。

第四节 心肝疾病

小儿脏腑娇嫩,形气未充,心肝疾病常见。本节主要论述抽动障碍、儿童睡眠问题与障碍、注意力缺陷多动障碍等,因与情志因素密切相关,故西医学常归属于发育行为与心理异常范畴。

一、中医体质辨证

(一)体质特征

小儿体质的特点决定各种因素均易影响小儿,体质异常是其发病基础,体质偏颇是其内因。其病因无论是先天禀赋异常还是后天失养,其本质皆是体质偏颇。钱乙指出,小儿体禀纯阳,患病后易从阳化热。根据五脏辨证,心主惊,肝主风,心惊易惕,肝风易动。初生小儿,见闻易动,故神怯而易生惊。心恶热,热则神乱而卧不安,可见夜啼、不寐之证。肝开窍于目,主筋,主怒,体阴而用阳,喜条达而主疏泄,其动在握,引动肝风则见抽动、多动、冲动。

痰火质、脾虚痰湿质、阴虚质、脾虚肝亢型体质容易罹患抽动障碍。其中痰火质多伴面红气促、烦躁口渴、喉中痰鸣、夜眠不安、性格冲动、溲黄便干、舌质红、苔黄腻、脉弦滑或滑数,其特点是:抽动有力、病程较短,属实证、里证、热证、阳证病候;脾虚痰湿质伴面黄、偏胖、神疲少动、胸闷作咳、食少纳呆、舌淡、苔白厚腻、脉沉滑或弱,其特点是:嗜肥甘厚腻、喉中声响、胸闷作咳、病程较长、发作反复、大便黏滞等,属虚证、里证、无热病候;阴虚质多伴形体消瘦、两颧潮红、寐差惊悸、五心烦热、头晕耳鸣、自汗盗汗、舌红、苔少、脉细数,其特点是:病程较长、抽动幅度较小、肢体震颤,属虚证、里证、虚热病候;脾虚肝亢型体质多伴精神倦怠、情志不畅、面黄或青、纳呆胸闷、夜卧不安、溲清、便溏、舌淡、苔白或腻、脉多弦细,其特点是:病程较长、性格多内向、或娇生惯养、性格急躁。

气虚质、内热质容易罹睡眠障碍。气虚质体质多见入夜啼哭,时哭时止,哭声低弱,或不易入睡,多梦易醒,面色苍白,睡喜蜷卧,腹喜按摩,四肢欠温,口唇淡白,纳少便溏,舌质淡,苔薄白,脉弱,指纹淡红。内热质体质多见入夜啼哭,见灯尤甚,哭声响亮,或心烦不寐,胸闷脘痞,泛恶嗳气,急躁易怒,头晕头胀,目赤耳鸣,口苦而干,面赤唇红,身腹俱暖,大便干结,小便短赤,舌红,苔薄黄,脉滑数指纹紫滞。另外,小儿神气怯弱,智慧未充,若乍见异物,突闻异样响声,无论何种体质,均可因惊而啼。

痰火质、阴虚质容易是罹患注意力缺陷多动障碍的高发群体。其中痰火质以多动多语、烦躁不宁、懊侬不眠、舌质红、苔黄腻、脉滑数为特征,平素冲动任性,兴趣多变,注意力不集中;阴虚质以注意力不集中、记忆力欠佳、多动难静、急躁易怒、五心烦热、舌红、苔少、脉细弦为特征。

(二)气质特征

目前国内对抽动障碍儿童的气质特征研究不多,有研究通过反应强度、心境、持久性、注意转移气质维度对抽动障碍患儿进行评估,提示抽动障碍患儿气质具有独特性。

气质影响睡眠障碍的发生与发展。睡眠障碍儿童气质维度特征表现为活动水平、节律性、适应性、心境及持久性得分高,即活动水平高、日常生活无规律、对新环境或新刺激适应过程慢、心境不愉快、消极、持久性差。不同气质类型儿童睡眠障碍的发生率不一,其中以麻烦型最高,其余依次为中间偏烦型、发动缓慢型、中间偏易型和平易型。麻烦型气质儿童易受不良环境因素干扰,导致焦虑、抑郁等情绪障碍,进而影响睡眠问题。适应性差的儿童对生活和睡眠环境的变化显得较为敏感,遇到变化、陌生环境较难适应,容易产生害怕和不安情绪,进而影响睡眠。儿童心境不愉快,常常是以同样的态度对待所有的事件,对周围的事和物容易引起不良的情绪状态,不利于睡眠过程的顺利进行。活动水平高、持久性差易出现多动、注意力低等行为问题,从而易出现睡眠障碍。节律性差的儿童生活无规律,生物钟难以形成,也易出现睡眠问题。

不同气质类型的注意力缺陷多动障碍儿童,其临床表现存在差异。参照《中国学龄儿童气质量表》气质类型分类注意力缺陷多动障碍儿童的气质类型以麻烦型为主。平易型、中间型气质儿童对外界反应正常,情绪多为积极向上,出现异常行为可能性相对较小;发动缓慢型气质儿童早期情绪易低沉,适应能力较差,经过引导情绪转为积极,活动水平提升;麻烦型气质儿童生活能力差,情绪冲动,常表现为任性。

二、病证概述

抽动障碍是起病于儿童时期的一种慢性神经精神障碍性疾病。临床以不自主的、反复的、快速的一个或多个部位运动肌抽动或有不自主的发声抽动为特征,可伴有注意力缺陷多动障碍、强迫行为或思维及其他行为症状的神经精神障碍性疾病。本病起病多在2~12岁,学龄期儿童患病率最高,常以频繁眨眼为首发症状,早期可自行缓解;男孩发病明显多于女孩。一般病程持续时间较长,抽动在精神紧张时加重,入睡后消失,病症可自行缓解或加重,但智力不受影响。本病在古代中医书籍中未见专门记载,根据其临床表现可归属于"瘛疭""筋惕肉"等范畴。其病因包括先天因素、后天因素和诱发因素。先天因素常见先天禀赋不足或出生异常;后天因素常见饮食不节、情志失调等;而耐受外邪、劳倦过度、情志过急则是诱发因素。本病病位主要在肝,常涉及心、脾、肾三脏。肝风夹痰、风痰鼓动为其基本病机。本病是一种与遗传相关的发育障碍性疾病,预后相对良好。大部分抽动障碍患儿到了成年期后可正常生活,也可胜任所从事的任何工作;但也有部分难治的病例,尤其伴发行为症状和精神障碍的病例,当前治疗上仍有不少困难,预后较差。

流行病学研究显示约25%的儿童、青少年经历过不同程度的睡眠问题或睡眠障碍,婴幼儿多表现为失眠、夜啼,部分年长儿童、青少年可发生相对严重的睡眠呼吸暂停和发作性睡病。其中,夜啼和失眠最常见的儿童睡眠问题与障碍。夜啼是指婴儿入夜啼哭不安,时哭时止,或每夜定时啼哭,甚则通宵达旦,但白天如常的一种病证。又名"惊啼""儿啼"等,多见于新生儿和婴儿。夜啼常因寒、因热、因惊所致,先天因素责之于孕母素体虚寒,恣食生冷,遗寒于胎儿;或孕母性情急躁,恣食辛热动火之食,遗于胎儿;后天因素包括脾寒、心热、惊恐等。本病病位主要在心、脾。病证属性有虚有实,而以实证居多。不寐是以经常不能获得正常睡眠为特征的一类儿科病证。主要表现为睡眠时间、深度的不足,轻者入睡困难,或寐而不酣,时寐时醒,或醒后不能再寐,重者彻夜不寐,对小儿正常的生活、学习、健康造成严重影响,尤其给患儿家长增加了无尽的心理负担和精神痛苦。中医学亦称为"少寐""少睡""不得卧""目不瞑"等。本节论述的失眠主要指西医学不与精神疾病疾病或躯体疾病相关的原发性失眠。其病因与饮食不节、情志失常、感受外邪、劳逸失调、病后体虚等因素有关。中医学认为不寐的根本病机是阴阳不交,病位在心,与脾、胃、肝、胆、肾相关。顽固性的不寐与瘀血、痰湿等病理产物关系密切。小儿睡眠问题与障碍相对预后较好,但也需视其具体的病情而定。

注意力缺陷多动障碍又称儿童多动综合征,简称多动症,是一种较常见的儿童神经发育障碍性疾病。临床以活动过度,冲动任性,注意力不集中,自我控制能力差,情绪不稳,伴有不同程度的学习困难,但智力正常为主要特征。本病男孩明显多于女孩,为(4~9)∶1,其症状多在学龄前期出现,但在学龄期最为突出。发病与遗传、环境、教育、产伤等有一定关系。近年来有发病增多的趋势,严重影响儿童的身心健康成长。本病在古代中医书籍中未见专门记载,根据其临床表现可归属于"躁动""健忘""失聪"等范畴。本病的病因主要为先天禀赋不足,后天失于护养,教育不当,环境影响。其他如外伤瘀滞、情志失调等也可引起。本病乃精神、思维、情志兼病。《素问·生气通天论》指出:"阴平阳秘,精神乃治。"由于心常有余而肾常不足,肝常有余而脾常不足,阳常有余而阴常不足,若稍有感触,导致阴阳失衡,即可表现为其神飞扬不定,其志存变无恒,其情反复无常,其性急躁不耐等神、志、情、性的 4 类见症。本病病位主要责之于心、肝、脾、肾,其病机关键在于脏腑功能失常,阴阳平衡失调。注意力缺陷多动障碍儿童的远期结局与症状的严重程度和类型,共病(如精神障碍、学习障碍)、智力、家庭环境和治疗有关。经综合治疗的患儿预后较好,未经治疗的儿童到成人时,约有 1/3 是多动症的残留症状,或出现反社会人格障碍、酒精依赖、癔症、焦虑症和部分精神分裂症状。

三、保健调摄

(一)情志调治

社会心理因素在本类疾病的发生中具有重要地位。儿童在家庭、学校和社会中遇到各种心理事件或引起儿童紧张、焦虑情绪因素均可诱发或加重症状。

1.家庭方面

改善患儿父母教养方式和儿童家庭环境,降低发病风险。对已明确诊断的患儿,父母应调整心态、积极面对、正确认识疾病性质、积极配合医生,帮助患儿减轻症状。

2.学校方面

开展相关知识宣讲活动,向师生普及相关知识,使患儿得到老师安慰、疏导,改善不良情绪,鼓励患儿建立学习的信心,逐渐改善症状;通过教育其他同学,使患儿避免遭受取笑或歧视,为患儿身心均营造一种被接纳的环境。

(二)起居调治

1.减少母孕期和出生时不利因素,做到优生优育,减少出生后不良的社会心理因素。

2.减少抽动症状发生的诱发因素,一些饮食如海鲜、食用色素和添加剂、富含色氨酸等食品可诱发抽动或使原有抽动症状加重,应避免摄入。

3.父母要合理安排患儿的日常生活和学习,创造安静的居家环境,养成良好的睡眠习惯,鼓励和引导其参加各种有兴趣的游戏和活动转移注意力,同时避免过度兴奋激动和紧张疲劳。

4.睡眠障碍患儿不应过食辛辣刺激之品,睡前不宜饮咖啡、浓茶等。

5.加强体育锻炼,增强体质,积极提高婴幼儿和儿童期免疫力,减少感染性疾病发生,促进形神健康。

(三)饮食调治

1.百合鸡子汤

食材:鸡蛋2个,百合60 g。做法:百合用水浸泡1夜,取之加水3碗,煎煮2碗,然后去鸡蛋2个,去蛋白,蛋黄捣烂,倒入百合汤中拌匀(慢火煮),加冰糖适量,分2次,1天内服完。功效:养阴润燥,清心安神。适用于心脾不足、心神失宁的抽动障碍患儿。

2.百合银耳羹

食材:百合50 g,去心莲肉50 g,银耳25 g,冰糖25 g。做法:百合、莲肉加水适量煮沸,再加银耳,文火煨至汤汁稍稠,加冰糖,放温后即可服用。功效:养阴润燥,清心安神。适用于阴虚火旺、心神不安的抽动障碍患儿。

3.莲子猪心汤

食材:去心莲肉30 g,猪心1个。做法:将猪心洗净切片,加水适量煮20分钟,加入莲子,文火煮15分钟,加入适量酱油、食盐调味即可,佐餐服食。功效:补血养心,益智安神。适用于心神不安、记忆力不佳的抽动障碍患儿。

4. 党参山药黑米粥

食材:党参20 g,鲜怀山药100 g,黑米50 g。做法:党参和黑米用清水淘洗干净,怀山药洗净去皮,切3～5 cm长块备用;党参用纱布包好,和黑米一起放入适量水中,加热,煮沸20分钟后,加入山药,再煮沸10分钟即成。每日1次,早餐或晚餐食用,食粥,吃山药。功效:健脾养心,益智安神。适用于神疲乏力,面色无华,自汗盗汗的抽动障碍患儿。

5. 葱白大枣汤

食材:大枣20枚,连须葱白7棵。做法:将枣洗净水泡发后,煮20分钟,再将葱白洗净加入,继续用文火煮10分钟,吃枣喝汤,每天1次,连服数天。功效:健脾益气,养血安神,适用于失眠之气血两虚证。

6. 龙眼安神汤

食材:龙眼肉500 g,白糖50 g。做法:将龙眼肉放碗中加白糖,反复蒸、晒3次,使色泽变黑,将龙眼肉再拌入少许白糖,装瓶食用。每天服2次,每次4～5颗。连服7～8天。功效:补益心脾,养血安神。适用于心脾亏虚之失眠证。

7. 酸枣黄花粉

食材:酸枣仁15～25粒,黄花菜20根。做法:炒至半熟,捣碎,研成细末。睡前1次服完,连服10～12天。功效:疏肝解郁,安神定志。适用于失眠之肝郁气滞证。

8. 山陈鸡子汤

食材:生鸡子黄1枚,山药20 g,陈皮10 g。做法:将后2味水煮取汁,临睡前以此汁将鸡子黄趁热服下。功效:健脾化痰,宁心安神。适用于失眠之痰湿中阻证。

9. 莱菔山楂汤

食材:炒莱菔子10 g,焦山楂30 g,大枣15枚,葱白7根,鸡内金10 g。做法:水煎去渣温服。功效:消食化积。适用于饮食积滞引起的失眠。

10. 参蛋汤

食材:太子参10 g、红枣10 g、鸡蛋1枚。做法:置锅内加水同煮,蛋熟后剥去蛋壳,再放回锅内同煮片刻,即可吃蛋喝汤,每天1次,连服2～3个月。功效:健脾养心。适用于心脾气虚的注意力缺陷多动障碍患儿。

11. 猪肉莲子汤

食材:瘦肉50 g,莲子、百合各20 g。做法:共置于锅内加水煮汤食用,每天1次,连服3个月。功效:养阴润燥,清心安神。适用于阴虚火旺、心神不安的注意力缺陷多动障碍患儿。

12.虾壳汤

食材:虾壳 15 g,石菖蒲、远志各 9 g。做法:共置于锅中水煮,每天 1 次,连服 3 个月。功效:祛痰开窍,益智安神。适用于痰蒙心窍、记忆力不佳的抽动障碍患儿。

(四)针灸调治

耳针:取皮质下、神门、心、脾。伴肝郁化火加肝、枕、角窝;脾胃不和者加脾、胃、大肠;心胆气虚加肾、胆。每次选 3~4 穴,压豆法取单侧,每日 1 次,两耳交替,并嘱每日自行按压 3~4 次,每次 1~2 分钟。适用于失眠诸证。

(五)推拿调治

1.推脾土,捣小天心,揉五指节,运内八卦,分阴阳,推上三关,揉涌泉、足三里。每日 1 次,每次 30~40 分钟。适用于抽动障碍合并多动不安、注意力不集中。

2.揉小天心 500 次,分阴阳 200 次,补肾经 500 次,揉二马 200 次,大清天河水 200次。揉五指节、老龙各 5~7 次。适用于夜啼、失眠诸证。

3.揉阳池,揉二马,平肝,清天河水,捣小天心。适用于注意力缺陷多动障碍。心脾两虚证在上方基础上加清补脾。痰火扰心证在上方基础上加退六腑、顺运八卦、去天河水。

(六)其他疗法

耳穴压贴。主穴:皮质下、神门、心、肝、肾、脾、脑干、耳尖、肝。适用于抽动障碍。配穴:睡眠不实加心、额、枕;眨眼加眼;搐鼻加内鼻、外鼻;清嗓加咽喉;头面部抽动明显加口、面颊、额;上肢抽动明显加肩、肘;下肢抽动明显加膝、髋;躯干抽动明显加胸、腹。方法:根据病情选择相应穴位,耳郭局部用 75% 乙醇常规消毒后,将王不留行籽固定在耳穴上,每日按压 5~6 次,每次按压 2~3 分钟。

第五节 肾系疾病

小儿肾脏疾病发病率较高,因小儿肾脏具有不同于成人的生理、病理特点,在儿童的生长发育过程的作用至关重要。如遗尿、尿频、五迟五软、性早熟、急性肾小球肾炎、肾病综合征等疾病的发生,若不及时有效治疗,易对儿童的身心健康产生极为不利的影响。

一、病因病机

小儿肾脏疾病虽症状体征各有不同,但因其先天禀赋不足,加之小儿特有的生理病理特点,故在发病规律上存在一定共性特点。

1.先天禀赋不足为发病之因

先天胎产因素对子代有重要的影响,突出表现在禀赋因素、体质相传、病症相传等方面,使小儿先天禀赋薄弱,阴阳不足、气血未充、五脏六腑、肢体筋骨、五官九窍发育不良等,儿童肾脏疾病的发生与此息息相关。

2.生理特点为发病基础

小儿"气血未充、肾气未固",故言小儿"肾常虚",肾藏精,主骨,为先天之本。肾的这种生理功能对处于不断生长发育之中的小儿尤为重要,它直接关系到小儿骨骼、脑、发、耳、齿的形态发育及功能成熟。因此,临床常见小儿肾精失充、骨骼改变的疾病。

3.转归不同,预后差异明显

小儿具有"发病容易,传变迅速""脏气清灵,易于康复"的病理特点,故部分肾脏病预后良好;但由于涉及先天禀赋不足,部分患儿病程较长,病势缠绵,在疾病过程中各种致病因素交错,故肾脏病的转归及预后各有不同。若病情较重,则严重影响患儿的生长发育及心理健康,甚至导致不孕不育。

二、诊断要点

(一)遗尿

1.病史

注意有无遗传因素,可有不良排尿习惯及过度疲劳、精神紧张等病史。遗尿是否由婴儿开始,后来才出现的及日间有尿频尿失禁者,可能是继发性遗尿;同时有便秘或神经系统疾患者,可能继发于神经源性膀胱。

2.临床症状

发病年龄在5岁以上,寐中小便自出,醒后方觉。每周至少有两次出现症状,并持续3个月以上。

3.辅助检查

尿常规可无异常,泌尿系统B超或可见膀胱容量小,腰骶部X线或磁共振检查或可见隐性脊柱裂。

(二)尿频

本病常见有尿路感染和白天尿频综合征两种病症。

1.尿路感染

(1)病史:有外阴不洁或坐地嬉戏等湿热外侵病史。

(2)临床症状:起病急,以小便频数,淋漓涩痛,或伴发热、腰痛等为特征。小婴儿往往尿急、尿痛等症状不突出,可见排尿时哭闹,或以发热等全身症状为主。

(3)辅助检查:尿常规以白细胞增多或见脓细胞,或白细胞管型为特点,可见数量不等的红细胞,尿蛋白较少或无。中段尿培养提示尿细菌培养阳性。

2. 白天尿频综合征(神经性尿频)

(1)病史:不明显,多发生于婴幼儿时期。

(2)临床症状:醒时尿频,次数较多,但入寐消失。反复发作,精神、饮食均正常。

(3)辅助检查:尿常规、尿培养无阳性发现,泌尿系B超无异常。

(三)五迟五软

1. 病史

有孕期调护失宜、药物损害、产伤、窒息、早产,以及喂养不当史,或有家族史,父母为近亲结婚或低龄、高龄产育者。

2. 临床症状

1岁不能站立为立迟、1.5岁不能行走为行迟;初生无发或少发,随年龄增长,仍稀疏难长为发迟;12个月仍未出牙及此后牙齿萌出过慢为齿迟;1~2岁不会说话为语迟。3个月头项软弱下垂为头项软;咀嚼无力,时流清涎为口软;手臂不能握举为手软;1~2岁不能站立、行走为足软;皮宽肌肉松软无力为肌肉软。

3. 辅助检查

可行血液生化、甲状腺功能、头颅核磁共振成像(MRI)或者CT、维生素D、染色体等检查,寻找病因。

(四)性早熟

女孩8岁以前、男孩9岁以前出现第二性征作为诊断性早熟的标准。

1. 病史

误服含性激素的食品或药物病史,特发性性早熟可无明显病史。

2. 临床症状

出现第二性征,同时伴有线性生长加速。

(1)女孩:依次为乳房增大,乳核形成,乳头增大,阴道分泌物多,出现阴毛、腋毛,月经来潮,阴唇发育,色素沉着,皮下脂肪增多。

(2)男孩:依次为睾丸增大,阴茎增粗,阴茎勃起,阴囊皮肤皱褶增加、着色,出现阴毛、腋毛、痤疮,胡须,喉结,变声,夜间遗精;同时伴身高增速。

3. 辅助检查

(1)血清激素水平:黄体生成素(LH),尿促卵泡素(FSH)、雌二醇(E2)、泌乳素(PRL)、睾酮(T),随着性早熟的进程明显升高。

(2)骨龄(非优势手包括腕关节 X 线片)真性性早熟患儿骨龄较实际年龄提前 1 岁以上。

(3)盆腔 B 超检查:女孩子宫、卵巢 B 超显示子宫、卵巢成熟度超过同年龄儿童。

(4)头颅核磁共振成像下丘脑及垂体。

(五)急性肾小球肾炎

1. 病史

前驱病常为链球菌所致的上呼吸道感染,如急性化脓性扁桃体炎、咽炎、淋巴结炎、猩红热等,或是皮肤感染,包括脓疱病、疖肿等。

2. 临床症状

急性期常有全身不适、乏力、食欲不振、发热、头痛、头晕、咳嗽、气急、恶心、呕吐、腹痛及鼻出血等。典型表现为水肿、血尿、蛋白尿、高血压、尿量减少。其急性期的严重并发症主要有严重的循环充血状态、高血压脑病和急性肾功能衰竭。

3. 辅助检查

(1)尿常规检查:血尿为急性肾炎重要所见,或肉眼血尿或镜下血尿,尿中红细胞多为严重变形红细胞,此外还可见红细胞管型,提示肾小球有出血渗出性炎症,是急性肾炎的重要特点。尿沉渣还常见肾小管上皮细胞、白细胞、大量透明和颗粒管型,尿蛋白通常为(+)~(++)。

(2)血常规:红细胞计数及血红蛋白可稍低,白细胞计数可正常或增高,血沉增快。

(3)血化学及肾功能检查:肾小球滤过率(GFR)呈不同程度下降,还可有高血钾及代谢性酸中毒。在蛋白尿达肾病水平者,血白蛋白下降明显,并可伴一定程度的高脂血症。

(4)细菌学和血清学检查:可有 β 溶血性链球菌的感染,链球菌感染后可产生相应抗体,常借检测抗体证实前驱的链球菌感染。如抗链球菌溶血素 O 抗体,其阳性率达50%~80%,通常于链球菌感染后 2~3 周出现,3~5 周滴度达高峰。

(5)血补体测定:病程早期血总补体及 C3 均明显下降,6~8 周后恢复正常。

(六)肾病综合征

1. 病史

引发肾病综合征的原因现在尚不明确,大多数儿童肾病综合征患者为原发性,往往无明显致病原因。

2.临床症状

大量蛋白尿、低蛋白血症、高脂血症及不同程度的水肿为本病的主要特点。肾炎型肾病除具备肾病综合征的特点外,还要具有以下诊断标准中的至少一项。

(1)半个月内,至少在3次离心尿检查中发现红细胞超过10个/HPF。

(2)非激素所致的反复或持续出现的高血压(学龄期儿童不小于130/90 mmHg,学龄前期儿童不小于120/80 mmHg)。

(3)非血容量不足所致的肾功能不全(尿素氮超过30 mg/dL)。

(4)血总补体及C3持续或反复降低。

3.辅助检查

(1)低蛋白血症:肾病综合征患儿血浆蛋白含量低于正常儿童,其中又以白蛋白降低为主,白蛋白含量低于25 g/L。血清蛋白电泳显示白蛋白比例减少,球蛋白比例增高。

(2)高脂血症:血清胆固醇明显增高,叫大于5.72 mmol/L,随病程的发展,三酰甘油含量也可出现升高。LDL、VLDL等脂蛋白也可出现升高

(3)尿液检查:尿液蛋白定性检查不小于(+++),定量检查大于50 mg/(kg·d);大多数患儿可见透明管型、颗粒管型、卵圆脂肪小体;尚有部分患儿出现一过性的镜下血尿。

(4)凝血功能改变:大多数肾病综合征患儿存在高凝状态,进行具体相关血液检查可见血小板数量增多且聚集率增加,血浆纤维蛋白原增加等改变。

(5)肾功能改变:肾功能会出现不同程度的受损,可出现BUN、Cr升高,疾病后期患儿还可见到肾小管功能损害。

三、转归和预后

1.遗尿病预后大多良好,未经治疗的遗尿症,每年约有15%的儿童自行缓解,有2%~4%的患儿遗尿症状可持续到成年期。若病程长,反复不愈者,可严重影响患儿的身心健康与生长发育。容易出现泌尿、生殖等诸多心理生理问题,且多数具有一定的心理障碍如自卑、内疚、胆怯、紧张等。影响健康,导致免疫力低下、消化功能差、挑食、厌食等。影响第二性征发育,男孩易出现小阴茎、小睾丸,女孩易出现小子宫、小卵巢等症状,成年后容易患不孕不育症。

2.尿频经过恰当治疗,预后大多良好。但若迁延失治,可反复发作,也可影响患儿的身心健康。

3.五迟五软若症状较轻,早期治疗,疗效较好;若病情复杂,病程较长,属先天禀赋不足引起者,往往成为痼疾,采用中西医结合的综合康复方案可改善其部分功能,但尚难以完全康复,达到正常儿童生长发育水平。

4.真性性早熟由于过早发育引起患儿近期窜长,骨骼生长加速,骨龄提前,骨骺可提前融合,故可造成终生身高落后。部分原发性甲状腺功能减低症的患儿表现为女孩乳房发育,男孩睾丸增大,但生长仍缓慢,骨龄延迟。单纯乳房早发育病程往往有自限性,多数发展缓慢,部分可于数月内回缩,但也有部分发展为真性性早熟。

5.急性肾小球肾炎病情轻重悬殊,轻者除实验室检查异常外,临床无明显症状,重者可出现并发症,如高血压脑病、急性循环充血及急性肾衰竭,预后较差。

6.肾病综合征的预后转归及对激素的敏感性与其病理类型密切相关。小儿原发性肾病综合征中以微小病变型占大多数,此种类型对激素较为敏感,预后转归最好。局灶性肾小球硬化和系膜毛细血管性肾小球肾炎预后最差。

四、预防与保健

首先,大力宣传优生优育,孕妇注意养胎护胎,合理喂养婴幼儿。

其次,注意加强身体锻炼,适当的体育锻炼可以提高机体免疫力。注意天气的变化,及时增减衣物,增强儿童环境气候适应能力。加强对儿童心理健康的关注,注意保护儿童独立人格等。

(一)遗尿

1.预防

(1)掌握患儿夜间排尿规律,家长定时唤醒孩子排尿,较大患儿可用闹钟唤醒。鼓励患儿醒后自主排尿。

(2)白天鼓励患儿多饮水,尽量延长两次排尿之间的时间间隔,并鼓励患儿在排尿过程中断1~10秒后再把尿排尽,以训练膀胱括约肌和逼尿肌功能。

(3)积极治疗引起遗尿的原发疾病。

(4)勿使患儿白天玩耍过度,睡前饮水太多。

2.调护

(1)耐心训练,不体罚,不责骂,消除紧张心理,建立信心,积极配合治疗。

(2)晚餐后不进稀饭、汤水,睡前尽量不饮水。临睡前将小便排净。

(3)夜间尿湿后要及时更换衣裤,保持干燥及外阴部清洁。

3.保健

(1)食疗：

①赤小豆薏米粥：赤小豆 30 g，薏米 30 g。共煮粥，煮熟烂后食粥。适用于肝经湿热证。

②黄芪桑蛸粥：黄芪 15 g，桑螵蛸 9 g，糯米 60 g，加适量水煮粥，加盐(或糖)调味服用。适用于肺脾气虚证。

③山药莲子粥：淮山药 10 g，莲子(去心)10 粒，桑螵蛸 9 g，瘦肉 150 g。瘦肉洗净，加上料同放入锅内，加清水适量，煲约 1 小时，调味饮汤。适用于心肾失交证。

(2)针灸疗法：

①体针：主穴取肾俞、关元、膀胱俞、中极，配穴取三焦俞、委中、三阴交、阳陵泉，每次各选 1~2 穴。睡眠较深者，加神门、心俞；面白少华，自汗者，加肺俞、尺泽。

②耳针：取皮质下、神门、内分泌、肾、肺、脾。

(3)推拿法：

①患儿取俯卧位，操作者用两手拇指、食指轻轻提捏脊柱两侧皮肤，从下到上，反复做 8~10 次，然后用拇指或中指按揉两侧肾俞穴(在第二腰椎棘突旁开 1.5 寸处)3~5 分钟，最后用手横擦腰骶部，以发热为宜。

②患儿取仰卧位，操作者用掌根按揉下丹田穴(脐下 3 寸)5~8 分钟，指揉中极穴(脐下 4 寸)3~5 分钟，再用拇指揉按三阴交穴(内踝尖直上三寸，胫骨后缘)1~2 分钟。

③用食指、中指按揉头部百会穴(头顶正中央处)、四神聪穴(百会穴前后左右各 1 寸处)各 8~10 分钟。

④每晚睡前用适量生姜汁涂抹患儿腹部脐水平线以下部位。具有培元固本、补益脾肾、醒脑提神的功效。每日 1 遍，7 天为 1 个疗程。

(4)贴敷疗法：

①取丁香 1 份、肉桂 2 份、益智仁 4 份、覆盆子 4 份，共研细末，过 200 目筛后使用。每次取 3 g 药粉，用黄酒调制成药饼，药饼直径为 2 cm，厚 0.5 cm，敷于脐部，每晚 1 次，次晨除去。

②五倍子 3 克，研末，醋调外敷脐部，10 天为 1 个疗程。

(二)尿频

1.预防

(1)注意个人卫生，勤换尿布和内裤，不穿开裆裤，不穿紧身内裤，不坐地玩耍，勤洗外阴以防止细菌入侵。积极治疗各种感染性疾病。

(2)及时发现和处理男孩包茎、女孩处女膜伞、蛲虫感染。

(3)及时矫治尿路畸形,防止尿路梗阻和肾瘢痕形成。

2.调护

(1)增加营养,加强锻炼,增强体质。多饮水,不进食辛辣食物,饮食清淡。

(2)每天大便后及睡前注意清洗外阴,保持外阴部清洁。

3.保健

(1)食疗:

①玉米须15 g,水煎,加适量糖代茶饮。适用于湿热下注证。

②炒鸡内金15 g,菟丝子50 g,桑螵蛸15 g,微炒,均研成细粉,每日早晨送服6 g,或与粥同煮食之。适用于脾肾两虚证。

③金樱子15 g,芡实10 g,大米适量,共煮粥,加盐调味,食粥及芡实。适用于脾肾两虚证。

(2)药物外治:坐浴:金银花30 g,蒲公英30 g,地肤子30 g,艾叶30 g,赤芍15 g,生姜15 g,通草6 g。水煎坐浴。每日1次,每次30分钟。适用于湿热下注证。

(3)针灸疗法:

①急性期:主穴:委中、下髎、阴陵泉、束骨。配穴:热重加曲池;尿血加血海、三阴交;少腹胀痛加曲泉;寒热往来加内关;腰痛取耳穴肾、腰骶区。

②慢性期:主穴:委中、阴谷、复溜、照海、太溪。配穴:腰背酸痛,加关元、肾俞;多汗,补复溜、泻合谷;尿频、尿急、尿痛,加中极、阴陵泉;气阴两虚,加中脘、照海;肾阳不足,加关元、肾俞。

(4)推拿疗法:每日下午揉丹田200次,摩腹20分钟,揉龟尾30次。较大儿童可用擦法,横擦肾俞、八髎,以热为度。适用于脾肾气虚证。

(三)五迟五软

1.预防

(1)做好婚前咨询和优生优育,注意孕期和哺乳期保健,防止感染及药物损害;避免早产、难产、产伤。

(2)五迟五软涉及西医学脑发育不全、脑性瘫痪、智能低下等多个病证,定期查体,早期识别,尽早干预对预后至关重要。如新生儿期或3个月以内的婴儿易惊、啼哭无力、入睡困难或睡后易醒;吸吮无力、喂养困难,齿发育不良与咀嚼吞咽困难,体重增长缓慢;运动发育落后;体格发育迟缓;智力低下;言语障碍均应进一步检查与干预。

(3)小儿稚阴稚阳之体,处于不断生长发育过程中,发病容易,传变迅速,失治误治均可导向不良结局。如胎黄病为新生儿期常见疾病,若郁而化火,邪陷厥阴,蒙蔽心包,引动肝风,可致胎黄动风,即核黄疸,造成不可逆的脑损伤。把握小儿生理病因病理特点,及时审慎治疗相关疾病,可起到预防作用。

2. 调护

(1)重视功能锻炼,加强智力训练教育。

(2)加强营养,科学喂养。

(3)用推拿疗法按摩肢体,预防肌肉萎缩。

3. 保健

(1)食疗:

①核桃粥:粳米 250 g,核桃仁 150 g,煮粥食用。适用于肝肾不足证。

②芝麻粥:黑芝麻(炒)30 g,大米或小米 60 g,煮粥食用。适用于肝肾不足证。

③栗子红薯排骨汤:栗子 400 g(去壳),红薯两根,排骨 400 g,红枣 4 粒,姜 2 片,煲汤食用。适用于心脾两虚证。

④牛筋祛瘀汤:牛蹄筋 100 g,当归尾 15 g,紫丹参 20 g,雪莲花 10 g,鸡冠花 10 g,香菇 10 g,火腿 15 g,葱白、生姜、盐各适量。将牛蹄筋焯水后与其他食材上笼蒸 3 小时左右。适用于痰瘀阻滞证。

(2)药物外治:黄芪、当归、川芎、鸡血藤、红花、伸筋草、透骨草、川牛膝等,加水煮沸,将药液倒入浴盆中,待温度适当时,将药液浸洗患肢或全身,每次 30 分钟,每日 1 次,3 个月为 1 个疗程。

(3)推拿治疗:

①肝肾亏虚证:穴位点按取穴:肝俞、肾俞、阳陵泉、悬钟、太溪、太冲。配穴:下肢运动障碍者,加环跳、委中、承山;上肢运动障碍者,加曲池、手三里、外关、后溪、合谷;膝关节伸展无力者,加内外膝眼、阴市、梁丘;足内翻者,加昆仑、丘墟;足外翻者,加三阴交、商丘;尖足者,加足三里、解溪;智力落后者,加百会、四神聪;斜视者,加睛明、四白、鱼腰。循经推按:足太阳膀胱经(承扶至昆仑),足少阳胆经(环跳至悬钟)。

②心脾两虚证:穴位点按取穴:心俞、脾俞、神门、三阴交、百会、四神聪。配穴:语言落后者,加哑门、通里、廉泉;流涎者,加地仓、颊车。循经推按:督脉(大椎至长强),足阳明胃经(髀关至解溪)。

③痰瘀阻滞证:穴位点按取穴:肺俞、膈俞、足三里、阴陵泉、丰隆、血海。配穴:听力障碍者,加听宫、听会;口角流涎者,加地仓、颊车。循经推按:手太阴肺经(云门至鱼际),足阳明胃经(髀关至解溪)。

（4）针灸疗法：

①头皮针：采用焦氏头针、靳氏头针及国际标准化方案分区定位及治疗方法。主穴：运动区、感觉区、双侧足运感区、运动前区、附加运动区。配穴：智力低下者，加智三针、四神针；语言障碍者，加语言Ⅰ、Ⅱ、Ⅲ区、颞前线；听力障碍者，加晕听区、耳前三穴、颞后线；视觉障碍者，加视区、眼周穴位；精神行为障碍者，加情感控制区；平衡协调功能差者，加平衡区或脑三针；精细动作差者，加手指加强区；伴癫痫者，加额中线、制癫区；肌张力不全、舞蹈样动作、震颤明显者，加舞蹈震颤控制区；表情淡漠、注意力不集中者，加额五针、定神针。快速抢转3~5次，留针30~60分钟，15~20分钟行针1次，1日1次，30次为1个疗程。

②体针：分证论治，每次选主穴2~3个、配穴4~5个，予补法或平补平泻法，不留针。1日3次，3个月为1个疗程。

肝肾亏虚证：主穴：肝俞、肾俞、足三里、三阴交、悬钟。配穴：上肢瘫者，加曲池、手三里、外关、合谷、后溪；下肢瘫者，加环跳、阳陵泉、委中、太冲；易惊、夜卧不安者，加神庭、印堂、内关、神门。针刺手法：平补平泻法。

心脾两虚证：主穴：心俞、脾俞、神门、血海、通里、梁丘。配穴：四肢无力者，加曲池、足三里；咀嚼无力、口角流涎者，加颊车、地仓；食欲不振者，加中脘、足三里；语言迟滞者，加哑门、廉泉。针刺手法：以补法为主。

痰瘀阻滞证：主穴：肠俞、脾俞、血海、丰隆、足三里。配穴：口角流涎者，加地仓、颊车；吞咽困难者，加廉泉、天突；言语不利者，加劳宫、通里、廉泉。针刺手法：补泻兼施。

③灸法：灸足踝3壮，或灸心俞、脾俞各3壮，每日1次。适用于心脾两虚证。

④耳针：取心、肾、肝、脾、皮质下、脑干，隔日1次。适用于各证。

（四）性早熟

1. 预防

（1）注意营养搭配，饮食贵在均衡，少吃油炸快餐甜饮料等食品，避免热量过高在儿童体内转变为多余的脂肪。

（2）勿服用人参、鹿茸、紫河车等补品补药。需避免摄入或接触的物质有牛初乳、蜂王浆、避孕药、女性护肤品、女性化妆品、花粉、鸡胚、蚕蛹等。

（3）减少接触各种"环境内分泌干扰物"，如洗涤剂降解产物壬基酚、合成树脂原料双酚A和塑料增塑剂邻苯二甲酸二乙基己酯等。

2. 调护

（1）父母适当注意言行，对现代媒体中不适于儿童的与性相关的内容应加以限制。

（2）进行性早熟儿童的青春期教育和心理辅导,防止出现精神心理疾病。

（3）儿童应定期体格检查,尤其身高突增提前出现时,应及时体检发现早熟倾向,早期干预。

3. 保健

（1）食疗方:

①麦冬莲子粥:麦冬 10 g,莲子 10 g,鲜竹叶心 20 根,粳米 100 g。做法:煮粥,再加适量白糖调味,适用于阴虚火旺型。

②苦瓜芡实羹:苦瓜 1 条,芡实粉 10 g,冰糖 30 g。做法:将苦瓜捣烂取汁,加适量水煮沸,再加芡实粉、冰糖拌匀,稍煮片刻即成。适用于肝经郁热型。

③薏米莲子山药粥:薏米 50 g,莲子 30 g,山药 30 g,冰糖适量。做法:将薏米、莲子、山药洗净,加水适量,用武火煮沸后,改用文火炖成粥,加冰糖适量调味即成。适用于痰湿壅滞型。

（2）针灸疗法

①耳穴贴压法:取交感、内分泌、肾、肝、神门、脾。先将耳郭用 75% 乙醇消毒,以探棒找阳性反应点,然后将带有王不留行籽的胶布贴于阳性反应点处,手指按压,使耳郭有发热胀感。每日按压 5 次,每次 5 分钟,1 周换贴 1 次,两耳交替。适用于阴虚火旺证、肝郁化火证。

②体针:取穴三阴交、血海、肾俞,配关元、中极,针用补法,每周 2~3 次用于阴虚火旺证。取穴肝俞、太冲,配期门,针用泻法,每周 2~3 次。适用于肝郁化火证。

（五）急性肾小球肾炎

1. 预防

根本的预防是防治链球菌感染。平日应加强锻炼,注意皮肤清洁卫生,以减少呼吸道及皮肤感染。如一旦感染则应及时彻底治疗。感染后 2~3 周时应检尿常规以及时发现异常。

2. 调护

（1）彻底治疗呼吸道、皮肤、口腔、中耳等各部位感染。

（2）急性期卧床休息 2 周,待水肿消退、血压降至正常、肉眼血尿消失后,可以下床轻微活动或户外散步,1~2 个月内活动量应限制,3 个月内避免剧烈活动。

（3）水肿期应每日准确记录尿量、入水量和体重,以掌握水肿增减情况,限制盐和水的摄入。血压增高者应每日测量 2 次血压,以了解病情,防止高血压脑病的发生。高度水肿和明显高血压时,应忌盐,严格限制水入量。尿少尿闭时,应限制高钾食物。

(4)小儿急性肾炎起病之初多有肾功能减退,故不宜多食含蛋白质的食物,包括瘦肉、蛋类和植物蛋白较高的豆类等,否则会加重代谢废物在血液里堆积,造成氮质血症。

(5)水肿期应保持皮肤,尤其是皱褶处的清洁。

3. 保健

(1)食疗方:

①鲜半边莲全草水煎服,3~12岁每日量50~150 g;12岁以上每日量100~250 g,水煎加白糖适量,不拘时服。

②蝼蛄为主治疗小儿急性肾炎:取红壳鸡蛋1枚,将其敲一小孔,再将蝼蛄1~2只放入蛋中,外用草纸或卫生纸浸湿包8~10层,再放入草木灰火中或电烤箱内,待熟后弃纸及壳,趁热食之。一般1~5岁每天吃有蝼蛄蛋1个,6~10岁每天吃2~3个,10岁以上每天吃3~4个。若脾胃虚弱者,食后口中含生姜1小片,可防止恶心反胃。

(2)外治法:石蒜和蓖麻仁分别捣烂、合并,加入麝香,充分拌匀,涂于洁净的双层白布上,贴敷于足底凹陷处(涌泉穴),症状轻者贴单侧,症状重者贴双侧,48~72小时揭去。如症状未完全消失,隔日再敷1次,敷药前用热水泡洗足底部5分钟,并擦磨足底凹处至发红为佳。

(3)针灸疗法:

①体针:取三焦俞、肾俞、水分、气海、复溜穴。初起加用肺腧、列缺、偏历、合谷。血压高配以曲池、太冲,恢复期加用脾俞、足三里、阴陵泉。初起平补平泻,恢复期用补法,隔日1次,10次为1个疗程。

②耳针:取肺、脾、肾、膀胱、肾上腺、腹等穴,每次选2~3穴,毫针中等刺激。隔日1次,两耳轮换使用,10次为1个疗程。

(六)肾病综合征

1. 预防

(1)尽量寻找病因,若有皮肤疮疖痒疹、龋齿或扁桃体炎等病灶应及时处理。

(2)注意个人卫生,加强皮肤护理,保持皮肤清洁、干燥,预防浮肿的皮肤受到损伤;保持口腔清洁,保持室内阳光充足、空气流通新鲜,及时调整室温、增减患儿衣物,预防感冒。

2. 调护

(1)水肿显著、存在严重高血压、并发感染或其他严重并发症者,应卧床休息。

(2)显著水肿和严重高血压时应限盐或短期忌盐,病情缓解后不必继续限盐。活动期病例供盐1~2 g/d。高度水肿和/或少尿患儿应适当限水入量。

（3）宜进食清淡、易消化的半流质饮食或软食，多吃新鲜蔬菜、水果，避免吃坚硬、油腻或有刺激性的食物，鼓励少食多餐，蛋白质摄入 $1.5\sim2$ g/（kg·d）即可，以高生物价的优质动物蛋白（如乳、鱼、蛋、瘦肉等）为宜。

（4）水肿期，定期测量体重和腹围，观察水肿的部位、程度及消长情况，严格记录好24小时的出入液量。

3. 保健

（1）食疗方：

①清热祛湿海带汤：将汤烧沸，放入洗净的海带丝，胡椒粉，续煮 $2\sim3$ 分钟，放入盐、味精即成。本汤富含碘质，能消除脂肪，降低胆固醇。

②鲫鱼冬瓜汤：鲫鱼 120 g，冬瓜皮 $60\sim120$ g。将鲫鱼去鳞及内脏，与冬瓜皮同煮，不放盐，喝汤吃鲫鱼。适用于肾病各种水肿及蛋白尿。

③黄芪炖母鸡：炙黄芪 120 g，嫩母鸡 1 只（约 1 000 g），将鸡去毛及内脏，纳黄芪于鸡腹中，文火炖烂，放食盐少许，分次食肉喝汤。适用于肺脾气虚证。

（2）外治法：

①消水膏：大活田螺 1 个，生大蒜 1 片，鲜车前草 1 根。将田螺去壳，用大蒜瓣和鲜车前草捣烂成膏状，取适量敷入脐孔中，外加纱布覆盖，胶布固定。待小便增多，水肿消失时，即去掉膏药。用于轻度水肿。

②逐水散：甘遂、大戟、芫花各等量，共碾成细末。每次 $1\sim3$ g，放置肚脐内，外加纱布覆盖，胶布固定。每日 1 次，10 次为 1 个疗程。适用于治疗水肿。

第六节　时行疾病

小儿传染病发病率高，常见麻疹、奶麻、风疹、猩红热、水痘、手足口病、痄腮等，以呼吸道、消化道及密切接触为主要传播方式。传染病属于中医学"时行疾病"范畴。

一、中医体质辨证

肺为华盖之脏，居膈上，主气司呼吸，主皮毛而卫外。小儿脏腑娇嫩，形气未充，腠理疏松，门户不密，时疫邪毒无论从口鼻还是皮毛而入均首先犯肺。气虚者卫外不固更易罹患时行疾病。气虚质表现为气短懒言，自汗或动则汗出，身重懒动、稍动则怠，体质虚弱，易患感冒，面色少华或面色萎黄，营养状态欠佳，食滞难消，脘腹痞胀，大便不调，毛发易落,舌质淡红或淡白,苔薄白,脉迟缓或无力,指纹淡。该体质是在机体、脏腑功能状态低下气息低弱为主要特征的一种体质状态。成因为先天本弱和(或)后天失养,如家族成员多数体质较弱、孕育时父母亦体弱、人工喂养不当、早产、偏食、厌食等所致。脾属土,性恶湿。小儿脾常不足,先天不足或后天失养,均可导致脾运失常,痰湿内生。痰湿质表现为偏胖或肥胖,身体困重,不喜活动,精神欠振或呆滞,食滞难消,饮食不香,皮肤滋润,嗜食零食,喜甘甜,喜炙烤,肌肉松软,舌质淡白或淡红,苔白厚或腻,脉滑。该体质是水液内停导致痰湿凝聚,以黏滞重浊等为主要特征的体质状态。成因可为先天遗传,也可后天过食肥甘厚味导致。人体是一个有机的整体,各脏腑之间既相互协同又相互制约。心主惊,肝主风。小儿感邪之后,传变迅速,疫疠之邪伤人致病又尤为急骤,加之心肝常有余,故感邪之后可见邪陷厥阴心肝之变证。小儿肾常虚,少数患儿患病可累及肾脏,并发水肿等症。

二、病证概述

麻疹是感受麻疹时邪引起的急性出疹性时行疾病,临床以发热、咳嗽、鼻塞流涕、泪水汪汪、口腔两颊黏膜可见麻疹黏膜斑、周身皮肤按序布发红色斑丘疹、疹退时皮肤有糠麸样脱屑和棕色色素沉着斑为特征,又称"麻子""疹子""痧子"。本病好发于冬春季节,6个月~5岁小儿多见。麻疹顺证预后良好;若邪毒炽盛,患儿年幼体弱,调治失当,邪毒内陷,可并发肺炎喘嗽、喉痹、惊风等逆证,甚或危及生命,因此被列为古代儿科四大要证之一。患病后一般可获得持久免疫。西医学亦称"麻疹",病原为麻疹病毒。

奶麻是感受幼儿急疹时邪引起的一种急性出疹性时行疾病,临床以突然高热、持续3~5天后体温骤降、同时全身出现玫瑰红色斑丘疹、疹退后无痕迹遗留为特征。因其形似麻疹而又与麻疹有别,故又称"假麻"。本病冬春季节发病者居多,6~18个月小儿多见,常为生后第1次发热。患儿大多能顺利出疹,一般预后良好,病后可获持久免疫。少数患儿在高热持续期间可发生高热惊厥,亦有并发中耳炎、下呼吸道感染、心肌炎、心功能不全者。西医学称本病为"幼儿急疹",亦称"婴儿玫瑰疹",病原为人类疱疹病毒6型。

风疹是感受风疹时邪引起的急性出疹性时行疾病,临床以轻度发热、咳嗽、全身皮肤出现淡红色细小斑丘疹、耳后及枕部臖核肿大为特征。其皮疹细小如沙,故称"风痧"。本病冬春季节好发,多见于1~5岁小儿。病后可获持久免疫。一般症状较轻,少有并发症,预后良好。若孕妇在妊娠早期患此病,常可影响胚胎的正常发育引起流产、死胎,或导致先天性心脏病、白内障、脑发育障碍等。西医学亦称"风疹",病原为风疹病毒。

猩红热是感受猩红热时邪引起的急性出疹性时行疾病，临床以发热、咽喉肿痛或伴腐烂、全身布发猩红色皮疹、疹后脱屑脱皮为特征。本病属具有强烈传染性，归属中医"瘟病"范围，故称为"疫痧""疫疹"，又因咽喉肿痛腐烂，皮疹颜色猩红，赤若涂丹、疹点细小如沙，故又称"烂喉痧""烂喉丹痧"。本病冬春两季居多，3~7 岁儿童多见。一般预后较好，少数病例可并发心悸、水肿、痹证。西医学称本病为猩红热，病原为 A 族乙型溶血性链球菌。

水痘是感受水痘时邪引起的急性出疹性时行疾病，临床以发热，皮肤黏膜分批出现红色斑丘疹、疱疹、结痂，且同时存在为主要特征。由于水痘疱疹形态不同，尚有"水疱""水花""水疮"等别名。本病冬春两季发病居多，6~9 岁儿童多见。其传染性极强，人群普遍易感，可在集体机构发生流行。本病一般预后良好，一次感染水痘大多可获持久免疫，二次感染者极少。仅少数体虚感邪重者可发生内陷厥阴或邪毒闭肺之变证，甚危及生命。西医学亦称"水痘"，病原为水痘—带状疱疹病毒。

手足口病是感受手足口病时邪引起的急性出疹性传染病，以手掌、足跖、口腔及臀等部位斑丘疹、疱疹或伴发热为特征。本病夏秋两季多见，好发于学龄前儿童，3 岁以下小儿多见。本病传染性强，易暴发流行，但预后一般良好，多在一周内痊愈，少数重证可出现脑炎、脑膜炎、肺水肿、心肌炎、呼吸和循环障碍等疾病，甚至危及生命。西医学亦称"手足口病"，病原是肠道柯萨奇病毒 A 组、B 组及新肠道病毒 71 型。

痄腮是由腮腺炎时邪引起的一种时行疾病，临床以发热、耳下腮部肿胀、疼痛为主要临床特征。中医亦称"时行腮肿""温毒""蛤蟆瘟""鸬鹚瘟"等。本病冬春季易于流行，多见于 3 岁以上儿童，尤以学龄儿童高发。预后一般良好，感染后可获终生免疫，少数患儿可因体质虚弱或邪毒炽盛而见邪陷心肝、毒窜睾腹等变证。

三、病因病机

小儿传染病，虽症状体征各有不同，但因其感受疫邪，加之小儿特有的生理病因病理特点，故在发病规律上存在共性。

1. 凡易感儿，皆易感染

由于小儿肌肤嫩，神气怯弱，易于感触，适应外界环境、抵御外邪入侵的能力较成人低下。尤其是疫疠之邪，致病容易，传染性强，易感儿接触之后，均可发病，并可造成流行。

2. 初似感冒，容易误诊

"温邪上受，首先犯肺"，小儿肺脏尤娇，卫外不固，故呼吸道传染病的初期，多见肺卫表证,类似感冒,容易误诊、漏诊。故对可疑易感儿,必须隔离动态观察,及时诊治。

3.转归不同,易现变证

小儿具有"脏气清灵,易于康复""发病容易,传变迅速"的病理特点,又由于温热邪毒易从火化的致病特点,传染病的转归及预后各有不同。多数传染病预后良好;若正不胜邪,可变生肺炎喘嗽、喉痹、惊风、心悸、水肿、痹证等变证。

四、计划免疫

儿童计划免疫表见表4-1。

表4-1 儿童计划免疫表

| 疫苗种类 | 接种年(月)龄 | | | | | | | | | | | | | | |
名称	出生时	1月	2月	3月	4月	5月	6月	8月	9月	18月	2岁	3岁	4岁	5岁	6岁
乙肝疫苗	1	2					3								
卡介苗	1														
脊灰灭活疫苗			1												
脊灰减毒活疫苗				1	2								3		
百白破疫苗				1	2	3				4					
白破疫苗															1
麻风疫苗							1								
麻腮风疫苗										1					
乙脑减毒活疫苗								1			2				
或乙脑灭活疫苗								1、2			3				
A群流脑疫苗							1		2						
A群C群流脑疫苗												1			2
甲肝减毒活疫苗										1					
或甲肝灭活疫苗										1	2				

五、管理

(一)管理好传染源

1.传染病报告

传染病报告是我国传染病防治规定的重要制度之一,是早期发现传染病的重要措施,也是医疗卫生工作者的重要职责。湖北出土文物《封诊式》竹简记载了战国时期就有逐级报告传染病的制度。

(1)报告人:执行职务的医疗保健人员、卫生防疫人员是法定报告人,其他行业的职工、干部、居民等各类人员也都有报告的义务。

（2）报告种类：《中华人民共和国传染病防治法》规定的报告病种分甲、乙、丙三类，共计36种。

（3）报告时限：发现甲类传染病病人或疑似病人，在城镇应于6小时内，农村应于12小时内报至县级卫生防疫机构；发现乙类传染病人或疑似病人，应在12小时以内报告；发现传染病暴发时，应以最快方式报告。

2.传染源处理

中国古代医家很早就认识到隔离具有传染性的病人是必要的预防措施，在汉代就设置了政府管理传染病的机构，最早的隔离观察见于《汉书·平帝纪》："元始二年，旱蝗，民疾疫者，舍空邸第，为置医药。"汉代设置了"病迁坊"、唐代设置了"病人坊"等专门机构隔离麻风病人。清朝政府设置了"查痘章京"官职，专事痘疹的防疫检查。对传染病患者、疑似患者应作到"四早"，即"早发现、早诊断、早报告、早隔离治疗"。接触者进行检疫，应采取应急预防接种、药物预防、医学观察、隔离或留验等措施，以防止其发病而成为传染源。除患者外，病原携带者常常也是重要传染源，也应争取尽早发现并采取相应措施，使之无害化，因为各种传染病的携带者对于传播疾病的重要性不一样，处理措施也不完全相同，可参照本书各种传染病防治措施的相应部分。

3.对动物传染源的措施

如属有经济价值的动物（如家畜、家禽），应尽可能加以治疗。无经济价值的动物（如鼠类），则应杀灭，并处理好尸体。

（二）切断传播途径

1.注意饮食卫生、保持个人清洁

肠道传染病做到管好饮食、管好水源、管好粪便和消灭苍蝇的"三管一灭"要求；呼吸道传染病做到通风换气、空气消毒、戴口罩；虫媒传染病做到杀虫、防虫、驱虫；用物理或化学方法消灭致病微生物。

2.改善环境条件、药物预防消毒。

六、预防调摄

（一）主动免疫与被动免疫

1.麻疹

按计划接种麻疹减毒活疫苗。在流行期间有麻疹接触史者，可及时注射丙种球蛋白以预防麻疹的发病。尽早发现麻疹患儿，隔离至出疹后5天，合并肺炎者隔离至出疹后10天。

2. 奶麻

隔离至出疹后 5 天,患病期间保证充足的休息,供给充足的水分。高热患者应及时降温,防治惊厥。

3. 风疹

按计划接种麻风腮疫苗,对儿童及婚前女子进行接种,具有预防风疹的效果。隔离至出疹后 5 天。

4. 猩红热

隔离至临床症状消失,咽拭子培养链球菌阴性时解除隔离。对密切接触的易感人员应隔离 7~12 天。

5. 水痘

隔离至疱疹全部结痂。已接触水痘者,应检疫 3 周,并立即给予水痘减毒活疫苗肌肉注射。对使用大剂量肾上腺皮质激素、免疫抑制剂患儿及免疫功能受损、恶性肿瘤患儿,在接触水痘 72 小时内可肌肉注射水痘—带状疱疹免疫球蛋白,以预防本病;已发生水痘者应立即减量或停用。

6. 手足口病

及时进行隔离,对密切接触者应隔离观察 7~10 天。

7. 痄腮

隔离至腮部肿胀完全消退。有接触史的可疑患儿,及时隔离观察检疫 3 周。

(二)起居调治

传染病受不同地域、不同季节、不同年份的气候特点影响而发病。《素问·宝命全形论》云:“人以天地之气生,四时之法成”,强调人与自然界阴阳四时气候变化息息相关。钱乙提出“一日分四时,一年分五脏”,同样提出四时气候对小儿疾病的影响。故应顺应四时,建立规律合理的起居习惯,保证充足睡眠;同时适当运动,加强锻炼,增强人体正气。

(三)饮食调治

今令小儿多厚衣暖被,膏粱厚味以养之,蕴以内热之体质,时行邪气多属热毒之邪,常因顾护失宜内外合邪发病而见热证。故平素应均衡饮食,少肥甘厚腻,多五谷时蔬,根据体质,顺应四时,结合时下之证合理膳食。

1. 银翘解毒粥

食材:金银花、连翘,淡豆豉、竹叶各 10 g,芦根 15 g,牛蒡子、甘草各 6 g,粳米 100 g。

做法:上 7 味药洗净煎汁,去渣,再煮洗净的粳米成粥,待粥将熟时,加入上药汁,煎 1~2

沸即可,分 2 次,早晚温服。功效:疏风清热透疹。适用于疱疹初起风热表证者。

2. 清营粥

食材:生地黄 15 g,竹叶 6 g,金银花 10 g,水牛角 10 g,粳米 100 g。做法:将上 5 味药洗净,同入砂锅煎汤,取汁去渣,再入洗净的粳米,同煮为稀粥,每日 2~3 次,温服食。功效:清气凉营解毒。适用于疱疹营分热盛者。注意:脾胃虚寒者忌用。

3. 天花粉粥

食材:栝楼根 15~20 g(鲜品用 30~60 g,天花粉用 10~15 g),粳米 100 g。做法:将栝楼根洗净、切片,放入锅内,加水适量,煎取药汁备用。粳米洗净,放入锅内,加水适量。武火煮开后,调入药汁。改用文火继续煮至米熟烂即成煮粥。或以粳米加水煮粥,临熟时加入天花粉,再稍煮至粥熟。每日 1~2 次。功效:养阴生津润燥。适用于燥热伤津证。

4. 黄芪蒸鸡

食材:嫩母鸡 1 只(1 000 g 左右),黄芪 30 g,食盐 1.5 g,黄酒 15 mL,葱、生姜各 10 g,清汤 500 mL,胡椒粉 2 g。做法:母鸡剖开去内脏,洗净;先入沸水锅内焯至鸡皮伸展,再捞出用清水冲洗,沥干待用;黄芪用清水冲洗干净,趁湿润斜切成 2 mm 厚的长片,塞入鸡腹内;把鸡放入砂锅内,加入葱、姜、绍酒、清汤、精盐,用湿绵纸封口;上蒸笼用武火蒸,水沸后蒸 1.5~2 小时,至鸡肉熟烂;出笼后去黄芪,再加入胡椒粉调味;空腹食之。功效:补气扶正。适用于气虚体质小儿。注意:表虚邪盛,气滞湿阻,食积停滞,以及阴虚阳亢者均不宜用。

(四) 药物调治

1. 卫生防疫宝丹

粉甘草(十两,细末)、细辛(两半,细末)、香白芷(一两,细末)、薄荷冰(四钱,细末)、冰片(二钱,细末)、朱砂(三两,细末),先将前五味和匀,用水为丸如桐子大,晾干(不宜日晒)。噙化可芳香避秽祛邪。

2. 中成药

(1)玉屏风颗粒,1 次 1 包,日 3 次。功效:益气固表。适用于肺脾气虚者。

(2)板蓝根颗粒,1 次 1 包,日 3 次。功效:清热解毒。适用于素蕴内热者。

3. 代茶饮

(1)芦根茶:芦根 30 g,鲜萝卜 30 g,葱白 12 g,青橄榄 6 枚。将芦根、萝卜、葱白和橄榄分别洗净,切碎。将上述 4 味一同放入热水瓶中,冲入沸水适量。焖盖约 15 分钟。代茶饮服。功效:清热解毒利咽。适用于热毒引起的咽喉肿痛。

(2)生脉饮:人参 10 g,麦门冬 15 g,五味子 10 g。水煎,取汁,不拘时温服。功效:益气养阴。适用于气阴两伤证。

(五)针灸调治

平刺阙上穴,适用于鼻塞、发热、咽喉肿痛者。

(六)推拿调治

擦风池:胸锁乳突肌与斜方肌之间,平后发际上 0.5 寸处的凹陷处。用拇指螺纹面由上而下擦 2 分钟。每日 1 次。

(七)熏浴调治

1. 香菜约 35 g 或西河柳 1 把,煎水外洗。适用于麻疹、水痘等轻证者。

2. 时气瘴疫浴汤方,即桃枝叶、白芷、柏叶,按照 10∶3∶5 比例煎汤洗浴,可芳香避秽祛邪。

3. 麻黄 15 g,芫荽 15 g,浮萍 15 g,黄酒 60 mL。加水适量,煮沸,让水蒸气满布室内,再用毛巾蘸取温药液,包敷头部、胸背。功效:解表透疹。用于麻疹初热期、见形期,皮疹透发不畅者。

4. 苦参 30 g,芒硝 30 g,浮萍 15 g。煎水外洗。每日 2 次。功效:解表透疹,祛湿止痒。适用于水痘皮疹较密,瘙痒明显者。

(八)其他调治

1. 香囊

老君神明白散,即苍术、附子三两,乌头、桔梗、细辛,按照 1∶3∶4∶2∶1 比例研细末佩戴香囊,可辛温避秽。

2. 涂擦

花生油 50 g,煮沸后稍冷加入薄荷叶 30 g,完全冷却后过滤去渣,外涂皮肤痒处,有止痒作用。

3. 取嚏

通气散,即延胡索、皂角、川芎、藜芦、踯躅花,按照 1∶2∶2∶1∶0.5 比例用纸燃蘸药,搐于鼻中取嚏,每日 3~5 次。

4. 塞鼻

雄黄散,即雄黄末,水调涂鼻,可避秽祛邪。

5. 伏九贴

白芥子、细辛、甘遂、延胡索、肉桂、生姜等中药制成药饼,贴敷于天突、膻中、大椎、肺俞、膏肓等穴,达到扶助正气,调和脏腑阴阳的功效。

6. 灯火燋法

取角孙、阳溪,剪去头发,常规消毒。取一段灯心草或一根火柴棒,蘸麻油适量,点燃,对准穴位迅速灼灸。每日1次,连用3~4日。适用于痄腮腮腺肿胀者。

7. 外敷

新鲜仙人掌,每次取一块,去刺,洗净后捣泥或切成薄片,贴敷患处,每日1~2次。适用于痄腮腮腺肿胀者。

【参考文献】

[1]张奇文,朱锦善.实用中医儿科学[M].北京:中国中医药出版社,2016.

[2]陈涤平.中医治未病学概论[M].北京:中国中医药出版社,2017.

[3]马融.中医儿科学[M].北京:中国中医药出版社,2016.

[4]崔霞.实用儿科常见病中医外治法[M].北京:中国中医药出版社,2018:117-161.

[5]陈秀珍,刘静,张佳娟.中医治未病实践指南·药膳干预儿童脾虚质(制订)[J].中医儿科杂志,2017,13(4):6-9.

[6]支晓艳,李静.213例儿童厌食症与中医体质类型的相关性研究[J].陕西中医,2013,33(12):1639-1641.

[7]杨珂,叶进.从体质防治儿童厌食症[J].实用中医内科杂志,2020,34(3):45-48.

[8]潘佩光,徐俐平,周俊亮,等.0~6岁儿童常见中医体质辨识[J].新中医,2010,42(7):52-54.

[9]冯媛媛.儿童功能性便秘证型与相关因素及中医体质的相关性研究[D].南京:南京中医药大学,2019.

[10]黄航宇.试论中医儿童体质学说[J].陕西中医,2010,31(9):1191-1193.

[11]杨博,李扬,李侠,等.社会心理因素和气质类型对儿童厌食行为的影响及护理[J].中华护理杂志,2004,39(9):696-697.

[12]徐琼,徐秀.儿童进食的行为问题评估和干预策略[J].国外医学·妇幼保健分册,2004,15(1):22-24.

[13]卓琳,吴成,李传应.儿童功能性便秘的相关因素及其对气质、社会适应能力的影响

［J］.中国儿童保健杂志,2020,28(5):583-586.

［14］田青,李晓东,洪琦,等.儿童再发性腹痛与气质特征的关系［J］.实用儿科临床杂志,
2009,24(7):517-518.

［15］廖品东.儿童推拿学［M］.2版.北京:人民卫生出版社,2019.

［16］陈秀珍,吴云川,王菊菊,等.中医治未病实践指南·推拿干预儿童脾虚质(制订)
［J］.河北中医,2017,39(3):339-342.